Edna Bonhomme

Eingesperrt und ausgegrenzt

EDNA BONHOMME

EINGESPERRT UND AUSGEGRENZT

Armut, Ausbeutung und Rassismus – eine andere Geschichte der Medizin

Aus dem Englischen von Anna von Rath

PROPYLÄEN

Wir verpflichten uns zu Nachhaltigkeit

- Papiere aus nachhaltiger Waldwirtschaft und anderen kontrollierten Quellen
- Druckfarben auf pflanzlicher Basis
- ullstein.de/nachhaltigkeit

Die Originalausgabe erschien 2025 unter dem Titel
A History of the World in Six Plagues:
How Contagion, Class, and Captivity Shaped Us,
from Cholera to Covid-19
bei Atria/One Signal Publishers, ein Imprint von
Simon & Schuster, New York.

Propyläen ist ein Verlag der Ullstein Buchverlage GmbH
www.propylaeen-verlag.de

MIX
Papier | Fördert gute Waldnutzung
FSC® C014496

ISBN 978-3-549-10052-3

Bei Fragen zur Produktsicherheit wenden Sie sich bitte an
produktsicherheit@ullstein.de

Gesetzt aus der Sabon
Satz und Repro: LVD GmbH, Berlin
Druck und Bindearbeiten: GGP Media GmbH, Pößneck
Printed in Germany

Pou Manman, Grann, Melo, et Fifi

INHALT

»Die meisten Menschen können sich heute keine Freiheit vorstellen, die nicht mit der Sklaverei eines anderen einhergeht. Sie wollen keine Gleichheit, weil der Reiz ihres Glücks darin besteht, Dinge zu haben, die andere nicht haben.«

W. E. B. Du Bois, *Darkwater: Voices from Within the Veil*

PROLOG

> Jeder, der geboren wird, besitzt zwei Staatsbürgerschaften, eine im Reich der Gesunden und eine im Reich der Kranken. Und wenn wir alle es auch vorziehen, nur den guten Ruf zu benutzen, früher oder später ist doch jeder von uns gezwungen, wenigstens für eine Weile, sich als Bürger jenes anderen Ortes auszuweisen.
>
> Susan Sontag, *Krankheit als Metapher*[1]

> Die Geschichte der Krankheiten ist nicht die Geschichte der Medizin – es ist die Geschichte der Welt –; und die Geschichte davon, einen Körper zu haben, könnte gut auch die Geschichte davon sein, was den meisten von uns im Interesse weniger zugemutet wird.
>
> Anne Boyer, *Die Unsterblichen*[2]

Nur selten ist es mir vergönnt, nachts durchzuschlafen. Ich fokussiere mich auf die Kupferwindungen der Lampe oder eine summende Fliege, die sich in mein Zimmer verirrt hat. Ich schwanke zwischen Erschöpfung und Sorge. Wie bei allen Menschen, die unter Schlafstörungen leiden, hat meine Angst eine Vorgeschichte – ich kenne diesen Zustand seit meiner Kindheit, und er brennt in meiner Erinnerung wie eine eitrige Wunde.

Im Sommer 1988 brachten mich meine Eltern – beide Anfang zwanzig – nach fast einer Woche mit hohem Fieber und andauerndem Durchfall verzweifelt ins Jackson Memorial Hospital, das öffentliche Krankenhaus, in dem meine Mutter später als Reinigungskraft arbeitete. Die Untersuchungen ergaben, dass ich Typhus hatte. Ich war vier Jahre alt und verbrachte einen Monat in dem Krankenhaus, allein, ängstlich und klein zusammengerollt in einem riesigen Bett. Die abgestandene Luft stieg mir in die Nase, während das EKG-Gerät die ganze Nacht hindurch ratterte. Ich hörte das Sirren der Leuchtstoffröhren, während das harte Bett gegen meinen Rücken drückte. Ich konnte nicht schlucken, ohne dass mir übel wurde, und deshalb kaum etwas essen.

Meinen Eltern und Tanten zufolge wäre ich fast gestorben. Die älteren Generationen meiner Familie übertreiben gern und sorgen mit ihren dramatischen Geschichten immer für gute Unterhaltung bei Familientreffen, aber in diesem Fall behielten sie recht mit ihrer Besorgnis über mein Mattsein und meine gerötete Haut. Ich war ernsthaft krank. Mein Kopf schmerzte, mein Hals brannte, und mein Husten hallte durch das Krankenhauszimmer. Wenn meine Verwandten mich besuchten, schlich ich durch die Stationsflure und schleppte meine kurzen Beine zum Spielzimmer. Es war so schlimm, dass ich den Teller mit Mangos, den mir das Pflegepersonal brachte, kaum anrührte. Stattdessen löste mein Lieblingsobst wie auch jedes andere Nahrungsmittel Ekel in mir aus, und ich versank in der Erschöpfung. Was als Fieber begonnen hatte, wurde zu einem Fluch, den mein kleiner Körper, mein Geist und meine Seele nicht mehr ertragen konnten.

Mein Krankenhausaufenthalt zog sich in die Länge und diente in erster Linie dazu, mich wieder gesund zu machen. Er sollte aber auch sicherstellen, dass ich niemanden ansteckte. Ich verlor Gewicht. Während die Tage in Nächte übergingen, hörte ich die gedämpften Geräusche des erschütterten Pflegepersonals, das die Verantwortung für meinen sich verschlechternden Zustand, mein hohes Fieber und letztendlich meine Genesung trug. Die meiste Zeit sollte ich in meinem Bett und in meinem Zimmer bleiben. Ich konnte mich also nicht frei bewegen oder mit meinen Freund:innen spielen, die ich vor meinem inneren Auge auf dem Spielplatz sehen konnte. Ich fühlte mich eingesperrt, als wäre ich nicht mehr in meinem eigenen Körper.

Dieser Monat im Krankenhaus entwickelte in späteren Jahren ein Eigenleben. In den frühen Morgenstunden, wenn ich im Bett liege, kehrt die Erinnerung an das Eingesperrtsein zurück. Ich erinnere mich an die Tränen, die über meine runden Wangen liefen, wenn meine Eltern wieder gingen, und an das Gefühl, in der Falle zu sitzen. Bettlägerige Personen mit einer lebensbedrohlichen (oder chronischen) Krankheit entwickeln manchmal eine Besessenheit mit dem Tod. Ich war zu klein, um die Bedeutung meiner Erkrankung zu verstehen, hatte aber eine Vorahnung vom Tod, von etwas Dunklem, das über mir hing. Unruhig sehnte ich mich danach, auf die Kokospalme in unserem Garten zu klettern oder mit meinen Cousins und Cousinen Marienkäfer zu suchen. Der Gedanke, ich würde nicht mehr aufwachen, wenn ich das nächste Mal meine Augen schloss, befeuerte meine

Angst. Mehr noch als an die Umarmungen meiner Eltern, die mir auf Kreolisch versprachen, dass alles gut werden würde, oder die kühle Kugel des Thermometers einer Pflegeperson erinnere ich mich an mein Krankenbett.

Die Einzelheiten meines Krankenhausaufenthalts sind weniger wichtig als die Auswirkungen, die er hatte – drei Jahrzehnte später fühle ich mich unwiderruflich fehl am Platz, wenn ich ein Krankenhaus betrete. Ich nahm die gedämpften Stimmen, die Pastelltöne der Wände und die schlichten Krankenhauskittel in mich auf. Ich konnte die Stimmen der Ärzt:innen hören, aber ich konnte nicht verstehen, was sie sagten. Die Silben schwirrten durch die Luft und blieben bedeutungslose Geräusche. Ich war ein kleines Kind und noch kaum in der Lage, meine Gedanken auf Kreolisch oder auf Englisch zu äußern. Ich fühlte mich wie ein Spielball zwischen den Schläuchen und hellen Lichtern und war besessen von meinen Fluchtplänen. Mein Horizont ging nicht hinaus über das Krankenzimmer, meine Mutter und das unangenehme Gefühl, dass meine Festsetzung eine Strafe dafür war, dass ich – so erinnerte ich mich – kurz vorher ein Kind auf dem Spielplatz von der Rutsche geschubst hatte. Ich konnte nur zählen, wie häufig meine Eltern mich besuchten, oder wie viele Mahlzeiten mir das Pflegepersonal brachte. Ich hatte über nichts Kontrolle – was ich aß, wo ich hinging, wann ich mich bewegte. Sogar wenn ich versuchte mir vorzustellen, wie ich mit anderen Kindern am Strand oder zwischen dem Zuckerrohr in unserem Garten spielte, dämpfte die bedrückende Atmosphäre des Krankenhauses meine Stimmung. Wenn andere das Zimmer betraten, hatte ich das Gefühl, dass sie mich begutachteten und das Bett, die Geräte und meinen Körper unter die Lupe nahmen. Sogar bei meiner Familie ging es mir so.

Viele Jahre später sind Betten für mich immer noch Orte des Unbehagens, selbst wenn ich neben einer Freund:in oder einer Liebhaber:in liege. Wird dieser Mensch mitten in der Nacht verschwinden, wenn ich schlafe, oder wird seine Anwesenheit mich trösten? Noch Monate nach meiner Typhusinfektion musste ich drinnen bleiben und konnte mir nicht den schwülen, trägen Wind von Miami ins Gesicht wehen lassen oder den luxuriösen Segelbooten mit ihren sonnenverbrannten Passagieren auf der Biscayne Bay dabei zusehen, wie sie über das ruhige Wasser glitten. Ich empfand das als zutiefst ungerecht, lernte zu dieser Zeit aber, mich in meine Gedanken zu versenken. Auch heute fühle ich mich in Krankenhäusern noch unwohl, nicht wegen der unbequemen Stühle, der geschmacklosen Wandfarben oder der nichtssagenden Gemälde, sondern wegen meiner Furcht. Medizinische Einrichtungen erinnern mich an meinen tiefsten Neid – auf Menschen, die eine ganze Nacht unbeschadet und ohne Unterbrechung schlafen können.

Im späten 19. Jahrhundert war Typhus eine der am weitesten verbreiteten Krankheiten in den USA. Als Mary Mallon, im Volksmund als »Typhus-Mary« bekannt, als asymptomatische Überträgerin der Krankheit identifiziert wurde, glaubten die Ärzte, dass sie die Familien in New York, für die sie kochte, durch eine Verunreinigung des Trinkwassers mit dem Bakterium infiziert hatte. Es war dieselbe Angst vor einer Ansteckung durch Lebensmittel oder Wasser, die meine Ärzt:innen im Jackson Memorial Hospital zu dem Schluss kommen ließ, dass ich von meiner Familie isoliert werden müsste. Die Behandlung war nicht nur eine Frage von Medikamenten, sondern hatte auch eine Entfremdung von meinen Eltern, meinen Freund:innen und meiner Community zur Folge.

Zu dieser Zeit und an diesem Ort war es ungewöhnlich, dass ich mich mit *Salmonella Typhi* infiziert hatte – dem Bakterium, das das typhoide Fieber hervorruft. Kurz nach der Jahrhundertwende war Typhus die vierthäufigste Todesursache in den USA gewesen: Von 1000 Menschen starb einer an dieser Krankheit.[3] Zwischen 1985 und 1994 gab es in den Vereinigten Staaten 2445 Typhus-Fälle. 80 Prozent davon traten in nur sechs Staaten auf, darunter Florida.[4] In den meisten Fällen waren die Betroffenen zuvor ins Ausland gereist, aber meine weiteste Reise hatte mich zu diesem Zeitpunkt nur ins Umland von Miami geführt. Die Ursache meiner Infektion war unklar, aber ich hatte Zugang zu Antibiotika, und das war das Wichtigste. Ohne Behandlung hätte mein Sterberisiko bei bis zu 20 Prozent liegen können. Derzeit ist Typhus in Asien, Afrika, Lateinamerika und der Karibik endemisch.

»Die meiste Unlust, die wir verspüren, ist ja Wahrnehmungsunlust, entweder Wahrnehmung des Drängens unbefriedigter Triebe oder äußere Wahrnehmung, sei es, daß diese an sich peinlich ist, oder daß sie unlustvolle Erwartungen im seelischen Apparat erregt, von ihm als ›Gefahr‹ erkannt wird.«[5] Was Freud hier als Unlust beschreibt, ist Angst. Eingesperrt zu sein beschwört für mich das Gefühl von Gefahr herauf. Mittlerweile habe ich gelernt, dieses Gefühl auszuhalten, es anzunehmen und zu versuchen, es zu kontrollieren, indem ich mir anschaue, wie es meiner Familie und anderen Menschen ergangen ist, wenn sie krank waren, für krank gehalten wurden oder gegen ihren Willen mit Einschränkungen in ihrer Bewegungsfreiheit leben mussten. Von staatlichen Gefängnissen bis hin zu psychiatrischen Anstalten ist Freiheitsentzug ein allgegenwärtiges Merkmal der Gesellschaft, eine entscheidende Stütze der Machtsysteme. Bei der Zwangseinweisung nach einem Krankheitsausbruch geht es zum Teil darum, einer bestimmten Person oder Gruppe von Menschen die Schuld an etwas zu geben. Gefangenschaft ist ein politisches Phänomen, das sich mit den vielen Möglichkeiten deckt, mit denen wir bestimmte gesellschaftliche Gruppen absichtlich ausgrenzen. Mein Aufenthalt im Jackson Memorial Hospital war nicht das einzige Mal, dass meine Familie mit dem Eingesperrtsein umgehen musste; in meiner Community hatte sich schon einige Jahre zuvor etwas Ähnliches ereignet.

Wie unsere Familiengeschichten uns prägen

1979 verließ mein Vater die Küstenstadt La Baie im Norden Haitis, überquerte das Karibische Meer mit einem Boot und ließ seine Familie zurück. Wie die meisten haitianischen Landwirt:innen lebten er und seine Angehörigen auf dem Land, das Menschen afrikanischer Herkunft bei der Neuverteilung erhielten, nachdem sie sich 1804 von der französischen Kolonialherrschaft befreit hatten. Ihre Farm war ein Symbol der kollektiven Emanzipation und wurde von einer Generation an die nächste übergeben. Aber nach zwei Jahrhunderten intensiver Landwirtschaft, die den Boden erodiert hatte, nach Dürreperioden und unzähligen Wirbelstürmen konnten mein Vater und seine Verwandten nicht mehr von dem ausgelaugten Land leben. Meine Großeltern, deren Eltern und die ansässigen Subsistenzfarmer und -fischer hatten Mühe gehabt, sich selbst zu ernähren. Das Küstendorf, in dem mein Vater geboren wurde, liegt am Karibischen Meer und hatte weder befestigte Straßen noch fließendes Wasser. Strom und fließendes Wasser gibt es in La Baie noch heute nicht. Das Pfeifen des Windes und das Rauschen des Meeres waren meinem Vater in seiner Kindheit viel vertrauter als hupende Autos.

Der haitianische Anthropologe Michel-Rolph Trouillot schreibt in seinem Buch *Haiti, State against Nation*: »Während sich der Staat nach innen richtete, um seine Kontrolle zu konsolidieren, drängten die städtischen Eliten, die sich um diesen Staat scharten, die ländliche Mehrheit an den Rand des politischen Lebens.«[6] In einigen Fällen wurden sie sogar aus dem Land gedrängt. In Zusammenarbeit mit der Oberschicht unterdrückte der Diktator Jean-Claude Duvalier Dissidenten und arme Menschen durch Einschüchterung und Gewalt. Mein Vater, meine Mutter, meine Großeltern, meine Tanten und Onkel waren gegen das Duvalier-Regime. Aber politische Unterdrückung war nicht das einzige Problem. Mit nicht mehr als einem Schulabschluss und geringen Chancen im ländlichen Haiti einen Job zu finden, war mein Vater in jeder Hinsicht ausgeschlossen. Beides, politische Unterdrückung und bittere Armut, motivierte ihn zu fliehen.

Er war nicht der Einzige. Zwischen 1972 und 1983 migrierten etwa 55 000 bis 100 000 Haitianer:innen auf dem Seeweg ins südliche Florida. Einige Boote waren kaum seetauglich, andere kenterten, und ihre Passagiere ertranken in den stürmischen Fluten des Karibischen Meers.[7] Die Reise meines Vaters führte ihn in einem überfüllten Boot über die Bahamas zu den Florida Keys, wo er an Land ging. Er überlebte die Reise und eine kurze Inhaftierung durch den US Immigration and Naturalization Service (heute US Citizenship and Immigration Service), stand aber schon bald vor der nächsten Herausforderung: in seiner neuen Heimat ein sicheres Auskommen zu finden. Damals sprach er lediglich Französisch und Kreolisch, hatte keine Ausbildung oder Fachkenntnisse und damit nur wenige berufliche Optionen. Aber er war unerschrocken. Er schloss sich den anderen armen Haitianern in Lemon City in Miami an, die körperliche Arbeiten als Tagelöhner verrichteten. Letztendlich fand er eine Anstellung als Sanitärkraft in einer Fabrik.

Zwei Jahre später unternahm meine Mutter die gleiche Bootsreise. Zu der Zeit wurde Lemon City informell bereits »Little Haiti« genannt. Fünfzehn Minuten nördlich von Downtown Miami liegt dieses Viertel mit seinen bunten Häusern, viele verziert mit katholischen Heiligenbildern, Banyanbäumen, freilaufenden Hühnern in den Gärten und Domino spielenden Männern. Das Viertel brachte Veye-Yo hervor, einen Radiosender in haitianischer Sprache, über den Immigrant:innen Musik, Klatsch und Tratsch und ihre Perspektiven auf die haitianische Politik teilten. So schufen sie eine neue Realität in ihrer neuen Heimat. Little Haiti erinnerte an den Verkehr von Port-au-Prince und die salzigen Aromen von Jacmel. Doch zum Entsetzen meiner Eltern war die Gemeinschaft, in der sie in Miami Sicherheit fanden, in den frühen 1980er-Jahren bereits stigmatisiert und gefürchtet und wurde als Ursprungsort einer neuen Epidemie betrachtet: HIV/AIDS. Damit wandelte sich die Bedeutung dieses Stadtteils. Der Zufluchtsort der haitianischen Community wurde zu einer Zone der unfreiwillig Ausgegrenzten.

Als HIV/AIDS 1981 als moderne Seuche in den Großstädten der USA auftauchte, wurden Einwandernde aus Haiti als Risikogruppe betrachtet. Bereits 1982 listeten die United States Centers for Disease Control and Prevention vier vermeintliche Gruppen, die ein »hohes Risiko« für die Ansteckung mit oder die Übertragung von HIV/AIDS darstellen: Homosexuelle, Heroinabhängige, Menschen mit Hämophilie und Haitianer:innen. Haitianer:innen waren als Einzige aufgrund ihrer Nationalität in diesem »Club der 4 H«[8]. Daraufhin wurde ihnen und ihren in den USA geborenen Kindern der Zugang zu Arbeit und Wohnraum verwehrt. Haitianer:innen aus der Arbeiter:innenklasse wurden gleich auf vierfache Weise marginalisiert: Sie waren Schwarz und gehörten damit mutmaßlich zur US-amerikanischen Unterschicht; sie waren arm; sie waren Migrant:innen; und sie wurden als krank abgestempelt. Diese Umstände sorgten dafür, dass so viele von ihnen in Little Haiti landeten: Sie konnten nirgendwo sonst eine Wohnung mieten. Ihre Ausgrenzung war – wie so häufig bei Epidemien in der Geschichte – nicht gerecht, aber nicht unbedingt beabsichtigt. Die haitianische Community in Miami, und eigentlich in den USA generell, musste ungerechtfertigt als Sündenbock herhalten und die damit einhergehende Last tragen. Denjenigen, die vor der Diktatur geflohen waren, kam diese Zurückweisung nur allzu bekannt vor.

Traumata fressen die Seele auf und verwaschen die Erinnerung. Wenn ich meine Eltern nach ihrer Migration frage, enthalten ihre Erzählungen unzählige Lücken. Sie benennen historische Ereignisse oder Persönlichkeiten nicht direkt, sie sprechen nicht von François und Jean-Claude Duvalier, den Diktatoren von 1957 bis 1986, oder von der Tonton Macoute, der Geheimpolizei, die die Dissidenten terrorisierte. Sie erwähnen keine der damals entstandenen Freundschaften oder die Freund:innen, die sie verloren haben. Sie erzählen vom banalen Alltag, von ganz alltäglichen Erfahrungen wie der Zubereitung von Kochbananen, den Grundlagen der Körperpflege oder davon, Kreolisch zu sprechen. Wie die Diktatur werfen auch Versklavung und Kolonialismus einen Schatten auf ihre Erzählungen, aber dieser Schatten ist zu uneindeutig, um ihn wirklich fassen zu können, und zu groß, um ihn zu benennen.

Wichtiger ist jedoch das Durchhaltevermögen meiner Eltern. Schwarz und frei zu sein ist zentral für sie, weil unsere Vorfahr:innen in der Haitianischen Revolution aktiv für die Unabhängigkeit gekämpft haben. Schwarze Freiheit bedeutet, dass wir die Lügen und Unterstellungen zurückweisen, die uns und Menschen, die uns ähneln, treffen: Wir seien faul, einfältig oder verträumt. Schwarze Befreiung bedeutet, dass wir wissen, dass wir Würde, Respekt und unser Leben verdienen. Dieses Erbe teilen nicht nur Menschen aus Haiti, sondern alle Nachkommen versklavter Afrikaner:innen in den Amerikas.

Für Schwarze Menschen nach der Versklavung, während der *weiße* Menschen sie in jeder Hinsicht als legales Eigentum betrachteten, gehört es zum Überleben, nicht zu vergessen. Erinnerung ist Pflicht. In ihrem Buch *Dear Science* erklärt die Schwarze Professorin Katherine McKittrick, wie wichtig das Erzählen für die afrikanische Diaspora ist, um historische Traumata zu überwinden. »Wir erzählen und fühlen Geschichten (in unseren Herzen), und dieses Erzählen-Fühlen ermöglicht, dass wir Schwarze Lebensrealitäten erzählen-fühlen können.«[9] Wie McKittrick erzähle ich Geschichten, indem ich mich durch die Zweideutigkeiten und Widersprüche arbeite, um geduldig und gewissenhaft den subtilen historischen Wunden auf den Grund zu gehen, die uns definieren. Ich beziehe dabei die Geschichte meiner Familie mit ein – so unvollständig sie auch sein mag –, um zu zeigen, wie Ausbrüche ansteckender Krankheiten Hierarchien produzieren. Ob an milden Wintertagen oder im schwülen Sommer, in Little Haiti fühlte ich mich geborgen. Die pfeifenden *kompa*-Klänge und die Gesichter, die beim Anblick der spielenden Kinder strahlten, nährten meinen ruhelosen Geist. Die Community von Little Haiti wurde zwar jahrelang ausgegrenzt, erhielt sich aber ein Schimmern wie der von Sternen erleuchtete Nachthimmel. Die meisten Menschen waren aufmerksam, nachdenklich und gaben unbeirrt aufeinander acht. Ich fand mein Zuhause zwischen den Zuwandernden, die ihr ganzes Herzblut in einen bewussten Akt steckten: das Überleben.

Haitianische Migrant:innen wie meine Eltern entwickelten ihre eigenen Rhythmen und Kadenzen in ihrem Viertel. Sie arbeiteten, wann immer und wo immer sie konnten – saisonal im Housekeeping der Strandhotels, als Reinigungspersonal der städtischen Krankenhäuser oder auf dem Bau von neuen Hotels in Miami Beach. Samstags feierten und sonntags beteten sie. Einige meiner Familienmitglieder, etwa meine Tante Riri, warteten mit anderen undokumentierten Migrant:innen auf einen gelben Schulbus, der sie nach Homestead zu einer Farm fuhr, wo sie Bohnen oder Tomaten ernteten. Meine haitianische Community kämpfte und liebte, auch wenn andere sie zum Sündenbock machten und ihr Hass entgegenbrachten.

Angeblich mitverantwortlich für die Übertragung von HIV, wurden Haitianer:innen marginalisiert. Das haitianische Kreolisch stärkte uns zwar als soziale Gruppe, unterschied uns aber sofort von den anderen Migrant:innen in Miami, die karibische Varianten des Englischen oder häufiger noch des Spanischen sprachen. Tatsächlich sprechen 77 Prozent der Bewohner:innen der Stadt eine andere Sprache als Englisch, und Spanisch ist mit Abstand am weitesten verbreitet.[10] Wir wurden häufig missverstanden. Als ich älter wurde, lernte ich, mich zwischen zwei Welten hin- und herzubewegen, ohne wirklich zu begreifen, was es bedeutet, in Miami sowohl zu Hause zu sein, nämlich in Little Haiti, als auch fehl am Platz. Es geht nicht nur darum, dass wir uns an eine Situation anpassen mussten, für die wir nicht verantwortlich waren, sondern auch darum, dass uns die Angst, die andere Menschen vor Haiti und Haitianer:innen hatten, ausgrenzte – eine soziale und eine medizinische Krankheit.

Generell litten afrokaribische Migrant:innen in den USA unter der doppelten Belastung, Schwarz und migrantisch zu sein und sich als arme Arbeiter:innen, wie meine Eltern, auf wenige Stadtviertel beschränken zu müssen. Doch wir Haitianer:innen waren weder die erste noch die letzte Gruppe, die für eine Epidemie verantwortlich gemacht und deshalb stigmatisiert wurde. Dieses Buch zeichnet nach, wie der Umgang mit Krankheiten durch die Definition von Menschheit und Menschlichkeit in einer Gesellschaft geprägt wird.

Menschen und Mikroben sind eng miteinander verbunden, und zwar sowohl als Gegenspieler als auch zu ihrem jeweiligen Vorteil. Diese fragile Beziehung wird gestört, wenn der Mikroorganismus mit Geschlecht, Ethnizität oder Sterblichkeitsrisiken in Zusammenhang gebracht wird. Mikroben selbst sind blind. Egal, in welchem Umfeld sie sich befinden, geht es ihnen nur um die Reproduktion. Aber die Krankheiten, die sie verursachen, sind eng mit der aktuellen politischen Ordnung verbunden: Sie prägt die medizinischen Fortschritte, die sich aus der Erforschung der Krankheitsübertragung ergeben, ebenso wie die sozialen Dynamiken, die unsere Lebensumstände bestimmen.

Medizinischer Rassismus und die Weise, wie Rassismus und Klassismus die Geschichte der Medizin prägen, sind keine völlig neuen Themen für Medizinhistoriker:innen oder den Wissenschaftsjournalismus. Besonders Schwarze Wissenschaftler:innen haben Themen wie vorzeitige Sterblichkeit (siehe Dorothy Roberts' *Killing the Black Body*) oder Ungleichheit im medizinischen System (siehe Harriet A. Washingtons *Medical Apartheid*) untersucht. Roberts deckt Diskriminierung im US-amerikanischen Rechtssystem auf, die sich negativ auf die Gesundheit von Afroamerikaner:innen auswirkt.[11] Washington liefert einen historischen Rahmen für das Konzept des medizinischen Rassismus: »Der Versuch, die Gesundheit von Afroamerikaner:innen zu verbessern, ohne die einschlägige Geschichte der medizinischen Versorgung zu verstehen, gleicht der Behandlung von Patient:innen ohne gründliche Anamnese: eine gefährliche und vermutlich vergebliche Herangehensweise.«[12] Rassismus mag je nach Kontext verschiedene Formen annehmen und unterschiedliche Folgen haben, aber es gibt unzählige Beweise aus verschiedenen Zeiten und von verschiedenen Orten dafür, wie er sich auf die Gesundheit auswirkt. Diese Geschichte zurückzuverfolgen ist besonders wichtig, damit Gesellschaften diese gesundheitlichen Ungerechtigkeiten beseitigen können.

Wer sich mit einem bestimmten Virus infiziert, hängt nicht mit der jeweiligen Identität zusammen. Die Wissenschaftsjournalistin Linda Villarosa schreibt in ihrem Buch *Under the Skin*:

> Die *Ursache*, die dazu führt, dass Schwarze Menschen in den USA stärker von Krankheiten betroffen sind, ist nicht ihre Hautfarbe an sich, nicht das Fehlen von Geld, Bildung oder Informationen, nicht der Zugang zum Gesundheitswesen. Es sind nicht die Gene, es ist nichts falsch oder schlecht an Schwarzen Körpern. Die *Ursache* ist Rassismus.[13]

Gesundheit und Krankheit sind nicht nur eine Frage von individuellen Entscheidungen oder der Physiologie eines bestimmten Körpers, sondern ein Spiegelbild der Geschichte – und der Gegenwart – einer Gesellschaft und der Art und Weise, wie ihre Werte in sozialen Strukturen verankert sind.

Physischer und psychischer Stress verschlechtern die Gesundheit generell, aber ein körperlicher Zusammenbruch kommt nicht nur von innen. »Eine Krankheit wird nicht einfach von einem Fremdkörper hervorgerufen, sondern ist die Antwort des Körpers auf einen Schaden, der möglicherweise von diesem Fremdkörper hervorgerufen wurde«, schreiben Rupa Marya, Ärztin, und Raj Patel, Journalist, in ihrem Buch *Inflamed*.[14] Marya und Patel zeigen, dass viele Giftstoffe, denen Menschen heutzutage ausgesetzt sind, etwa Mikroplastik, das zu Unfruchtbarkeit führen kann, oder Pestizide, die die Lebenserwartung verkürzen, unsere Körper im Namen des kapitalistischen Systems verletzen, das auf dem Recht auf Profit besteht. 2022 wurde in einer Studie in Italien bei drei Vierteln der Frauen, die gerade ein Kind bekommen hatten, Mikroplastik in der Muttermilch gefunden.[15] Die wenigsten von uns können diesen Auswirkungen entkommen, außer wir gehören zu den Ultra-Privilegierten. Aber eine teure Mitgliedschaft im Fitnessstudio reicht nicht aus, um die Belastung durch Plastik zu revidieren. Der Weizengras-Spirulina-Saft schenkt wahrscheinlich keine zusätzlichen Lebensjahre. Und sogar die Medizin wird uns laut Marya und Patel vielleicht nicht retten:

> Die meisten Ärzt:innen – eigentlich die meisten Menschen – haben unwissentlich eine koloniale Weltsicht geerbt, die die individuelle Gesundheit in den Vordergrund stellt, anstatt Krankheiten in ihrem sozialen und historischen Kontext zu betrachten und unsere Rolle in diesem Geflecht zu berücksichtigen, die uns zu denen macht, die wir sind.[16]

Viele Faktoren wirken sich auf unsere physische und psychische Gesundheit aus: Geburtsort, soziale Klasse, Bildung, Geschlecht, genetische Faktoren und das Umfeld, in dem wir leben. Die USA sind ein besonders harsches Umfeld – seit 2020 ist die Lebenserwartung um drei Jahre gesunken, hauptsächlich wegen Covid-19, aber auch weil sich die Lebensbedingungen für Menschen deutlich verschlechtert haben.[17] Forscher:innen fanden heraus, dass die Gründe nicht nur auf die Pandemie zurückgeführt werden können, sondern auch auf andere Faktoren wie Arzneimittel- und Drogenüberdosierungen, unbeabsichtigte Verletzungen und Selbstmord. Die sinkende Lebenserwartung hängt eng mit Selbstverletzungen zusammen oder dem Versuch, in einer Gesellschaft zurechtzukommen, die sich kaum um ihre Bürger:innen kümmert – so eine Situation gab es noch nie in einem reichen Land, das sich nicht im Krieg befindet. In den USA ist das Gesundheitssystem profitgetrieben, öffentliche Krankenhäuser wurden geschlossen, und Gewerkschaften, die sich für bessere Bezahlung und Gesundheitsversorgung eingesetzt haben, wurden zerschlagen. Diese Phänomene manifestieren sich teilweise in rücksichtslosen Übergriffen auf rassifizierte Menschen, insbesondere wenn sie arm sind oder der Arbeiter:innenklasse angehören. Ihre Möglichkeiten, sich gesund zu ernähren, Krankheitstage zu nehmen, sich auszuruhen, saubere Luft zu atmen, angemessenen Wohnraum zu haben oder Zugang zu wirksamer Präventivmedizin zu erhalten, sind eingeschränkt. Die begrenzten Ressourcen erhöhen die Wahrscheinlichkeit, dass sie krank werden. Derartige Restriktionen und Ansteckungen waren schon immer miteinander verwoben.

Segregierte Orte können als Labor für Krankheiten betrachtet werden, aber genau dort entwickelt sich auch Widerstand. Dieses Buch zeigt, wie Menschen in diesen medizinischen und politischen Enklaven aus der Not heraus Orte der Heilung erschaffen. Little Haiti wurde zwar zum Sündenbock gemacht, aber meine Eltern stellten fest, dass dieses Viertel für Migrant:innen und ihre Familien auch eine Oase war, in der sie Kreolisch sprechen, ihre Talente teilen und die subtropische Brise genießen konnten. Historisch betrachtet sind Epidemien auch eine Geschichte erzwungener Gefangenschaften und Verwahrungen – eine, die auf Plantagen während der Versklavung und in medizinischen Versuchslagern durch rassistische Apartheid begann und sich in Auffanglagern für Einwandernde und in Gefängnissen fortsetzt. Aber Betroffene haben sich immer widersetzt. Sie haben sich immer für die Freiheit entschieden.

Im wiederkehrenden Rhythmus von Seuchen diente das Einsperren oft als entscheidendes Mittel, um einerseits Überleben zu sichern und andererseits zu bestrafen, während die Menschen präventive oder palliative Herangehensweisen abwogen. Genau darum geht es in *Eingesperrt und ausgegrenzt*. **Das Hauptargument dieses Buches ist, dass Pandemien klein anfangen, durch Versäumnisse größer werden und Schwachstellen hinterlassen, die wir meist nicht beseitigen, bevor die nächste Pandemie ausbricht. Ich zeige, dass Menschen in Krisen gern nach einfachen Lösungen suchen, aber damit oft das Fundament für spätere noch tiefergreifendere Probleme legen.** Als Wissenschaftshistorikerin mit fundiertem Wissen in Biologie und Public Health unterziehe ich diese Aspekte der Geschichte einer genauen Analyse, und als Person aus der Arbeiter:innenklasse mit haitianischen Vorfahren lasse ich mich in der Auseinandersetzung mit verschiedenen Pandemien von meinem Mitgefühl leiten. Weder unsere persönlichen Identitäten noch rein wissenschaftliche Herangehensweisen reichen aus, um diese Probleme zu verstehen und zu thematisieren, weshalb beides relevant ist.

Eingesperrt und angesteckt

Im Laufe unseres Lebens müssen wir uns alle irgendwann mit bestimmten Formen des Eingesperrtseins auseinandersetzen. Natürlich sieht die Einschränkung für ein Neugeborenes, das noch nicht laufen kann, anders aus als für eine Person in Kriegsgefangenschaft. Einige von uns finden Geborgenheit in geschlossenen Räumen: Sie bieten Schutz vor möglichen Angriffen oder Naturkatastrophen. Andere wollen ihnen einfach nur entkommen. Als Ausgangspunkt ermöglicht die Idee des Eingesperrtseins es uns, verschiedene Akteure und Ursachen, die Einfluss auf Krankheiten nehmen, besser zu verstehen, denn es kann sowohl eine Folge der Erkrankung sein – im Sinne des Freiheitsverlusts, der mit einer schweren Infektion einhergeht – als auch Teil der staatlichen Antwort auf eine Epidemie. Epidemien bringen zum Vorschein, wie ernst wir es mit unserer politischen Idee von Freiheit meinen. Wenn, wie der Soziologe Orlando Patterson in seinem einflussreichen Buch *Freedom* nahelegt, »Freiheit aus der Erfahrung der Versklavung generiert wurde«[18], dann ist die Befreiung das größte Anliegen eingesperrter Menschen. Das kann sich auf die persönliche Autonomie beziehen oder auf ganze Communitys.

Ob es um das Recht auf einen sicheren Schwangerschaftsabbruch oder den Zugang zu einer Krebsbehandlung geht – die benötigte Gesundheitsversorgung zu erhalten ist für Menschen aus der Arbeiter:innenklasse oder rassifizierte Minderheiten herausfordernd. Mit Covid-19 hat sich die Situation weiter zugespitzt. Es war, gelinde gesagt, niederschmetternd, die extremen Ungerechtigkeiten im US-amerikanischen Gesundheitssystem, aber auch global, zum Beispiel bei der Einführung der Impfung, zu verfolgen. Der Zugang zu Tests, Behandlung und Schutzausrüstung war für große Bevölkerungsteile unzureichend, vor allem für systemrelevante Arbeitskräfte – zu denen im Globalen Norden überproportional viele People of Color gehören. Die schrecklichen Folgen sind vorhersehbar. Auch bei zukünftigen Pandemien werden sich wieder vertraute Formen rassistischer Ungleichheiten im Hinblick auf Gesundheit abspielen, und zwar in allen Bereichen, von der reproduktiven Gesundheit bis hin zum Umweltrassismus.

Gewisse Einschränkungen wirken sich auf unsere Koexistenz mit Viren und Bakterien aus. Wie die Krankheiten, die sie hervorrufen, spiegeln sie die soziale Spaltung wider, die einige Menschen an den Rand der Gesellschaft drängt: wohnungslose, rassifizierte und queere Minderheiten. Einige scheinen die Lehren der Geschichte vergessen zu wollen, während andere für immer von dem Schmerz, den diese verursachen, und den Erinnerungen, die noch nachwirken, heimgesucht werden. Auf diese Weise helfen uns Pandemien, Ungleichheiten zu verstehen. Daher kann uns ein Blick in die Geschichte helfen, gesundheitliche Ungerechtigkeiten bei heutigen Pandemien zu verstehen.

Trennlinien

Zu Beginn der Covid-19-Pandemie schrieb die Schriftstellerin Arundhati Roy:

> Die Tragödie ist unmittelbar, real, episch, und sie entfaltet sich direkt vor unseren Augen. Aber sie ist nicht neu. Sie ist ein kaputter Zug, der weiterhin auf den Gleisen entlangrast. Wer erinnert sich nicht an die Videos vom »patient dumping«, in denen kranke Menschen, noch im Patientenhemd, mit entblößtem Hintern verstohlen auf die Straße geworfen wurden? Die Krankenhaustüren blieben für die weniger begünstigten Bürger:innen in den USA schon häufiger verschlossen. Es spielte keine Rolle, wie krank sie waren oder wie sehr sie litten.[19]

Unzureichende und ungerechte Gesundheitssysteme sind älter als Covid-19. Fast überall sind ärmere Menschen größeren Risiken ausgesetzt, wenn sie nicht sogar vollständig aus dem Gesundheitssystem herausgefallen und völlig verzweifelt sind. Selbst der notwendige und lobenswerte Akt, sich aus Rücksicht gegenüber immungeschwächten Personen vorsichtig zu verhalten, fühlte sich wie eine Entscheidung an, die nur privilegierte oder mächtige Personen treffen konnten. Unter ethnisierten oder rassifizierten Minderheiten im Globalen Norden, die wie meine Verwandten gesellschaftlich notwendige, schmutzige und unsichtbare Arbeiten wie Putzen, Kochen oder Warenlieferung verrichten, waren die Todesraten unverhältnismäßig hoch.

Mehr als 30 Jahre nach meinem Krankenhausaufenthalt in Miami lebe ich über 8000 Kilometer entfernt in Berlin, wo ich mir ein neues Zuhause aufgebaut habe. Als Covid-19 in unsere Leben trat, erfasste mich eine Welle der Angst. Einige Länder gingen in den Lockdown, aber andere lehnten derartige Einschränkungen ab oder leugneten sogar die Existenz von Covid-19 auf ihrem Gebiet. Andere drängten auf »Zero-Covid«-Strategien und setzten sich für drastische Isolationsmaßnahmen ein. In diesem Fall ging es nicht darum, eine Vierjährige wie mich damals oder meine Eltern in Little Haiti zu isolieren. In diesem Fall war der größte Teil der Weltbevölkerung von dem Versuch betroffen, die Verbreitung des Virus einzudämmen. Viele Überlebende blieben verwirrt, wütend, arbeitslos oder mit anhaltenden gesundheitlichen Schäden zurück. Verschwörungstheorien machten sich in den sozialen Medien breit. Der anti-asiatische Rassismus nahm Überhand, auch in Berlin. Aktivist:innen organisierten Unterstützungsnetzwerke, Wohnsituationen änderten sich – ich bin zu meinem Partner gezogen und wohne seitdem mit ihm zusammen – und auch das Leben, wie wir es kannten.

Warum hat uns der Lockdown derartig erschöpft, und wie kam es dazu, dass die Menschen ihre Ängste mehr auf andere Menschen als auf die Mikroben selbst richteten? Um das herauszufinden, habe ich tief in Archiven, Plantagenbüchern, Dokumentationen, Interviews und der Arbeit längst verstorbener oder zeitgenössischer Historiker:innen gegraben.

Die Auswirkungen einer bakteriellen oder viralen Infektion auf bestimmte Körper können auf biologischer Ebene verstanden werden, oder indem untersucht wird, wie Menschen eine Krankheit interpretieren. Trotzdem ist es herausfordernd, die Beziehung zur Mikrobe zu verstehen, wenn wir noch unter den Folgen der Pandemie leiden. In der Praxis ist es schwierig, klare Antworten dafür zu finden, wie mit Krankheiten umzugehen ist, und erst recht, wie wir dabei füreinander sorgen sollen. Einige Menschen berufen sich dann auf einen nichtssagenden Freiheitsbegriff, für den Sorgepraktiken keine Rolle spielen – was sich in Bezug auf einige Randgruppen wie QAnon als gefährlich erwiesen hat.

Zu Beginn der Covid-19-Pandemie äußerte sich ein Freund von mir skeptisch über die Schwere dieser Krankheit und zitierte dabei fragwürdige Wissenschaftler:innen und dubiose Daten. Wenn ich mit ihm diskutierte, versuchte ich sein Verständnis der Krankheit ernst zu nehmen und der wachsenden Spannung in unserer Freundschaft entgegenzuwirken. Wir stellten fest, dass wir uns immerhin darauf einigen konnten, wie wichtig uns körperliche Autonomie ist, auch wenn unsere Meinungen auseinandergingen, wenn es darum ging, sie durch evidenzbasierte Gesundheitspolitik zu erreichen. Dieses Buch ist ein Plädoyer für persönliche Souveränität, erkennt aber auch die zentrale Rolle von Solidarität mit marginalisierten Mitgliedern der Gesellschaft an. Dieser Punkt ist mir wichtig, weil es manchmal so wirkt, als würden diese Werte in Konflikt miteinander stehen. Aber das müssen sie nicht, zumindest nicht, wenn unser gesellschaftlicher Zusammenhalt auf Fürsorge und Respekt für alle basiert. Letztendlich handelt es sich um persönliche Überlebensgeschichten, den Kampf um Sicherheit, Gesundheit und gegen den Tod. Es geht mir nicht in erster Linie um Erzählungen über Wissenschaftler:innen, die Krankheiten entdeckt oder

Behandlungsmethoden entwickelt haben, stattdessen setze ich mich mit Personen und Gruppen auseinander, die gegen Krankheiten, das Eingesperrtsein und für die Anerkennung ihrer Menschlichkeit kämpfen mussten.

»Krankheit ist die Nachtseite des Lebens«, stellt Susan Sontag fest, »eine eher lästige Staatsbürgerschaft.«[20] Das Krankenbett meiner Kindheit ist immer in meinem Hinterkopf und erinnert mich regelmäßig an das Eingesperrtsein, das symbolisch für alle Barrieren, die mir danach begegnet sind, steht. Ich erkenne Versionen meiner selbst in den Geschichten, die ich in diesem Buch vorstelle, in den Menschen mit langwierigen Krankheiten, wie Virginia Woolf, oder denjenigen, die durch das Militär in ihrem Stadtviertel festgehalten wurden, wie in West Point in Liberia. Ich sehe mich in den Aktivist:innen, die moderne Seuchen entstigmatisieren wollen, in der Resilienz von Graswurzelbewegungen wie Act Up (AIDS Coalition to Unleash Power).

Eingesperrt und ausgegrenzt untersucht Krankheiten unter verschiedenen Gesichtspunkten: welche Auswirkungen sie auf infizierte Körper haben und welche Rolle dabei soziale oder rassifizierende Kategorien spielen, aber auch welche politischen Antworten Staaten und Regierungen entwickeln. Das Buch beginnt mit einer Analyse der Cholera, einer bedeutsamen Pandemie des 19. Jahrhunderts, und der internationalen Reaktionen auf sie, die unterschiedliche Verständnisse von Freiheit widerspiegeln. Ich schaue mir an, wie Menschen krank wurden, wie ihr Genesungsprozess verlief und wann und warum sie Isolierung forderten oder ablehnten. Soziale Fragen sind nicht nebensächlich, sondern zentral für die Erforschung von Krankheiten.

Die Epidemien, die ich in diesem Buch thematisiere, sind keine für sich stehenden Einzelfälle. In ihrer Gesamtheit erzählen sie eine Geschichte der Welt. Die Auseinandersetzung mit Plantagen und Versklavung, Konzentrationslagern, Krankenbetten, Gefängnissen, Slums und Pflegeeinrichtungen eröffnet uns ein neues Verständnis dessen, was Eingesperrtsein uns über die Welt verrät. Wenn wir uns nicht mit Formen der Freiheitsberaubung beschäftigen, können wir nicht verstehen, wer krank wird und wer nicht, und zwar in Bezug auf alle Krankheiten von Cholera bis Covid-19. Die Krankheitsausbrüche, die ich in den ersten Kapiteln thematisiere, ereigneten sich, bevor es Antibiotika und Massenimpfungen gab, ihr Fokus liegt auf der Cholera, der Müttersterblichkeit auf Plantagen, der Schlafkrankheit in kolonialen Konzentrationslagern und den Folgen der Grippe. Im zweiten Teil des Buches geht es um die Gegenwart, um eine neue Krankheitsära, in der massenhaft Daten erfasst und Menschen überwacht werden können. Es geht um HIV/AIDS im Gefängnis, um Ebola in Westafrika und die ersten zwei Jahre der Covid-19-Pandemie.

Das Ausmaß der gegenwärtigen Veränderungen ist so groß, dass ich so ziemlich überall hingehen könnte und mit der richtigen Anleitung Hinweise darauf finden würde. Um diese Prozesse zu verstehen, müssen wir den anhaltenden Auswirkungen der Versklavung, des Kolonialismus, des Krieges und des Einsperrens besondere Aufmerksamkeit schenken – nicht als vergangene Abstraktionen, sondern als bleibende Spuren, die unsere Gesundheit weiterhin prägen.

Alle, die die Covid-19-Pandemie miterlebt haben, ganz zu schweigen von denjenigen, die Angehörige verloren haben, wissen, welche Konflikte das Eingesperrtsein mit sich bringt. Einerseits kann es nützlich sein, Menschen voneinander zu trennen, wenn eine ansteckende Krankheit ausbricht. Andererseits birgt die soziale Isolation große Gefahren für diejenigen, die dann dauerhaft in engen Wohnungen und an ihren Arbeitsplätzen eingepfercht sind. Dieses Buch zeigt, wie die Ansteckung mit einer Krankheit bei Menschen verschiedentlich zu Desillusionierung und Entmächtigung führen kann. Außerdem schaue ich mir an, wie das Eingesperrtsein neue Gemeinschaftsformen hervorbringt – vor allem, wenn Menschen Unterstützungsnetzwerke bilden müssen, um unter harten Bedingungen zu überleben. Es geht um die Geschichten von Menschen, die etwas Besseres verdient hätten, aber auch um Erlösung und das kleine Kind in uns allen, das allein und ohne seine Eltern in einem riesigen Bett liegt. Das kleine Kind, das gesund und frei sein möchte.

1

ANSTECKUNG AUF DER PLANTAGE – DIE CHOLERA

Wer gesund ist, hat Hoffnung. Wer Hoffnung hat, hat alles.

Sprichwort

Ich war auf der Suche und wollte artikulieren, wie sehr die Versklavung uns im Griff hat. Versklavte Menschen wurden als Krise menschlichen Fleisches und als fühlende Ware definiert und daraus folgende Dilemmata über Werte und Austauschbarkeit überschatten ihre Nachfahren, die Schwarz-Gemachten und Entrechteten.

Saidiya Hartman[1]

An einem kühlen Herbsttag stand Dr. Samuel A. Cartwright in New Orleans an einem Rednerpult vor mehreren Dutzend Wissenschaftlern. Er war ein überheblicher Mann mit Eulengesicht, schütterem Haar und einem umfangreichen, raumgreifenden Körper. Der Tag war frisch und bot Erholung von der üblichen Hitze der US-Südstaaten. Der 64-Jährige erfreute sich großer Beliebtheit unter den Gentlemen der Region. Ob er nun in einem rhythmischen Stakkato wie ein Prediger sprach oder in einem mitreißenden, klangvollen Bass wie ein Sänger, sein Ziel war klar: seine Theorien über die Anatomie und Physiologie einer angeblichen »Negro-Rasse« zu verbreiten.

Am 30. November 1857, einige Jahre vor dem US-amerikanischen Bürgerkrieg, hielt Dr. Samuel A. Cartwright einen Vortrag vor der New Orleans Academy of Sciences. Die Bevölkerungszahl der Stadt New Orleans war in der ersten Hälfte des 19. Jahrhunderts innerhalb von nur 50 Jahren von 10 000 auf 100 000 gestiegen, und das Institut war eine Anlaufstelle für diejenigen, die ihre natur- und sozialwissenschaftliche Expertise teilen wollten. Es war 1853 von ein paar *weißen* Medizinern gegründet worden; zu den Mitgliedern zählten Experten der Geologie, Anatomie und Medizin. Einige beschäftigten sich mit Infrastrukturprojekten, etwa dem Überschwemmungsschutz in New Orleans, andere wandten sich jedoch als Verfechter der lukrativsten Institution der US-Südstaaten an die Akademie: Sie sprachen über die Versklavung.

In seinem einstündigen Vortrag legte Cartwright seine Theorien über die Unterschiede zwischen seinem Publikum und der, wie er es ausdrückte, »prognathen Rasse« dar.[2] Seine Zuhörer waren *weiß*, und die besagte »prognathe Rasse« bezog sich auf Schwarze Menschen. Cartwright war ein einflussreicher Arzt aus Mississippi, und seine unzähligen Essays für medizinische Fachzeitschriften waren mit Argumenten gespickt, die den biologischen Unterschied zwischen *weißen* und Schwarzen Menschen belegen und die entmenschlichende Versklavung legitimieren sollten. An seine Kollegen gewandt, behauptete Cartwright, Schwarze Menschen seien in den USA »gesünder, glücklicher und produktiver als in ihren afrikanischen Herkunftsländern – unter dem Einfluss weißer Männer stellten sie neben den mehr als drei Millionen Baumwollballen und 300 000 Oxhoft Zucker eine große Auswahl an landwirtschaftlichen Produkten her«.[3] Richtig ist, dass versklavte Menschen und ihre unbezahlte Arbeit den USA zu einem wirtschaftlichen Boom verhalfen. Aber diese Menschen waren angesichts ihrer Unfreiheit weder gesund noch glücklich oder produktiv. Das spielte für Cartwright und sein Publikum jedoch keine Rolle. Ihre wissenschaftliche Perspektive passte nämlich wunderbar zu der hierarchischen Ordnung der Gesellschaft in den US-Südstaaten, die sie beibehalten wollten.

Die beschränkte Freiheit Schwarzer Menschen in den USA ist eng verknüpft mit der Geschichte *weißer* Ärzte, die maßgeblich dazu beitrugen, die Versklavung aufrechtzuhalten. Es ist die Geschichte einer Gesellschaft, die Schwarze Menschen schwach halten wollte und in der *weiße* US-Amerikaner:innen vorsätzlich ignorierten, dass Tausende versklavte Menschen dem Leben auf den Plantagen zu entkommen versuchten, auch wenn es ihnen nur selten gelang.

Cartwright behauptete, dass Menschen afrikanischer Herkunft »primitiv« seien. Die »Unterordnung der niederen Rasse [sei] normal und nicht erzwungen«.[4] Da versklavte Schwarze Menschen Widerstand leisteten und im gesamten Süden versuchten, den Plantagen zu entfliehen, brauchten Cartwright und seine Unterstützer Argumente, um das »Recht«, Menschen überhaupt in Unfreiheit halten zu dürfen, zu legitimieren. Sein Verständnis von Biologie führte

Cartwright zu einer unzutreffenden, bei *weißen* Südstaatlern dennoch beliebten Auffassung. 1857, kurz vor Ende der Versklavung, lebten vier Millionen Schwarze Menschen in den USA, 90 Prozent davon im Süden, wo ein Großteil von ihnen gegen den eigenen Willen auf Plantagen arbeiten musste. Je mehr Menschen versklavt wurden, desto stärker hingen die Plantagenbesitzer von der »Expertise« von Ärzten wie Cartwright ab, die sie zur Gesundheit der Versklavten berieten.

In der ersten Hälfte des 19. Jahrhunderts verließen sich die *weißen* Plantagenbesitzer bei der Diagnose und Behandlung versklavter Menschen auf die Anordnungen von Ärzten und stützten sich damit vielfach auf den Rat von Leuten, die versuchten, die Ausbeutung Schwarzer Menschen mit den Mitteln der Wissenschaft zu rechtfertigen. 1832 gab Dr. Cartwright in seinem Buch *Some Account of the Asiatic Cholera* einige Empfehlungen für den Umgang mit Choleraerkrankten und bezog sich darin auch auf versklavte Menschen auf den Plantagen. Er bestätigte zwar, dass Choleraausbrüche verhindert werden könnten, indem die Unterkünfte der Versklavten »gelüftet und sauber gehalten« würden, doch nur wenige Plantagenbesitzer hielten sich daran.[5] Es war kein Wunder, dass Krankheiten auf den Plantagen nur so um sich griffen.

Da Dr. Cartwrights Empfehlungen größtenteils ignoriert wurden, führten die oft beengten und überfüllten Unterkünfte der Versklavten dazu, dass die Bewohner:innen sich leicht Atemwegserkrankungen zuzogen und Verletzungen nur langsam verheilten. Oft fehlte ihnen außerdem Zugang zu sauberem Wasser oder nährstoffreichem Essen – ihre Lebensumstände waren darauf ausgelegt, dass sie sich ihrem

Schicksal ausgeliefert fühlten. Wie lässt sich verstehen, dass Dr. Cartwrights Theorien so beliebt waren, wenn eigentlich die Lebensumstände und nicht die Biologie versklavte Menschen derart gefährdeten? Der Widerspruch, dass ein Arzt, der sich angeblich für die Gesundheitsversorgung Schwarzer Menschen einsetzt, gleichzeitig seine Verachtung für sie ausdrückt, zeigt, wie perfide die medizinischen Institutionen der Südstaaten waren. Trotzdem entwickelte sich damals die moderne Medizin, wie wir sie heute kennen – in einer Zeit, in der Ärzte sich auf Biologismen bezogen und gegen den Willen marginalisierter Menschen invasive Experimente durchführten.

Bakterien oder Viren waren der Medizin im 19. Jahrhundert noch unbekannt. Versklavte Menschen auf den Plantagen in den US-Südstaaten standen der fast ausschließlich *weißen* medizinischen Wissenschaftsgemeinschaft skeptisch und ängstlich gegenüber, da sie mit ihren Versklavern verbündet zu sein schien. Im frühen 19. Jahrhundert versklavt zu sein war eine weit grausamere Erfahrung als die bloßen Schrecken einer Knechtschaft. Eine Person mit Lungenentzündung durfte sich nicht ausruhen und Pause machen. Bei der Geburt eines Kindes gab es womöglich keine Schmerzbehandlung. Im besten Fall wurde versklavten Menschen ein Arsenpräparat gegen Gallenfieber verabreicht, was den damaligen Empfehlungen der Südstaaten-Ärzte entsprach.

Dr. Cartwright war ein Antikontagionist und lehnte die Vermutung vehement ab, dass Krankheiten von erkrankten Personen übertragen würden. Stattdessen nahm er an, dass Krankheiten durch die Umwelt entstünden. Er schloss, »was auch immer die Ursache der Cholera sein mag, ihre

Geschichte legt nahe, dass feuchte, stickige und unreine Luft dieser Ursache Wirksamkeit verleiht. Ein Mangel an frischer Luft bei Fieber, Angst oder was auch immer die Zirkulation stört, gibt der Krankheit ihre Subjekte.«[6] Da er davon ausging, dass die Cholera infolge von schlechter Luft entstand, schlug er vor, Menschen bei einem Ausbruch aus geschlossenen Räumen herauszuholen. Später ergänzte er: »Wenn Cholera auf den Plantagen unter den Negroes ausbricht, sollte in Erwägung gezogen werden, sie wegzuschaffen oder zu trennen, um weitere Befälle zu vermeiden und um die Krankheit abzumildern.«[7] Doch sein Rat wurde nur selten befolgt.

Auch in Bezug auf ihre reproduktive Gesundheit waren versklavte Menschen gefährdet. Nachdem die USA 1808 den Import von Afrikaner:innen für die Versklavung einstellten, nutzten Plantagenbesitzer Zwangsreproduktion als Hauptmethode, um die Anzahl der versklavten Arbeiter:innen in ihrem Besitz zu erhöhen. Viele Versklaver betrachteten es als Hauptaufgabe Schwarzer Frauen, die sich selten frei für oder gegen eine Schwangerschaft entscheiden konnten, eine neue Generation von Sklav:innen zu gebären. Schwarze Frauen mussten sexuelle Übergriffe ertragen, hatten kaum Zugang zu pränataler Gesundheitsversorgung und wenig Autonomie über ihre Körper. Das Problem bezog sich nicht nur auf die Elternschaft an sich, sondern auch auf die Forschung, in die sie ohne ihr Einverständnis involviert wurden.

Versklavte Frauen wurden, ohne um ihr Einverständnis gebeten zu werden, von ihren Besitzer:innen teils entsetzlichen und sinnlosen Behandlungen ausgesetzt, ob als Experiment bezeichnet oder nicht. Ein Plantagenbesitzer folgte dem medizinischen Rat, schwangere Frauen zur Ader zu lassen, damit ihre Körper »von der eingebildeten Redundanz befreit werden, die den Zustand der Schwangerschaft nicht erkennt, damit die nicht mehr auftretende Menstruationsflüssigkeit für das Wachstum und die Unterstützung der wachsenden Gebärmutter und ihren Inhalt zur Verfügung steht«.[8] Diese Aussage ist bemerkenswert, weil sie nahelegt, dass der Flüssigkeitsentzug der schwangeren Person zu einer erfolgreichen Geburt verhelfen würde. Tatsächlich wissen aber alle, die schon einmal schwanger waren, wie qualvoll und unglaublich erschöpfend das wäre. Schwangere Frauen wurden aber nicht nur auf diese Art und Weise behandelt. Thomas Jefferson sprach sich für das genaue Gegenteil aus: »Kein Aderlass für Negroes.«[9] Er nahm an, dass sich Behandlungen für Schwarze und *weiße* Menschen unterscheiden sollten, und vertrat damit eine ähnliche Position wie Dr. Cartwright, der erklärte: »Eine medizinische Behandlung, die einem weißen Mann nützt und ihn heilt, macht Negroes oft nicht gesund oder schadet ihnen sogar.«[10] Die Widersprüche, an die diese Männer im 19. Jahrhundert glaubten, sind keine Ausnahme. Tatsächlich nehmen auch heute viele Wissenschaftler:innen kontroverse Standpunkte ein, doch die Grundlage für Dr. Cartwrights und Jeffersons Prämisse und letztlich für ihre Schlussfolgerung entbehrt eines evidenzbasierten Ansatzes oder einer tragfähigen Logik.

In den frühen 1840er-Jahren hatte eine versklavte Frau große Schmerzen in ihrem Unterleib, nachdem sie mehrere Monate unter Verstopfung gelitten hatte. Als William Patterson, ihr Versklaver aus der Region Bryan County in Georgia, Dr. Stephen Harris um Hilfe bat, verschrieb dieser der Frau fünf Gramm Kaliumjodid.[11] Wenige Tage später starb sie. Ihr Tod war an sich schon eine Tragödie. Aber danach unternahm Dr. Harris eine Autopsie ihrer Reproduktionsorgane, und zwar ohne ihre Familie um Erlaubnis zu fragen. Stattdessen wandte sich Harris an Patterson, der den Körper der Frau als seinen Besitz betrachtete. Insgesamt wurde sehr wenig getan, um das Wohlbefinden und das Überleben Schwarzer Frauen zu Lebzeiten zu gewährleisten oder im Fall des Todes ihre Privatsphäre zu schützen.

Die Rezepte zur Heilung bildeten in diesem ungerechten System einen Flickenteppich, und Ärzte und Sklavenbesitzer der Südstaaten erfanden schon bald die »Plantagenmedizin«, um die Unfreiheit Schwarzer Menschen aufrechtzuerhalten. Diejenigen, die sich wie Cartwright für die »Plantagenmedizin« einsetzten, gefährdeten die Gesundheit von Schwarzen Menschen, die in Unfreiheit leben mussten, auch wenn die medizinischen Maßnahmen zur damaligen Zeit »rational« wirkten. Damals waren ihre Maßnahmen und Reagenzien in der Praxis bestenfalls unwirksam, aber in einigen Fällen waren sie geradezu gefährlich. So empfahl Cartwright zur Behandlung der Cholera »ein Mittel aus Brechwurz, mit einem kleinen Aderlass«.[12] Heute wissen wir über Brechwurz, dass es einen Brechreiz auslöst und der Aderlass wurde von den meisten westlichen Ärzt:innen aufgegeben, da er Patient:innen potenziell Schaden zufügt. Der schreckliche Mythos, dass Schwarze Menschen nicht frei sein sollten – den *weiße* Ärzte und Plantagenbesitzer vertraten –, hatte zur Folge, dass sie Choleraausbrüchen und Müttersterblichkeit ausgeliefert waren. Sie hatten wenige bis keine Möglichkeiten, ihre Krankheiten zu heilen.

Wenn versklavte Menschen physisch schwach oder emotional ausgelaugt wirkten, dann lag das nicht an einem »angeborenen« biologischen Umstand, der mit ihrer Hautfarbe einherging, vielmehr war der Grund dafür ihre inadäquaten Lebensbedingungen, die sie anfälliger für Behinderungen und den Tod machten. Durch die Versklavung widerfuhren ihnen eher berufliche Verletzungen – von Hitzschlag bis zu körperlichen Beeinträchtigungen war alles dabei. Sie waren oft überarbeitet und unterernährt.

Heutige Sozialwissenschaftler:innen entwickelten Richtlinien für die medizinische Versorgung gefangener Menschen, basierend auf der Erkenntnis, dass der Status der Versklavten das körperliche und psychische Krankheitsrisiko erhöhte. Der Historiker und Politikwissenschaftler Achille Mbembe weist darauf hin, dass die Plantagenwirtschaft eine von vielen Technologien des Kolonialismus war, die den Körper durch »totale Brutalität« verunglimpfte. Die alltägliche Gewalt auf der Plantage schuf eine demütigende Realität und Bedingungen, die versklavte Menschen anfälliger für Krankheiten machte.[13] In ihrem Buch *Cabin, Quarter, Plantation* verweisen Clifton Ellis und Rebecca Ginsburg darauf, dass versklavte Menschen sich selbst ermächtigten, indem sie sich mit ihrer Umwelt vertraut machten und sich dann bei ihrer Flucht auf ihr Wissen über die Wälder, Felder und Wege verließen.[14] Aber sie betonen, dass die räumlichen Einschränkungen der Versklavung sich auf das Innere der Betroffenen auswirkten und psychische und körperliche Folgen für sie hatte.

Die Plantagenmedizin war weder dazu da, versklavten Menschen zu helfen, noch sie zu heilen. Häufig ging es in den medizinischen Veröffentlichungen von Cartwright und anderen Ärzten detailliert um ihre kruden Experimente und unbegründeten Theorien. In den US-Südstaaten gab es 1845 nur fünf medizinische Fakultäten, weshalb sich Plantagenbesitzer oder *weiße* Arbeiter:innen oft an *Plantation Manuals*, Plantagenhandbüchern, orientierten. Versklavte Personen wurden nicht auf *eine* bestimmte Art medizinisch versorgt, aber was aus diesen Publikationen klar wird, ist: Sie wurden in der Regel nicht über ihre Behandlung aufgeklärt – insbesondere, wenn es sich um Schwarze Frauen handelte. Versklaver verließen sich auf Ärzte, die eine spezifische Version der (pseudowissenschaftlichen) Rassenlehre beschworen.

Die Plantagenmedizin war nicht neutral; sie diente dazu, Differenzen zu verfestigen. Versklaver nahmen es teilweise sogar auf sich, medizinische Fachzeitschriften zu lesen, anstatt professionelle Hilfe in Anspruch zu nehmen. Wie in der jüngeren Geschichte, als einige US-Amerikaner:innen überzeugt davon waren, dass Ivermectin – ein Mittel gegen Parasiten – sie vor Covid-19 schützen würde, glaubten zahlreiche Versklaver, Rizinusöl und Aderlass könnten alles heilen. Die Historikerin Rana Hogarth stellt fest, dass Versklaver in die Plantagenmedizin und in Ad-hoc-Behandlungspraktiken investierten, die in der Folge »zu einem wesentlichen Bestandteil der Entwicklung medizinischer Praktiken in den USA wurden« und zu dem führten, was sie als Medikalisierung von Schwarzsein bezeichnet.[15] Hogarth zufolge dienten diese Theorien als Grundlage für die weitverbreitete Behauptung, es gäbe biologische Unterschiede zwischen vermeintlichen »Menschenrassen«, die auch heute noch manchmal vertreten wird.

Nicht unerwähnt bleiben sollte auch die Angst, krank zu

werden, trotzdem auf dem Tabakfeld arbeiten zu müssen und im Anschluss in einer schlecht isolierten, notdürftig zusammengezimmerten Hütte festzusitzen; die Angst vor der Übertragung der Krankheit auf andere Bewohner:innen der engen Behausung; die Angst vor der Verletzlichkeit des eigenen Körpers und der ungewissen Zukunft. Wie tief die Kluft zwischen den Lebensbedingungen versklavter Menschen und den Heilsversprechen der Plantagenhandbücher war, zeigte sich besonders dann, wenn Schwarze Frauen Frühgeburten hatten oder ihre Master sie mit Reagenzien vergifteten, die sie angeblich heilen sollten.

Cholera auf der Plantage

Anfang des 19. Jahrhunderts besaßen fast 40 Prozent der *weißen* Familien in Georgia Sklav:innen. Der Großteil der unfreien Afroamerikaner:innen lebte im fruchtbaren Landesinnern und nur wenige auf den Plantagen an der Atlantikküste. Aber diese geografischen Daten sind weniger wichtig als jene über den wirtschaftlichen Wert dieser Menschen. Über 400 000 (44 Prozent der Bevölkerung des Bundesstaates) lebten in Versklavung, und viele wollten, dass das so blieb. Versklavte Menschen trugen mehr als 400 Millionen Dollar zur Wirtschaftsleistung des Bundesstaates bei – ohne dass sie dafür bezahlt wurden. Kurz vor dem Bürgerkrieg machte die Sklaverei in Georgia sogar die Hälfte der Wirtschaftsleistung aus. Die zentrale Rolle der Versklavung in Georgia führte dazu, dass einige Plantagenbesitzer:innen versuchten, den Tod von versklavten Menschen zu verhindern und ihre gesundheitliche Situation zu verbessern, besonders im Fall einer Krankheitswelle. Einige Versklaver hinterließen Aufzeichnungen über die Kosten, Verluste und Gewinnspannen ihrer Sklav:innen, andere wiederum entschieden sich dafür, soziale Profile festzuhalten. Louis Manigault besaß mehrere Plantagen in Georgia und dokumentierte seinen Besitz ausführlich.

Auf der Gowrie-Plantage am Savannah River lebten im Schnitt 100 versklavte Personen. Die unfreien Schwarzen Bewohner:innen mussten sich meist zu viert eine Hütte teilen, die aus einem einzigen, 5,5 Quadratmeter großem Zimmer bestand.[16] In vielen Fällen waren die Bewohner:innen nicht miteinander verwandt. Manchmal versetzte Louis Manigault sie einfach auf eine andere Plantage. Die Gowrie-Plantage im Süden Georgias gehörte zu den profitabelsten der Region, und zwar aufgrund der brutalen Versklavungsmethoden. Dutzende Frauen, Männer und Kinder schufteten auf der Plantage und bauten auf fast 700 Hektar unter den strengen Blicken von Aufsehern und Geschäftsführern Reis an. Louis Manigault, der Besitzer, prahlte, dass »auf einer Plantage für einen korrekten Ablauf sowohl Master als auch Aufseher dazugehörten«.[17] Auf den dicht bepflanzten Feldern der Südstaaten richteten die Aufseher über aufmüpfige Arbeiter:innen. Sie liefen über die Felder, beobachteten, kommentierten und bestraften versklavte Personen manchmal mit der Peitsche, wenn sie nicht schnell genug arbeiteten. Mit der Angst vor Bestrafung (oder körperlicher Gewalt) konnte die Unterdrückung auf der Plantage aufrechterhalten werden.

Manigault besaß so viel Land und so viele versklavte Menschen, dass er sich nie um Geld sorgen musste. Er hatte drei Plantagen geerbt: Silk Hope, Gowrie und East Hermitage. Gowrie war die grausamste. Zwischen 1847 und 1854 starben dort 90 Prozent der Kinder unter 16 Jahren – und diese Zahl beinhaltet keine der Fehl- oder Totgeburten. In einigen Fällen war der Tod einer versklavten Person mehr wert als ihr Leben, denn damals versicherten einige Plantagenbesitzer Sklav:innen gegen unvorhergesehene Todesfälle oder Verletzungen. 2022 entspricht der Wert, den die Familie Manigault für den Tod einer versklavten Person bekommen konnte, bis zu 44 000 Dollar. Diese betriebswirtschaftliche Perspektive auf Schwarzes Leben ist erschütternd, denn sie verdeutlicht, dass ihr Tod mehr wert sein konnte als ihr Leben.

Im Herbst 1854 klagten plötzlich zahlreiche versklavte Personen auf der Gowrie-Plantage über Müdigkeit. Einige erwähnten Schmerzen im Unterleib, andere litten unter andauernder Diarrhoe. Sie konnten nicht arbeiten und mussten mit Cholera im Bett bleiben. Louis Manigault schrieb seinem Vater, wer alles gestorben war:

> Hier sind sie, in der Reihenfolge, in der sie gestorben sind: Hester, Flora, Cain, George, Sam, Eve, Cuffy, Will, Amos, Ellen, Rebecca – an Cholera – und zwei Kinder, Francis und Jane, an etwas anderem. Diese 13 Namen habe ich aus den Plantagenbüchern gestrichen.[18]

Es war eine Tragödie, aber für Manigault waren es einfach Einträge seines menschlichen Besitzes in seinen Plantagenbüchern. Derartige Todesfälle waren nicht ungewöhnlich.

Zwischen 1852 und 1859, dem Höhepunkt der dritten Cholerapandemie, starben Hunderttausende in Asien, Europa, Nordamerika und Afrika an Cholera. Die meisten Ansteckungen gab es in Städten wie New York oder London, in den Arbeiter:innenvierteln der Industriezentren. Aber auch für die versklavten Menschen auf der Gowrie-Plantage in Georgia bildete die Cholera eine ernst zu nehmende Gefahr.

Als es im Mai 1856 auf der Plantage einen weiteren Choleraausbruch gab, war Manigault deutlich beunruhigter: »In Anbetracht der immensen Verluste der vergangenen drei Jahre, als die Cholera zwischen 1852 und 1854 unsere besten Leute dahinraffte und uns wie eine zerstörerische Welle 1852 während der Ernte überraschte.«[19] Manigault war es am wichtigsten, in diesem Moment seine Profite abzusichern, was ein Leichtes für ihn war. Im Jahr 1861, zu Beginn des Bürgerkriegs, war die Gowrie-Plantage 266 000 Dollar wert, was zeigt, dass Manigault selbst während eines politischen Konflikts wenig Widrigkeiten hinnehmen musste.

Manigaults Aufzeichnungen dienten verschiedenen Zwecken, aber sie zeigen unter anderem sehr treffend die unangenehme Realität dessen, was es bedeutete, versklavt zu sein. Seine Bücher offenbaren, was Versklaver unternehmen mussten, um Menschen in Unfreiheit zu halten. Manigaults Notizen von 1850 bis 1870 beinhalten Informationen über das Leben auf der Plantage, den Reisanbau, die Marktsituation und versklavte Menschen (und nach dem Bürgerkrieg über Pachtvertragsarbeiter:innen). Seine Aufzeichnungen verdeutlichen, auf wie viele Weisen die Leben unfreier Schwarzer Menschen verkürzt wurden, nicht nur durch die harte Arbeit, sondern auch durch ansteckende Krankheiten.

Viele der Versklavten konnten selbst nicht schreiben, doch wird ihre Existenz bezeugt: in Plantagenbüchern, Verkaufstabellen oder Vermisstenanzeigen, die Belohnungen versprachen, wenn versklavte Menschen auf der Flucht wieder eingefangen wurden. Sie wohnten in überfüllten Unterkünften und arbeiteten bis zur Erschöpfung, wenn dann noch eine Cholerainfektion hinzukam, empfanden sie ihr Leben sicherlich wie die Hölle auf Erden.

Für Erkrankte fühlte sich die Cholera so an: Die Krankheit ergriff ihren Körper, übernahm ihr Leben und zehrte an ihren Kräften. Wer Cholera bekam, verwelkte und litt oft unter Lethargie und Dehydrierung, da alles Flüssige oder Feste, das dem Körper zugeführt wurde, schnell wieder ausgestoßen wurde. Erkrankte mussten Erbrechen, Muskelkrämpfe, eingefallene Augen, faltige Haut und geplatzte Blutgefäße ertragen und ohne Behandlung mit dem Tod rechnen. Was die Krankheit ausmacht, geht weit über den Körper hinaus. Susan Sontag erklärt: »Die Cholera ist die Art von Verhängnis, die, nachträglich betrachtet, ein vielschichtiges Wesen simplifiziert, es auf seine kranke Umgebung reduziert hat.«[20] Die dicht besetzten Hütten auf der Gowrie-Plantage waren fast ein Garant für den frühen Tod ihrer versklavten Bewohner:innen.

Wasser spielte ebenfalls eine wichtige Rolle im Umgang mit der Cholera auf der Plantage – und ist ein weiterer Beleg dafür, dass beengte, unhygienische Unterkünfte eine Brutstätte für die Krankheit waren. Verseuchtes Brunnenwasser trug maßgeblich zu den hohen Todesraten bei. Außerdem kann Cholera über Lebensmittel übertragen werden, wenn diese mit Exkrementen verunreinigt sind, in denen sich die

Bakterien befinden. Der Mangel an angemessenen Hygienemaßnahmen für die unfreien Schwarzen Bewohner:innen auf den Plantagen ist darauf zurückzuführen, dass ihre Versklaver sie einer angemessenen Versorgung nicht für würdig erachteten.

Choleratode waren keine Ausnahme und oft eine Folge unhygienischer Wohnsituationen, auch wenn Versklaver hin und wieder Zugeständnisse machten. Die Sterberate erhöhte sich durch den Schimmel, der sich auf den Fensterbrettern der Behausungen schnell verbreitete. Louis Manigault notierte: »Die Sklavenunterkünfte sind vollkommen eklig und dreckig […] wir haben dieses Jahr keine Zeit mehr, alles zu reinigen, und es wird bis nächstes Jahr schmutzig und unansehnlich bleiben […] Alles ist mit frischem Sediment/Staub/Erde bedeckt, und die Felder ›stinken‹.«[21] Auch wenn er die Probleme bemerkte und sie hätte beheben können, unternahm er wenig, um die strukturellen Bedingungen zu verbessern, die die Verbreitung von Cholera und anderen Infektionskrankheiten verringert hätte.

Gelegentlich drückte Manigault gönnerhaft seine angebliche Zuneigung zu einigen Sklaven auf der Plantage aus. Obwohl er selten positive Worte für Versklavte übrig hatte, war sein Ton gegenüber denjenigen, mit denen er direkten Kontakt hatte, einschließlich Jack, seinem »alten Spielkameraden«[22], freundlich. In den US-Südstaaten sprachen Versklaver manchmal von »ihren« Sklav:innen wie von entfernten Familienmitgliedern, auch wenn Schwarze Menschen nur selten dieselben Rechte hatten wie *weiße*. Manigaults Aufzeichnungen sagen nichts darüber, wen die Versklavten liebten oder was sie bewegte. Wenn er einige der Schwarzen Männer nett oder attraktiv fand, dann wurden sie ihm zur Verfügung gestellt. Einen versklavten Mann, Stafford, beschrieb Manigault so: »der bestaussehende Negro, den ich je gesehen habe!«[23] Das machte mich neugierig: Hatten Stafford oder Jack gute Erinnerungen an Manigault? Manigaults Zuneigung für Stafford und Jack hatte auf jeden Fall seine Grenzen, denn er war überzeugt: »Die einzige geeignete Beschäftigung für einen Negro ist die Bearbeitung der Erde, der Felder einer Plantage, auf der Disziplin herrscht.«[24] Das bedeutet, dass versklavte Menschen nicht per se respektiert wurden, sondern ihre Nützlichkeit davon abhing, inwiefern sie sich den Regeln der Versklaver entsprechend verhielten. Die Versklaver versuchten, irgendeinen Grund zu finden, um ihre Lebensweise zu rechtfertigen, selbst wenn das bedeutete, »Heilmittel« zusammenzubrauen, die eine grundlegende Therapie ermöglichen sollten. Keinesfalls sollte die Institution infrage gestellt werden, die die unfreien Menschen in ihrem Besitz überhaupt erst krank machte.

Manigaults angebliche Zuneigung für Stafford äußerte sich darin, dass er versuchte, ihn gegen Cholera behandeln zu lassen. 1852 stellte er eine Kräuterkur für Stafford her. Die Mischung bestand aus 20 Gramm Kalomel und zwei Gramm Opium, die zu einem Pulver verarbeitet wurden. Seinen Aufzeichnungen zufolge wurde Stafford alle zwei Stunden eine Dosis verabreicht, gefolgt von Rizinusöl sechs Stunden nach der letzten Dosis.[25] Da das Rezept speziell für Stafford ausgestellt wurde, beabsichtigte Manigault womöglich, seine Symptome zu lindern, vielleicht um den Verlust seines Besitzes zu vermeiden, aber wahrscheinlicher, um sicherzustellen, dass eine zupackende Hand für die Ernte verfügbar war. Aber die Kombination von Kalomel und Opium macht eine heilende Wirkung unwahrscheinlich. Kalomel ist ein Stoffwechselgift, das in hohen Dosen tödlich sein kann. Heute wird es als Insektizid verwendet. Opium wird häufig zur Schmerzlinderung verschrieben, obwohl es stark süchtig macht. Es ist unklar, ob Stafford das Medikament freiwillig nahm und ob ihm das Mittel vorübergehend Linderung verschaffte. Sicher ist, dass Stafford kurz nach dieser vermeintlichen Behandlung starb.

Oberflächlich wirkte es so, als würde Manigault sich um Stafford und andere versklavte Personen, die eine Behandlung gegen Cholera erhielten, »kümmern«. Doch die Inhaltsstoffe des verabreichten Mittels lösten wahrscheinlich Erbrechen oder sogar den Tod aus. Tatsächlich musste Stafford unfrei auf einem Teil von Manigaults Plantage leben. Manigaults Notizen über Stafford werden von einer großen Lücke und einem tiefen Schweigen begleitet, denn er liefert keine Details über Staffords Kindheitserinnerungen, seinen verfallenden Körper oder sein nahendes Ende. Was wir über Staffords Leben, seine Krankheit und seinen Tod wissen, stammt aus der Feder eines Mannes, der ihn als seinen Besitz betrachtete. Letztendlich war das Eingesperrtsein nicht der einzige Faktor, der zum Tod durch die Pandemie führte. Die Cholera wütete weltweit.

Im 19. Jahrhundert verlief der Kampf gegen die Cholera asymmetrisch. In den USA prägte die Cholera damals das Leben und den Tod. Allein im Juni 1850 wurden 40 000 Choleratote gemeldet. Mitten in der dritten Welle der Cholerapandemie (1846–1880) erlagen zwei US-Präsidenten der Krankheit.[26] Präsident James K. Polk starb 1849 an Cholera morbus, sein Nachfolger Zachary Taylor ein Jahr später. Auch wenn diese beiden Fälle zeigen, dass sogar die Elite an der Krankheit sterben konnte, so erhöhten sich die Überlebenschancen dennoch für diejenigen, die sich – im Gegensatz zu den Plantagenbewohner:innen – zurückziehen und angemessene Hygienemaßnahmen anwenden konnten.

In den US-Südstaaten schlug die Cholera schonungslos zu, aber wie die Todesfälle festgehalten wurden, hing mit dem sozialen Status oder dem Maß an Freiheit der Betroffenen zusammen. Wir wissen, dass einige versklavte Menschen gestorben sind, weil die Plantagenbesitzer dies aus finanziellen Gründen dokumentierten – wie im Fall derjenigen, die unfrei auf der Gowrie Plantage lebten. (Da es illegal war, versklavten Personen Lesen und Schreiben beizubringen, konnten nur wenige selbst in Textform von ihrem Leben berichten.) Wenn Mitglieder der Elite oder freie Personen starben, wurde dies im staatlichen Sterberegister vermerkt. Aber versklavte Personen wurden im Zensus unter den Namen ihrer Versklaver und nicht als eigenständige Personen gelistet.[27]

Vielen Wissenschaftler:innen ist daran gelegen, mit ihrer Forschung ein Zeichen zu setzen. Bei einigen hängt dies mit Selbstüberschätzung zusammen, bei anderen mit dem Wunsch, einen Teil der Menschheit zu retten. Mitte des 19. Jahrhunderts befanden sich Wissenschaftler:innen in einem Wettstreit, schnellstmöglich Methoden zur Heilung und adäquaten Behandlung der Cholera zu finden. Dazu isolierten sie die Infizierten und beobachteten die biologischen Zusammenhänge, die sie unterschieden. Wie viele ambitionierte Anatomen versuchte auch Filippo Pacini, die Ursache der Cholera zu finden. Er hatte seine medizinische

Ausbildung in Italien erhalten und befasste sich in den ersten Jahren seiner Karriere mit dem menschlichen Nervensystem. Während er 1854 Professor an der Universität von Florenz war, brach die Choleraepidemie aus. Pacini gehörte zu den wenigen Ärzten, die Zugang zu lebenden Opfern der Krankheit und zu Choleraleichen hatten, deshalb änderte er seinen Forschungsschwerpunkt und legte ihn auf diese Infektionskrankheit. Nachdem er die Fäkalien mehrerer Patient:innen gesammelt hatte, kam er zu dem Schluss, dass ein mikrobieller Erreger der Gattung Vibrio die Cholera verursacht.[28] Pacinis Forschung blieb außerhalb Italiens jahrzehntelang unentdeckt. Trotzdem sorgten andere Wissenschaftler:innen für weitreichende Gesundheitsmaßnahmen, um die Übertragung der Cholera einzudämmen. Außerhalb der Plantagen wirkten sich die neuen wissenschaftlichen Theorien in Städten deutlich auf die Art und Weise aus, wie Wissenschaftler auf das Gesundheitsmanagement reagierten. Ein Phänomen, das auf dem Land kaum zu beobachten war.

Der britische Wissenschaftler John Snow suchte wie Pacini nach der Ursache der Cholera, aber nicht so sehr im Labor, sondern vielmehr in den dunklen Gassen Londons. An einem milden Tag im späten August 1854 begann Snow, die Toten im Londoner Stadtteil Soho zu zählen. Als er durch die fast leeren Seitenstraßen der Broad Street lief, erfuhr er, dass die Mitarbeiter:innen der Brauerei zu den wenigen Überlebenden des kürzlichen Choleraausbruchs gehörten. Obwohl viele davon überzeugt waren, dass Menschen wegen schlechter Luft oder schlechtem Boden an Cholera starben, lehnte Snow diese Theorien ab und dachte über andere mögliche Ursachen nach. Unbeirrt fokussierte Snow sich auf die

Lebenden und nicht auf die Toten. In einer anderen Ecke der Stadt fand er heraus, dass die Brauereimitarbeitenden im Workhouse auf der Broad Street ihr Wasser von Grand Junction Waterworks erhielten und nicht von der (mittlerweile berüchtigten) örtlichen Wasserpumpe. Im Laufe seiner Ermittlungen stellte Snow fest, dass verschiedene Wasserquellen mit der Choleraübertragung in Verbindung gebracht werden konnten.

Snow identifizierte zwar nicht die Mikrobe, die verantwortlich für die Cholera ist, als er feststellte, dass verunreinigtes Wasser zu ihrer Verbreitung führt, aber er hatte genügend Beweise, um zu widerlegen, dass Cholera durch Miasmen (gefährliche Ausdünstungen aus der Erde, aus Kadavern und anderer Verwesung) übertragen würde. Heute findet sich ein Replikat der originalen Wasserpumpe aus der Broad Street in der Broadwick Street in London und erinnert an John Snow und seine Erkenntnisse, die auch den Anstoß dazu gaben, dass die Londoner Gesundheitsbehörden die Wasserquellen in der Stadt sanierten. Das Wissen und die Motivation, die Wasserqualität in der Stadt zu verbessern, wurden durchweg positiv betrachtet und halfen, die Verbreitung der Cholera und anderer Infektionskrankheiten zu reduzieren. Bei versklavten Menschen, die auf Plantagen lebten – etwa der Gowrie-Plantage –, fehlte jede Initiative, ihr Umfeld von Infektionen zu befreien.

Choleraerkrankungen hatten unterschiedliche Folgen für freie und unfreie Menschen. Auf der Plantage konnte die Krankheit in kalten Schlafräumen oder an schwülen Sommertagen ausbrechen. Versklaver konsultierten in solchen Fällen Ärzte oder medizinische Broschüren mit Fokus auf die sogenannte Plantagenmedizin. Was sie für gute medizinische Ratschläge hielten, war alles andere als das.

Die Plantage kann auf verschiedene Weisen betrachtet werden: als kommerzielles Unternehmen, das auf der Zwangsarbeit der einen Gruppe beruht und zum Reichtum der anderen Gruppe beiträgt. Oder als Folterlager, das, wie Saidiya Hartman erklärt, »auf dem Zusammenspiel extremer Herrschaft, Disziplinierung, Bio-Macht und dem souveränen Recht, sterben zu lassen«, beruhte.[29] Wie konnten Menschen während ihrer Versklavung – in dieser lebensfeindlichen Welt – vermeiden, krank zu werden? Louis Manigault verschrieb Stafford ein Rezept, um ihn zu heilen, aber er glaubte den falschen Versprechen der »Plantagenmedizin«, die in Georgia und den gesamten Südstaaten weitverbreitet war.

Falsches Versprechen

Lange bevor die europäischen Kolonisator:innen am Mississippi River ankamen, lebten die Choktaw in dieser Gegend. Anfang des 19. Jahrhunderts jagten sie Wild und trieben Viehhandel mit europäischen Siedler:innen. Aber in den 1830er-Jahren verabschiedete die Regierung den Indian Removal Act, woraufhin die Choktaw und viele andere Indigene Gruppen drei Jahre Zeit hatten, das Land ihrer Vorfahren zu verlassen und sich westlich des Mississippi River niederzulassen. Es gibt unzählige Namen für diese Zwangsmigration, im Geschichtsunterricht lernte ich den Ausdruck »Pfad der Tränen« (Trail of Tears). Die jahrelange Vertreibung von Native Americans griff ihre Souveränität an.

In den 1950er-Jahren gab es auf beiden Seiten des Mississippi Hafenstädte, von denen aus Baumwolle, Lebensmittel und unfreie Schwarze Menschen zu größeren Städten oder Plantagen verschifft wurden. Hinter diesen Feuchtgebieten, rund um Memphis, nahmen *weiße* Menschen Land in Besitz und verwandelten es unter aller Augen in Plantagen. Darunter auch John Pope, der über Alabama in den Westen von Tennessee zog. Nachdem er sein Studium an der Universität Yale abgeschlossen hatte, war Pope Abgeordneter in Alabama und Präsident der Shelby County Agricultural Association. Pope war Sklavenbesitzer, lebte aber in der Stadt und überwachte die Aktivitäten auf seinen 225 Hektar Land nicht selbst. Auf seiner Farm arbeiteten circa 70 versklavte Personen, und seine Baumwollplantage war damals mehr als 100 000 Dollar wert. Pope interessierte sich nicht nur für seine Gewinnmargen, sondern auch für die »Anatomie« seiner Plantage.

Pope und seinesgleichen verschrieben sich der Plantagenmedizin und behaupteten, die unfreien Bewohner:innen ihrer Plantagen heilen zu können, unangenehmerweise ohne jeglichen Beweis für die Wirksamkeit ihrer Methoden. Hin und wieder bezahlte Pope ausgebildete Ärzte, damit sie den Versklavten halfen, aber meistens nahm er die Dinge selbst in die Hand.[30] Als er sich 1848 in der Nähe von Memphis niederließ, glaubte er, Choleraerkrankte heilen zu können.

Nach der verheerenden Cholerawelle an der Ostküste im Jahr 1833 stellte Pope ein »Mittel« aus »Kampferöl, zwei Tropfen Pfefferminzessenz und 25 Tropfen Laudanum« zusammen und verabreichte es den Sklav:innen auf seiner

Plantage, die sich mit der Cholera infiziert hatten.[31] Im Wesentlichen half das Laudanum, eine Mischung aus Opium und Alkohol, die Schmerzen zu lindern, war aber nicht unbedingt geeignet, eine Infektion zu beseitigen. Pope war so überheblich zu behaupten, dass er »durch die Anwendung des Mittels noch nie eine Person verloren hatte«.[32] Das Verständnis der Übertragungswege der Cholera basierte auf der Selbstüberschätzung der Versklaver, sodass sich alle, die über ein organisches oder nicht so organisches Mittel verfügten, als Heilsbringer:innen inszenieren konnten.

Im Jahr 1819 war eines der meistverkauften Bücher in den USA ein Plantagenhandbuch. Dr. James Ewells *The Planter's and Mariners Medical Companion* gehörte zu den beliebtesten medizinischen Texten der damaligen Zeit. Es erschien 1807, kostete 50 Dollar – was heute 1500 Dollar wären – und war Thomas Jefferson gewidmet. Ewell behauptete, dass Cholera »durch zu viel und zu bittere Galle – unverdauliche oder im Magen ranzig oder sauer werdende Nahrung – Gifte – starkes, saures Erbrechen – ein leidenschaftliches Gemüt oder plötzliche Schweißausbrüche« verursacht würde.[33] Seine Theorie sah die Ursache in typischen Cholerasymptomen, Erbrechen und Schweißausbrüche, und einer Scheinkorrelation mit einem »leidenschaftlichen Gemüt«. Damit lag er falsch, und seine wahre Absicht bestand wohl darin, ein bestimmtes Arzneimittel zu verbreiten. Aber seine Angebote basierten auf seiner (fehlerhaften) Perspektive auf die Krankheit. Dr. Ewell empfahl, viel Hühnerbrühe zu trinken, warm zu baden und etwas Nitrat oder Rizinusöl einzunehmen.[34] Auf diese Weise sollte die Krankheit besiegt werden. Falls das nicht funktionierte, könnten die Versklaver als erweiterte Behandlungsmaßnahme noch einen Aderlass veranlassen.

Die Plantagenhandbücher beinhalteten zahlreiche (falsche) biologistische und essenzialistische Ideen über versklavte Menschen, aber man muss ihnen lassen, dass sie anerkannten, wie schädlich die harte Arbeit für Betroffene war: »Der Afrikaner hat eine solidere Konstitution als wir, die mit großer Sicherheit dafür sorgt, dass er besser für körperliche Arbeit in heißem Klima geeignet ist. Aber es ist ebenso wahr, dass die tägliche Arbeit und die plötzlichen Wetterumschwünge seine Konstitution, so gut sie auch sein möge, auf die Probe stellen. Daher gebührt ihm jede menschenmögliche Unterstützung.«[35] Einerseits waren diese Männer überzeugt von angeblichen biologischen Unterschieden zwischen verschiedenen »Rassen«, andererseits erkannten sie die Notlage, in die die Versklavung unfreie Schwarze Menschen brachte. Einige Versklaver erkannten diesen »Missstand« an und suchten andere Strategien für den Umgang mit gesundheitlichen Ungerechtigkeiten.

Wenn die Plantagenhandbücher nicht verlässlich halfen, dann riefen Versklaver manchmal *weiße* Ärzte oder Schwarze Hebammen, denen sie ein einmaliges festes Jahresgehalt zahlten, um versklavte Personen zu behandeln. Aber unter den Bedingungen der Unfreiheit Hilfe zu leisten und zu pflegen entpuppte sich als Paradox. Der Besuch eines Arztes konnte bis zu 200 Dollar kosten, ob er nun eine versklavende oder eine versklavte Person behandelte.[36] Versklaver suchten in den seltensten Fällen für sich selbst oder ihre Sklav:innen professionelle ärztliche Hilfe. Stattdessen verließen sie sich meistens auf Hausmittel.

Die schwierigen Lebensbedingungen auf den Plantagen schränkten die Wirksamkeit medizinischer Behandlungen ein, aber insbesondere Schwarze Heiler:innen taten den Umständen entsprechend ihr Bestes. Versklavte oder freigelassene Afroamerikaner:innen waren weitaus empfänglicher für eine Behandlung, wenn andere Schwarze Personen diese übernahmen. In seiner Autobiografie äußerte sich der Abolitionist Frederick Douglass kritisch über die emotionalen Konflikte, die seine Versklavung prägte: »Geboren zu fremden Nutzen, sollte ich als der Erstling der Herde in der Hütte bald zum Speiseopfer für den furchtbaren und unerbittlichen Halbgott bestimmt werden, dessen riesenhaftes Bild so oft durch die Phantasien meiner Kindheit spukten.«[37] Seine Worte verdeutlichen, dass die Plantage ein Ort der Folter war, es dort aber trotzdem Heiler:innen in den Reihen der Versklavten gab. Menschen wie Onkel Isaac Cooper, der seinen Namen später mit dem Präfix Doktor versah, versorgten andere Sklav:innen medizinisch. Über Onkel [Doktor] Isaac Cooper sagt Douglass: »Er war immer zur Stelle; er sah nach den Kranken und all denen, die vermutlich seinen Rat brauchten. Seine Heilvorschriften enthielten vier Punkte: für körperliche Leiden Epsomer Bittersalz und Rizinusöl, für seelische Leiden das Vaterunser und Hickory-ruten.«[38] Er hörte ihnen zu, wenn sie von ihren Sorgen erzählten, und linderte ihre Schmerzen ohne Herablassung.

Dass die medizinische Versorgung selbst organisiert wurde, lag teilweise an der unzureichenden Gesundheitsinfrastruktur in den Gebieten, in denen sich die meisten Plantagen befanden. Flugblätter mit medizinischen Tipps sollten zumindest kurzfristig Abhilfe verschaffen, aber die

Versklavungsindustrie sorgte nicht für den Bau zuverlässiger medizinischer Einrichtungen und vernachlässigte damit einen Großteil der Bevölkerung.

Von jenen versklavten Personen, deren Leben aus Quälerei und schlechter Gesundheit unerträglich wurde, gelang es einigen zu fliehen. Sie litten unter den Unbilden auf der Plantage, unter der Cholera und Schwarze Frauen unter ungewollten Schwangerschaften. Viele Frauen erlebten sexuelle Gewalt, und jeder Zufluchtsort schien besser als die Versklavung.

Harriet Jacobs

Als Harriet Jacobs 1813 geboren wurde, gab es in North Carolina einen Slave Code, demzufolge versklavte Personen, die die Plantage verließen, ein Dokument ihrer Versklaver mit sich führen mussten, das den Grund und das Ziel ihres Trips erläuterte. Dasselbe Gesetz verbot versklavten Menschen, in Gruppen zusammenzukommen, aus Angst, dass sie dann einen Aufstand organisieren könnten. Harriet wurde in der Nähe von Edenton in North Carolina auf einer Plantage am Albemarle Sound geboren und war die Tochter von Delilah Horniblow und Elijah Knox, die in Versklavung lebten – was bedeutet, dass sie unfrei geboren wurde. Sie unterscheidet sich insofern von anderen versklavten Menschen, dass sie später ihre eigene Lebensgeschichte schriftlich festhalten konnte. Margaret Horniblow, die *weiße* Besitzerin ihrer Mutter, brachte ihr das Lesen und Schreiben bei, obwohl die North Carolina Assembly dies verbot. Die

Plantagenbesitzer der Südstaaten hatten Angst, dass gebildete Schwarze Menschen eine Gefahr für die Sklaverei wären, zu ihrer Selbstermächtigung und mehr Aufständen führen könnte. Jacobs legt schonungslos dar, wie belastend das Leben in Unfreiheit Mitte des 19. Jahrhunderts insbesondere für versklavte Frauen war.

Harriet veröffentlichte ihr Buch *Sklavenmädchen: Die Geschichte meiner Befreiung* unter dem Pseudonym Linda Brent.[39] Es entstand zwischen 1853 und 1858 und bietet einen detailreichen Einblick in die andauernde Erniedrigung und die tödlichen Folgen der sexuellen Gewalt, der versklavte Frauen durch ihre *weißen* männlichen Versklaver ausgesetzt waren. Völlig erschüttert über die Müttersterblichkeit unter Schwarzen Frauen, schrieb Harriet: »Einmal sah ich eine junge Sklavin sterben, nachdem sie von einem fast weißen Kind entbunden worden war. Im Todeskampf rief sie: ›O Herr, Komm mich holen!‹«[40] Das verzweifelte Flehen dieser Frau klingt nach und lehrt alle anderen, dass Schwarzen Frauen ihr Leben genommen werden konnte, nur weil sie ein Kind gebaren.

In der Versklavung und in Freiheit lebte Harriet viele Leben: Sie war Tochter, Mutter, Abolitionistin und Autorin. Ihre liebevollen Beziehungen basierten auf der Erkenntnis, dass die Sklaverei barbarisch war. Als ihr Vater starb, machte sie die Versklavung dafür verantwortlich: »Mein Vater, der ein tiefes Verständnis von den Ungerechtigkeiten der Sklaverei hatte, verfiel in einen Zustand der Niedergeschlagenheit. Als eine körperliche Erkrankung hinzukam, verstarb er, als ich elf Jahre alt war.«[41] Sie hatte Ähnliches im Alter von sechs Jahren erlitten, als ihre Mutter ablebte.

Aber zu diesem Zeitpunkt wurde sie auf eine andere Plantage versetzt. Solange sie sich erinnern konnte, wurden ihre Arbeit, jede ihrer Bewegungen und ihr Körper überwacht, weil ihr Leben nicht ihr gehörte.

Die meisten von uns erreichen irgendwann einen Punkt, an dem wir unerträgliche Umstände, die normal geworden sind, nicht mehr ertragen können. Harriet erzählt, dass es ihr so ging, als Dr. Norcom sie belästigte. Sie war dreizehn Jahre alt, als Dr. James Norcom, de facto ihr Besitzer, ihr sexuelle Gewalt antat. Er war 40 Jahre älter als sie. Jacobs schreibt: »Meine jugendliche Phantasie erfüllte er mit unsauberen Vorstellungen, wie sie nur ein ausgemachter Unhold ersinnen kann. Voller Haß und Abscheu wich ich ihm aus. Aber er war mein Herr.«[42] Seine Übergriffe endeten nicht mit seinen sexuellen Avancen. Er brachte sie in den folgenden Jahren physisch und psychisch in Bedrängnis, indem er ihr verbot, ihre Kinder zu sehen, oder sie gegen ihren Willen anfasste. Aber die Grausamkeit lag nicht nur in der Tat, sondern auch in dem Wissen, dass sie jeden Moment ohne jegliche Aussicht auf Vergeltung terrorisiert werden konnte.

Ende der 1820er-Jahre, kurz nachdem Dr. Norcom Harriet verwehrt hatte, jemanden zu heiraten, den sie liebte, schrieb sie: »Nach diesen Worten stürzte sich Dr. Flint [Norcom] wie ein Tiger auf mich und versetzte mir einen betäubenden Hieb.«[43] Empört und fassungslos zog sie sich einen Moment lang zurück und begann sich dann, gegen seinen Übergriff zu wehren. Anstatt es bei der Zurückweisung zu belassen, bekräftigte sie: »Sie haben mich geschlagen, weil ich die Wahrheit gesagt habe. Ich verabscheue Sie!«[44] Es folgte eine Tirade von Schimpfwörtern, und er drohte ihr sogar mit dem

Tod. Harriet behauptete, sich den Tod zu wünschen. Als er sie warnte, er würde sie einsperren, erklärte sie, das Gefängnis sei immer noch besser als die Plantage. Harriet drückte die ungeschminkte Wahrheit aus – und gleichzeitig ist dies der Beweis, dass sie ihrem Peiniger nicht das letzte Wort überlassen würde. Wie viele Versklaver sorgte Dr. Norcom für eine feindselige Atmosphäre, an der er trotz Harriets Protest festhielt.

Als Harriet 14 Jahre alt war, litt sie nicht nur unter ihrem körperlichen Zustand, sondern auch unter der Tatsache, dass sie unfrei und gleichzeitig unfreiwillig schwanger von Samuel Tredwell Sawyer, einen 30-jährigen Anwalt, war. »Zu krank im Köper und in der Seele« lag sie im Bett. Ihre Schwäche lag nicht an einer ansteckenden Krankheit, sondern an Schwangerschaftssymptomen – Müdigkeit, Übelkeit, Blähungen und Verstopfungen. Die meisten Schwangeren teilen diese Erfahrungen, aber für versklavte Personen sind sie besonders grauenvoll. Harriet wusste, dass ihr Kind ihr wie bei anderen unfreien Frauen weggenommen werden konnte, und sie überlegte, ob der Tod nicht besser als die Versklavung war. Nachdem sie ihr Baby in die Unfreiheit geboren hatte, nagte der Gedanke an ihr, dass ihr Kind rechtlich nicht ihr eigenes war.[45] Sie »betete, sterben zu dürfen«.[46] Harriet wollte nicht nur, dass ihr Baby starb, sie beide sollten tot sein. Zunächst glaubte sie, ihr Wunsch könnte in Erfüllung gehen, da ihr Sohn Joseph bei der Geburt nur knapp zwei Kilogramm wog und sie beide die ersten Wochen mit »Schüttelfrost und Fieber« verbrachten.[47] Sogar der Arzt Dr. James Norcom, ihr Besitzer und Peiniger, glaubte nicht daran, dass ihr Baby überleben würde.

Als Plantagenbesitzer entsprachen Dr. Norcoms Handlungen den Grundsätzen der Versklavung – sie waren übergriffig, verletzend und von Missbrauch geprägt. Ihm gehörten das Land, die Ressourcen, und er hatte die Macht, die Menschen, die er versklavte, zu heilen. Er hatte das Recht, über ihr gesamtes Leben und das ihrer Kinder zu verfügen. Dr. Norcom unterstützte Harriet bei der Geburt ihres Babys, aber Nachsorge erhielt sie von ihrer Großmutter und anderen Schwarzen Personen der umliegenden Plantagen. Gleichzeitig Arzt und Versklaver zu sein, beinhaltete einen Widerspruch: Norcom fügte Menschen Schaden zu, und damit geriet seine Pflicht zu heilen ins Hintertreffen. Harriet entging das nicht. Sie erkannte sogar etwas noch Komplexeres: dass einige Personen in Heil- und Pflegeberufen sich nicht nur zu Komplizen des Plantagensystems machten, sondern auch dafür sorgten, dass der menschliche »Besitz« innerlich gebrochen blieb.

Die Plantage und die Versklavung an sich versetzten versklavte Frauen in eine paradoxe Situation. Sie und ihre Föten hatten geringere Chancen als *weiße* Frauen, die Unsicherheiten und Gefahren einer Schwangerschaft zu überleben. In Unfreiheit auf der Plantage hatten sie kein Recht auf eine angemessene medizinische Versorgung. Schwangere durften nicht oder kaum weniger arbeiten, und als Harriet kaltherzig verkündete, sich und ihrem neugeborenen Sohn den Tod zu wünschen, beinhaltete das die Befreiung von der Zwangsarbeit.

Afroamerikanische Schriftsteller:innen und Wissenschaftler:innen wie Saidiya Hartman, die über die Versklavung und das Danach schreiben, erweitern unser Verständnis der Geschichte, indem sie hervorheben, welchen Gefahren versklavte Frauen auf der Plantage ausgesetzt waren und wie tapfer sich viele verhielten, insbesondere in Bezug auf ihre reproduktive Unfreiheit. 1997 veröffentlichte Hartman *Scenes of Subjection* und stellte klar, dass der Kampf um Schwarze Freiheit unvermindert weitergehen musste, weil der Rassismus immer noch gnadenlos war. Hartmans Forschung veränderte den pädagogischen Ansatz in den USA maßgeblich. Sie befasste sich mit moralischen Fragen der Versklavung und las den Wortlaut der historischen Dokumente ebenso wie zwischen den Zeilen, um »die Beziehung zwischen Subjektivität und Verletzung« im Kontext der Versklavung zu verstehen.[48] Die Verletzungen ließen sich in sexualisierte Gewalt, erzwungene Schwangerschaften und Müttersterblichkeit zusammenfassen. Trotz der anhaltenden Gewalt bewiesen Frauen wie Harriet immer wieder Durchhaltevermögen und Anpassungsfähigkeit.

Auch wenn Schwarze Frauen Vergewaltigungsopfer wurden, trafen sie weiterhin eigene Entscheidungen. Sie erhielten sich ein gewisses Maß an Selbstbestimmung, wenn sie in die Schwangerschaft eingriffen, sie beendeten oder ihr Kind töteten. Angela Davis schreibt in *Rassismus, Sexismus und Klassenkampf*: »Abtreibungen und Kindstötungen waren Verzweiflungstaten, hinter denen keine biologischen Gründe, sondern die bedrückenden Bedingungen der Sklaverei standen. Die meisten dieser Frauen hätten zweifelsohne ihren tiefsten Groll zum Ausdruck gebracht, wenn jemand ihre Abtreibungen als Sprungbrett in die Freiheit gefeiert hätte.«[49] Mit einer Abtreibung und Kindstötung ergriffen Schwarze Frauen die Kontrolle, nachdem sie vorher keine gehabt hatten. Wichtiger noch: Sie verhinderten, dass ihre Versklaver von ihrer reproduktiven Arbeit profitierten.

Die Medizinhistorikerin Deirdre Cooper Owens merkt an, dass versklavte Menschen erfolgreiche Geburten manchmal als Triumph und manchmal als Tragödie betrachteten.[50] Der Plantagenbesitzer erhielt auf diese Weise eine zusätzliche Arbeitskraft. Versklavte Personen hegten hingegen gemischte Gefühle. Einige schätzten ihre Familie und wollten, dass ihre Kinder überlebten, andere, wie Harriet, haderten, da auch ihnen die Freiheit verwehrt wurde. Die Gebärfähigkeit von versklavten Frauen machte sich auch materiell bemerkbar. Diejenigen, die nachweislich Kinder zur Welt brachten, waren bis zu 25 Prozent mehr wert als diejenigen, die keine Kinder gebären konnten.[51]

Harriet Jacobs erwähnt die Krankheit ihres Säuglings und wie er überlebte nur kurz, ihre gesamte Gefangenschaft spricht jedoch Bände hinsichtlich der Anfälligkeiten, die durch den Freiheitsentzug entstehen. In ihren Memoiren beschreibt sie das raue Leben auf der Plantage und wie versklavte Menschen sich im Krankheitsfall gegenseitig pflegten. Ihr Text weist Ähnlichkeiten mit Erzählungen anderer ehemals versklavter Personen auf, die später ihre Freiheit erlangten und dann von der Unfreiheit, den Krankheiten und dem Tod auf den Plantagen berichteten. Diese Texte zeigen, wie sie Gewalt und Krankheiten ertrugen und wie sich der Widerstand auf den Plantagen formierte. Als Antwort auf die Brutalität des Versklavungssystems gab es für Jacobs nur die Abschaffung – oder den Tod. In ihrer Autobiografie schreibt sie: »Der Tod befreit den Sklaven immerhin von seinen Ketten.«[52]

Die sozialen Gepflogenheiten erforderten von Dr. Norcom, der Arzt war, dass er Harriet, die ihm rechtlich gesehen seit ihrer Kindheit gehörte, bei der Entbindung half. Aber Norcom äußerte sich verächtlich über ihre Affäre mit Sawyer, dem *weißen* Anwalt, der der Vater ihrer Kinder und eben nicht ihr Besitzer war. Harriet fühlte sich anfangs zwar schuldig, Sex mit Sawyer gehabt zu haben, sagte aber später: »Wenn ich Rückschau halte, das Geschehen in meinem Leben überblicke, dann fühle ich, daß die Taten einer Sklavin nicht an dem sonst üblichen Maße gemessen werden sollten.«[53] Ihre Schwangerschaft war unerwartet, aber nicht ungewöhnlich, denn Schwarze Frauen hatten nur wenig Entscheidungsfreiheit, ob oder wie sie Kinder bekommen würden. Trotzdem spielte Harriets erfolgreiche Schwangerschaft eine Rolle, weil versklavte Frauen wie sie verantwortlich für die nächste Generation von Sklaven waren. Versklavte Frauen, die schwanger wurden, erhielten auf der Plantage kaum medizinische Versorgung, und in ihrem beschränkten Handlungsrahmen blieb ihnen nichts anderes übrig, als sich der Bindung mit ihrem Nachwuchs zu widmen.

Im 19. Jahrhundert gehörten Schwangerschaften zu den lebensbedrohlichsten Umständen überhaupt. Die geschätzte Müttersterblichkeit variiert stark je nach Klasse, Race und Region, insgesamt aber gehen einige davon aus, dass bis zu einem Prozent der Geburten zum Tod der Mutter führten.[54] Als versklavte Frau ein Kind zu bekommen war deutlich gefährlicher und führte oft zu Frühgeburten, untergewichtigen Säuglingen und andauernder Fatigue bei Mutter und Baby. Mit zwei Kilogramm lag das Gewicht von Harriets Joseph noch im normalen Rahmen, deutete aber dennoch auf die schädlichen Folgen von Harriets Unfreiheit hin. Dorothy Roberts stellt in *Killing the Black Body* fest, dass »gesunde Schwangerschaften bei der anstrengenden Arbeit, der schlechten Ernährung und der grausamen Bestrafung, der die unfreien Frauen ausgesetzt waren, kaum möglich« waren.[55] Roberts merkt außerdem an, dass Schwarze versklavte Frauen häufiger unfruchtbar wurden und Fehlgeburten hatten, etwas, das auch die heutige Situation in den USA widerspiegelt. Nicht frei über Schwangerschaften bestimmen zu können, was mit Verlusten und erhöhter Müttersterblichkeit einherging, war auf der Plantage nicht die Ausnahme, sondern normal.

Die Belastungen, die Harriet beschreibt, gehen weit über die Schwangerschaft hinaus. Die Plantage begünstigt psychische, physische und sexuelle Übergriffe, die aber auch der Funke sind, der den Widerstand entzündet. Im gesamten Text schwingt ihre Sehnsucht nach Freiheit mit. Sie schreibt: »[...] bis ich an Dr. Flint [Pseudonym für Dr. Norcom] geriet. Vorher hatte ich nie den Wunsch verspürt frei zu sein.«[56] Oft denken wir vereinfacht über Freiheit nach, als Gegensatz zu Gefangenschaft, dabei gibt es auch andere Auslegungsweisen. Manchmal bedeutet Freiheit, sich einem Schurken zu verweigern, der einem das Herz schwer macht.

Geschlechtsspezifische und sexualisierte Gewalt gehörten auf der Plantage zum Alltag, denn Plantagenbesitzer machten versklavte Menschen auf diese Weise gefügig. Mit seiner Macht über sie und ihr Kind nahm Dr. Norcom Einfluss auf Harriet. Nach vielen qualvollen Jahren hatte sie genug von seinen Übergriffen. Aber er bekräftigte: »Du bist meine Sklavin und sollst es immer bleiben. Ich werde dich nie verkaufen, darauf kannst du dich verlassen.«[57] *Sie musste fliehen.* Sie wollte weder seinen Blicken noch seinem rechtlichen Anspruch auf ihren Körper und ihr Leben ausgeliefert sein. 1835 suchte Harriet Unterschlupf bei der Person, die sie am meisten liebte – bei ihrer Großmutter. Harriet zog zu ihr in ihre Hütte und versteckte sich auf dem beengten Dachboden. Molly Horniblow, ihre Großmutter, war frei und konnte zu einem gewissen Grad selbst über ihr Zuhause bestimmen. Harriet blieb auf diese Weise in der Nähe der Plantage, was ihr ermöglichte, ihre Kinder, Joseph und Matilda, ein wenig zu beschützen. Sie schrieb:

> In meiner Höhle gab es keinen Unterschied zwischen Tag und Nacht. Ein Trost waren mir die Worte meiner Kinder. Sie stimmten mich freudig und traurig zugleich. Die Tränen flossen wieder.[58]

Der Dachboden war ihr Kompromiss, ein Akt der Selbstermächtigung in Hörweite ihrer Kinder.

Das Leben wird zur Qual, wenn du eingesperrt und den sexuellen Annäherungsversuchen eines Mannes ausgesetzt bist, den du hasst. Statt eine Sklavin zu bleiben, wurde Harriet ein Phantom und begab sich damit in eine andere Art der Unfreiheit. Sie hatte keine großen Möbel, und außer ihr passte keine weitere Person in ihren Unterschlupf. Die Dachkammer war kaum vier Quadratmeter groß und dennoch besser, als weiterhin Dr. Norcoms Belästigung und Bestrafung ausgeliefert zu sein. Sieben Jahre lebte sie in dieser Enge, die sie ihr »Schlupfloch« nannte. Sie schloss sich an einem Ort ein, an dem sie atmen, schreiben und schlafen konnte.

Die Versklavung war so brutal wie irrational. Sie war eine existenzielle Bedrohung für Schwarze Familien und die Körper Schwarzer Frauen. Zwar war Harriet ihrem Master entkommen, aber ihr Versteck konnte auffliegen. Das Risiko war es jedoch wert. Zwischen 1810 und 1850 entflohen etwa 100 000 Menschen der Versklavung, und 1842 verließ Harriet, nachdem sie sich sieben Jahre auf dem Dachboden verborgen hatte, die Südstaaten für immer. McKittrick schreibt über diese schwierige Situation Folgendes: »Ortswechsel wie Flucht oder Verstecken, um sicher vor Rassismus und Sexismus zu sein, können, wie Brent [Harriet Jacobs] erklärt, mit unangenehmen räumlichen Strategien verbunden sein.«[59] Versteckt zu leben war schrecklich, aber besser als das Elend auf der Plantage. Im Norden standen ihre Chancen besser, körperlich selbstbestimmt zu leben.

Die erste Lektüre von Harriet Jacobs' Aufzeichnungen löste eine Welle unterschiedlichster Emotionen in mir aus, unter anderem, weil ihr Versklaver sich offensichtlich nicht für ihr körperliches Wohlergehen interessierte. In seinen *Epidemien* schrieb Hippokrates über den moralischen Kodex von Ärzten: »Der Arzt muss in der Lage sein, die Vorgeschichte zu erkennen, die Gegenwart zu kennen und die Zukunft vorauszusagen – er muss diese Dinge medial vermitteln und in Bezug auf die Krankheit ein besonderes Ziel vor Augen haben, nämlich Gutes zu tun oder keinen Schaden anzurichten.«[60] Auch wenn die Bedeutung von »keinen Schaden anzurichten« seit der Antike heftig debattiert wird, war die Kernbotschaft an westliche Ärzte doch eindeutig, nämlich so gut wie möglich zu vermeiden, vorsätzlich Verletzungen zu verursachen. Dr. Norcom schaffte es irgendwie, über die Wunden hinwegzusehen, die er Harriet zufügte, als er sich ihre Arbeitskraft ohne Gegenleistung nahm; als er ihre Kinder verkaufte, um Gewinn zu machen; als er versklavte Personen auf seiner Plantage körperlich und sexuell missbrauchte. Dr. Norcom war (für Harriet Jacobs) in vielerlei Hinsicht ein Fiesling. Versklavte Menschen waren gefangen, erlebten Gewalt und waren verletzlich, wodurch ihre Körper, ihr Geist und ihre Seelen permanent litten.

Als Harriet im Norden ankam, arbeitete sie zunächst in New York für den *weißen* Dichter und Redakteur Nathaniel Parker Williams als Kindermädchen. Mit der Zeit lernte sie andere Abolitionist:innen kennen, die sie ermutigten, an ihren literarischen Fähigkeiten zu arbeiten. Die Freiheit rettete sie, und das Schreiben gab ihr Kraft. Sie gewann an Selbstbewusstsein: »Je mehr ich lernte, desto schwerer fiel es mir, mich als Besitztum zu verstehen.«[61] Dieses Selbstbewusstsein wurde durch einen politischen Kompromiss gebremst. Als sich die Nord- und Südstaaten nicht über die Abschaffung der Sklaverei einigen konnten, verabschiedete der Kongress 1850 den Fugitive Slave Act, der vorsah, dass versklavte Personen, die in die Freiheit geflohen waren, an ihre »Besitzer« zurückgegeben werden mussten, auch wenn sie mittlerweile in einem Staat ohne Sklaverei lebten. Menschen, die Versklavten auf ihrer Flucht halfen, mussten mit Geldstrafen rechnen, und den Entflohenen selbst drohten nach ihrer »Rückkehr« Auspeitschung, Brandmarkung oder Amputationen. Wie viele gerade erst befreite Menschen im Norden erschauderte Jacobs bei dem Gedanken, dass sie abgeholt, angekettet und in das Folterlager der Plantage zurückgebracht werden könnte.

Erst zu Harriets Lebensende wurde die Versklavung in den USA vollständig abgeschafft. Trotzdem gab ihr ihre Freiheit die Möglichkeit, sich zu organisieren, ihr Leben etwas mehr nach ihrem eigenen Willen zu leben, zur Ruhe zu kommen und geringerer körperlicher Belastung ausgesetzt zu sein. Sie lebte im Hudson Valley im Norden des Bundesstaats New York, weit entfernt von dem engen Dachboden ihrer Großmutter.

Bei vielen Afroamerikaner:innen führte die Versklavung dazu, dass sie auch nach ihrer Freilassung vernachlässigt, müde oder gebrochen waren. Sie waren körperlich besonders anfällig für Krankheiten, nicht nur in Bezug auf die Reproduktion. Ein Grund dafür ist die andauernde anti-Schwarze Diskriminierung, die ihre Souveränität auch lange nach der Versklavung in der Freiheit einschränkte.

Frei leben oder sterben

Wenn Afroamerikaner:innen sich von der Versklavung emanzipierten, dann verfolgten sie oft ein großes Ziel: wirklich frei zu sein. W.E.B. du Bois fasste das wunderbar zusammen: »Das Gefühl der Minderwertigkeit, das die Sklaverei ihnen aufzwang, weckte in ihnen den starken Wunsch, sich mithilfe von Bildung aus dieser Situation zu befreien.«[62] Als der US-Kongress am 3. März 1865 die Freedmen's Bill verabschiedete, stand der jungen Regierung eine große Aufgabe bevor: Sie sollte nun für das körperliche und soziale Wohl von 400 000 emanzipierten Personen sorgen. Der Bürgerkrieg war gerade erst zu Ende gegangen, und zum ersten

Mal in der Geschichte der USA wurden Schwarze Personen in die Lokalverwaltungen und die Bundesregierung gewählt. Viele Institutionen verabschiedeten Sozialprogramme, um die Nachwehen der gesellschaftlichen Spaltung zu überwinden. Dass kostenfreie Bildung für alle bereitgestellt werden sollte, war revolutionär und bemerkenswert und nur eines der wichtigen Vorhaben aus dieser Zeit. Ebenso zentral war die kostenlose Gesundheitsversorgung für Schwarze Menschen.

Die Armut wirkte sich auf die Körper von Afroamerikaner:innen aus. Daher war es sinnvoll, in die Gesundheit der Emanzipierten zu investieren. In einem Bericht des Kongresses hieß es, es sei unerlässlich, »die medizinische Versorgung im Krankheitsfall so weit wie möglich auf geflüchtete und freigelassene Afroamerikaner:innen auszudehnen, da es keine lokale Versorgung aus privater Hand gab«.[63] Innerhalb weniger Monate entstand eine Regierungsstelle, die diese Richtlinie in die Tat umsetzen sollte. Im Jahr 1865 gründeten Afroamerikaner:innen das Freedmen's Bureau, das Hilfsmaßnahmen für ehemals Versklavte anbot. Dessen medizinische Abteilung kümmerte sich um die Gesundheit Schwarzer Menschen. Zwar waren 120 Ärzte für die gesamten Südstaaten zu wenig, dennoch glaubten sie an das Recht auf kostenfreie medizinische Versorgung.

Während der sogenannten Reconstruction Era – der Zeit der Eingliederung freier Schwarzer Menschen als Bürger:innen in die Gesellschaft – wollte das Bureau nicht nur Bildung für alle einführen, sondern auch eine universelle Gesundheitsversorgung. Sieben Jahre lang dokumentierten und behandelten die zum Bureau gehörenden Ärzt:innen

Infektionskrankheiten wie Cholera und Pocken. Es war unmöglich, überall gute Versorgung zu leisten, aber sie gaben ihr Bestes. Viele afroamerikanische Mediziner:innen bemühten sich, die Regierung zu strukturellen Veränderungen zu bewegen, damit alle Regionen im Süden Zugang zu medizinischer Versorgung erhalten würden. A.S. Fiske, ein Mitglied des Freedmen's Bureau in Mississippi, klagte: »Die ordnungsgemäße Versorgung der Kranken und die Zuständigkeit für die sanitären Angelegenheiten erfordern, dass jedem Distrikt medizinisches Personal zur Verfügung steht, das über alle Gesundheits- und Hygieneangelegenheiten auf der Plantage bestimmt.«[64] Derartige Vorstöße waren wichtig, da sie zeigten, dass es nicht nur um die individuelle Behandlung ging, sondern um eine breit angelegte öffentliche Gesundheitsinitiative.

Um die versprochene Freiheit zu finden, strömten kurz nach Ende des Bürgerkriegs unzählige ehemals versklavte Personen – viele von ihnen zäh, aber verzweifelt – in die Hauptstadt. Washington D.C. wurde eine Anlaufstelle für diejenigen, die von den Plantagen flohen. Dort suchten sie Arbeit, Bildungsmöglichkeiten und ein würdevolles Leben. Sie fügten sich in den unbeständigen Alltag der Stadt ein und versuchten so kurz nach ihrer Befreiung, Neues zu lernen und zu lieben. Einige Jahre später wurden die Universitäten beauftragt, einer neuen Generation US-Amerikaner:innen in einer vielfältigen Gesellschaft unabhängig von ihrer Race ein Studium zu ermöglichen – in einem Umfeld, das einen engen Begriff des Menschen hatte. Aber alle Institutionen mussten sich mit einer neuen Ära der Gerechtigkeit auseinandersetzen.

Als am 5. November 1968 das Semester begann, wandte sich Dr. Lafayette Loomis an die acht Medizinstudierenden der Howard University:

> Was für eine ehrenwerte Tätigkeit! Welch grenzenlose Möglichkeit, Gutes zu tun! Und wie lobenswert, wer tatsächlich Gutes tut! Diese Tätigkeit, diese Möglichkeit und diese Ehre stehen geduldigen, pflichtbewussten und gewissenhaften Medizinstudenten offen. Meine jungen Freunde, auf dass die kommenden Jahre der Hoffnung des gegenwärtigen Moments entsprechen und auf das Sie nicht vergessen, dass der Erfolg sich nur nach konzentrierter Arbeit einstellt und dass konzentriertes Arbeiten immer zu Erfolg führt.

Sieben der Studierenden waren afroamerikanisch, einer war *weiß*. Ursprünglich wurde die Howard University gegründet, um ehemals versklavten Menschen ein Theologiestudium zu ermöglichen. Später erweiterte sie ihr Angebot um Fächer wie Agrar- und Rechtswissenschaften sowie Medizin und ließ Studierende unabhängig von Race und Gender zu. Die Zulassungsbedingungen entsprachen den damaligen Standards: Nachweis eines hervorragenden moralischen Charakters, ein ausreichendes Verständnis der englischen Sprache, elementare Mathematikkenntnisse und ein lateinischer Grundwortschatz.

1870 erhielten Medizinstudierende ihren Unterricht in Seminarräumen und im neuen Freedmen's Hospital, dessen Errichtung während der Reconstruction Era als Erfolg für die kostenfreie Gesundheitsversorgung Schwarzer Menschen verbucht werden konnte. 1965 wurde das Bureau of Refugees, Freedmen, and Abandoned Lands – oder kurz das Freedmen's Bureau – gegründet, und es trug die Verantwortung für die Unterstützung und Verpflegung ehemals versklavter Personen und ihrer Kinder. Das Bureau hatte nicht nur die Aufgabe, die Rechte von Schwarzen Menschen zu schützen und zum Übergang in die Gleichberechtigung beizutragen. Es wurde auch ein Freedmen's Bureau für das Gesundheitsministerium gegründet, das die Lebensumstände einer ganzen Generation Schwarzer US-Amerikaner:innen verbesserte und sie ermutigte, sich medizinisch versorgen zu lassen oder Medizin zu studieren.

1871, fünf Jahre nach der Gründung des Freedmen's Bureau hielten fünf Studierende ihr Abschlusszeugnis in Medizin in den Händen, darunter die beiden Afroamerikaner James L. Bowen und George W. Brooks, die sich für die Gesundheit von Schwarzen Menschen einsetzten. Eunice P. Shadd war 1877 die erste Schwarze Frau, die an der Howard University erfolgreich ihr Medizinstudium abschloss. (Mary D. Spackman, eine *weiße* Amerikanerin, war die erste Frau, die 1872 an der Howard University ihren Abschluss machte. Rebecca Crumpler war die erste Afroamerikanerin, die 1864 einen medizinischen Abschluss erwarb – allerdings am New England Female Medical College, der heutigen Boston University.) Die wachsende Zahl Studierender ist bemerkenswert, da auf diese Weise die Idee normalisiert wurde, dass Schwarze Männer und Frauen Ärzt:innen werden konnten, was zuvor undenkbar war.

Zwischen 1871 und 1896 erwarben 450 Personen an der Howard University einen Abschluss in Medizin, und die meisten von ihnen waren afroamerikanische Männer. Aber nicht nur dort konnten Schwarze Menschen nun studieren. Zwischen 1870 und 1910 bildeten Schwarze Institutionen in North Carolina, Louisiana und Tennessee, von denen die meisten während der Reconstruction Era entstanden waren, 1465 Mediziner:innen aus. In vielen Fällen waren diese Personen die ersten in ihren Familien, die eine Universität besuchten und Zugang zu einer derartigen Profession hatten. Einige von ihnen wurden in Freiheit geboren, andere in der Versklavung. Ihre Ausbildung wurde im Großen und Ganzen in einer Phase der amerikanischen Geschichte ermöglicht, in der es darum ging, die historischen Wunden nach dem Bürgerkrieg zu heilen und stabile Institutionen zu schaffen, die sich um die neu aufgenommenen Bürger der Vereinigten Staaten, die Afroamerikaner:innen, kümmern sollten.

Dr. Rebecca Crumpler, eine afroamerikanische Ärztin aus Beacon Hill in Boston, schrieb über ihre Arbeit mit ehemals versklavten Personen in Virginia und erinnert sich an das große Patient:innenaufkommen: »Das Bureau unter Gen. Brown ermöglichte mir jeden Tag, mit unzähligen armen Menschen und Mitgliedern anderer Klassen der 30 000 Einwohner:innen of Color zu arbeiten.«[65] Einige Abteilungen, die von Schwarzen Personen geführt wurden, kämpften mit Unterfinanzierung und störrischen *weißen* Menschen, die das Recht Schwarzer Menschen auf kostenlose Gesundheitsversorgung untergraben wollten. Knappe finanzielle Ressourcen und anti-Schwarzer Rassismus behinderten den Zugang zu Behandlungen.

Die Fortschritte, die in der zweiten Hälfte des 19. Jahrhunderts erzielt wurden, ließen Anfang des 20. Jahrhunderts

nach. In seinem Buch *The Health and Physique of the Negro American* von 1906 vertrat W.E.B. Du Bois die Ansicht, dass die gesundheitlichen Unterschiede zwischen Schwarzen und *weißen* Menschen nicht auf biologische Ursachen, sondern auf die unerfüllten Versprechen der Emanzipation zurückzuführen seien, für die Unterstützung und Wiedergutmachung der Afroamerikaner:innen zu sorgen. Die Freiheit bot den ehemals versklavten Menschen die Möglichkeit, zu lernen, zu wachsen und zu heilen, aber ohne Land, Ressourcen oder Sicherheit war es für sie und ihre Kinder fast unmöglich, sich zu entfalten.

Das änderte sich 1910, als Abraham Flexner, ein US-amerikanischer Pädagoge, den Artikel »Medical Education in the United States and Canada« veröffentlichte, in dem er die medizinischen Fakultäten in Nordamerika anhand ihrer Zulassungsvoraussetzungen, Labore und ihres klinischen Materials bewertete. Sein Bericht hätte den Anstoß dafür geben können, mehr Fördermittel und Ressourcen für die Fakultäten bereitzustellen, die schlechter abschnitten, besonders die, die für den praktischen Teil der Ausbildung keinen Zugang zu Krankenhäusern hatten. Tatsächlich läutete seine Veröffentlichung aber das Ende von circa zwei Drittel der damaligen medizinischen Fakultäten ein. Nach dem Besuch zahlreicher Krankenhäuser in Europa und den USA schloss Flexner: »Wir können mit Sicherheit feststellen, dass unsere Art der medizinischen Ausbildung zu einer enormen Überproduktion auf niedrigem Niveau geführt hat. Was auch immer in der Vergangenheit dafür sprach, in der aktuellen Situation wäre es für Städte und auf dem Land effektiver, die medizinische Versorgung von einer geringeren Zahl gut ausgebildeter Männer durchführen zu lassen, als eine weitere Zunahme minderwertiger Behandlungsangebote zu ermöglichen.«[66] Er äußerte den Wunsch, Standards für das Medizinstudium in den USA zu etablieren und in diesem Zuge die Anzahl der Ärzt:innen zu begrenzen. Flexners Bericht war ein Wendepunkt in der Gesundheitsversorgung für Afroamerikaner:innen. In den zehn Jahren nach der Veröffentlichung des Artikels wurden fünf der sieben traditionell Schwarzen medizinischen Fakultäten geschlossen. Damals blieben nur das Howard University Medical College und das Meharry Medical College übrig. Wahrscheinlich wirken sich diese Ereignisse immer noch darauf aus, wie viele Schwarze Menschen heutzutage Medizin studieren.

Afroamerikaner:innen kämpften intensiv gegen das Versagen der Regierung bei der Wiedergutmachung und verdeutlichten, dass die rechtliche Emanzipation nicht reichte. 1964, ein Jahrhundert nach der Befreiung der Schwarzen Bevölkerung aus der Versklavung, meldete sich der Bürgerrechtler Malcolm X zu Wort. Ihm zufolge waren die Ungerechtigkeiten zwischen Schwarzen und *weißen* Menschen noch lange nicht überwunden. Er sagte: »Wenn du mir ein Messer 22 Zentimeter tief in den Rücken stichst und es dann wieder 15 Zentimeter herausziehst, ist das keine Verbesserung. Sie haben noch nicht einmal versucht, das Messer wieder herauszuziehen, geschweige denn die Wunde zu heilen. Sie geben gar nicht erst zu, dass das Messer existiert.«[67] Malcolm X betonte, dass ein Problem nicht einfach für beendet erklärt werden kann – dazu bedarf es struktureller Veränderungen.

Trotz des unermüdlichen Engagements für die Wiedergutmachung der jahrhundertelangen Unfreiheit dauert der medizinische Rassismus an. Die Zwangsarbeit und die Beschränkung auf die Plantage endeten mit der Freilassung; ehemals versklavten Menschen, die hart arbeiteten und träumten, eröffnete dies eine neue Existenz.

In Freiheit geboren

Der kanadische Wissenschaftler Rinaldo Walcott schreibt in *The Long Emancipation* über die Macht der Emanzipation: »Schwarze Menschen haben wiederholt versucht, den Freiheitsbegriff selbst zu definieren, doch wann immer sie ihre Handlungen und Wünsche daran orientierten, wurden ihre Vorstöße gewaltsam unterbunden.«[68] Sogar wenn ihre Familien zerrissen und ihre Körper verletzt wurden, leisteten Schwarze Menschen Widerstand und fanden gewisse Freiheiten für sich.

Harriet Jacobs erlangte zwei Mal die Freiheit: zuerst, als sie sich im Dachboden ihrer Großmutter versteckte, und noch einmal, als sie die Südstaaten verließ und in den Norden zog. Der Dachboden schützte sie vor den sexuellen Übergriffen auf der Plantage. Jacobs gesteht: »Fast sieben Jahre in diesem trostlosen, an Licht und Luft so armen Loch verbracht zu haben, wo es so eng war, dass ich mich kaum rühren konnte. […] Sommer für Sommer, Jahr für Jahr betrachtete ich die Gesichter meiner Kinder, lauschte dem süßen Klang ihrer Stimmen, und von Herzen gern hätte ich allzeit gesagt: Eure Mutter ist hier.«[69] Es waren nicht nur die Geräusche ihrer Kinder, die sie hörte, sondern auch das Wehklagen versklavter Frauen, die über die Verschleppung ihrer Verwandten trauerten, oder die Schreie von Menschen, die nach missglückten Fluchtversuchen ausgepeitscht wurden. Jacobs entkam dem Wüten ihres Versklavers, sie beanspruchte einen Subjektstatus, doch die Versklavung richtete weiterhin Unheil an, und das konnte sie nicht vergessen.

In Büchern wie dem von Jacobs – sogenannten »Slave narratives« – reflektieren die Verfasser:innen nicht nur ehrlich über ihr Leben, sondern auch über die Freiheit nach den Jahren der Unfreiheit auf der Plantage. Jacobs hielt sich nicht zurück. Sie warnte ihre Leser:innen vor der Brutalität, während diese sich im ganzen Land verbreitete. Tod und Widerstand sind zwei zentrale Motive in Jacobs' Erzählung, zwei logische Schritte, um den hohen Krankheitsraten auf der Plantage und dem Eingesperrtsein zu entkommen, das eine eigene »Seuche« darstellte, die Schwarze Menschen plagte und ihre Körper und Seelen verhärtete.

Als Historikerin gehört das Lesen zu den großen Freuden meines Lebens, aber die Geschichte von Harriet und anderen versklavten Personen zurückzuverfolgen, war anstrengend. Ich musste in ein Universum eintauchen, das Schwarze Personen als Untermenschen abtat. Vor allem aber fragte ich mich, welchen Verlauf das Leben von Harriet Jacobs und den anderen Millionen Versklavten genommen hätte, wenn sie frei geboren worden wären.

Nichts kann die Qualen und die Traumata vergessen machen, die versklavte Menschen auf den Plantagen erleben mussten und die ihre Enkelkinder, die Nachkommen der Unfreien, womöglich weiterhin verfolgen. Gleichzeitig bin ich stolz auf diejenigen, die durchgehalten haben und die Opfer brachten, damit die nachfolgenden Generationen in

Freiheit geboren werden konnten. In Freiheit zu sterben war in jedem Fall besser, als eingesperrt auf der Plantage weiterzuleben.

2

AFRIKA ALS LABOR – DIE SCHLAFKRANKHEIT

Ein Gelehrter in seinem Laboratorium ist nicht nur ein Techniker; er steht auch vor den Naturgesetzen wie ein Kind vor der Märchenwelt.

Marie Curie

Eines Tages wird der Mensch den Lärm ebenso unerbittlich bekämpfen müssen wie die Cholera und die Pest.

Robert Koch

Stell dir ein Labor vor. Ein hell erleuchteter Raum, in dem andächtige Stille und ausdauernde Geschäftigkeit herrschen. In diesem Fall ist es ein Arzneimittellabor, in dem die Wandschränke mit Pyrexröhrchen, antiseptischen Reagenzien und runden Petrischalen gefüllt sind. Einige der Anwesenden sind sicherlich damit beschäftig, zu pipettieren, zu tagträumen oder hastig bekritzelte Notizbücher durchzublättern, die die Grenzen wissenschaftlicher Methoden und notwendige Anpassungen dokumentieren. Erst nach erfolgreichen Wiederholungsversuchen können im Labor

Grundsätze aufgestellt werden, und gefeiert wird erst dann, wenn Wissenschaftler:innen ihre Neugier gestillt haben. Wer in diesem Umfeld arbeitet, muss ständiges Scheitern akzeptieren – nicht nur aus einem Mangel an Fähigkeiten, sondern auch angesichts gänzlich neuer Entdeckungen. Labore laden uns ein, Rätsel in Gewissheiten zu verwandeln, die Geheimnisse der Natur und die Ursprünge der Farbe in der Praxis zu ergründen und dafür das Scheitern und den Frust über den zeitlichen Aufwand ausgeklügelter Experimente zu ertragen und diese fleißig zu wiederholen.

Zu Beginn des 20. Jahrhunderts dachten die meisten Menschen, derartige Labore würde es nur in den prachtvollen Sälen der Londoner Universitäten oder in den Pariser Naturkundemuseen geben. Die in Polen geborene Wissenschaftlerin Marie Curie trieb ein leidenschaftlicher Drang zur Genauigkeit an. Sie bemerkte: »Wenn ich etwas Lebendiges um mich herum sehe, dann ist es genau dieser unzerstörbare Abenteuergeist, der mit der Neugier vergleichbar ist.«[1] Als eine der innovativsten und kühnsten Wissenschaftlerinnen ihrer und aller Zeiten errichtete Curie zielstrebig und hoch motiviert ihr ideales Labor. Ihre Pariser Einrichtung bot nicht nur Platz für die üblichen Becher, Kolben und Reagenzgläser, sondern auch Raum für Kreativität, für gleichgesinnte Forscher:innen im ewigen Tanz zwischen Trial-und-Error.

Curie schaffte es, unbekanntes Terrain zu erobern. Ihr Interesse an Neuem war nicht nur Produkt ihres großstädtischen Umfelds. Sie war Teil der Innovationsflüsse zwischen Stadt und Land und einzelner Büros in langen Universitätskorridoren. Genau wie andere Forscher:innen passte Curie

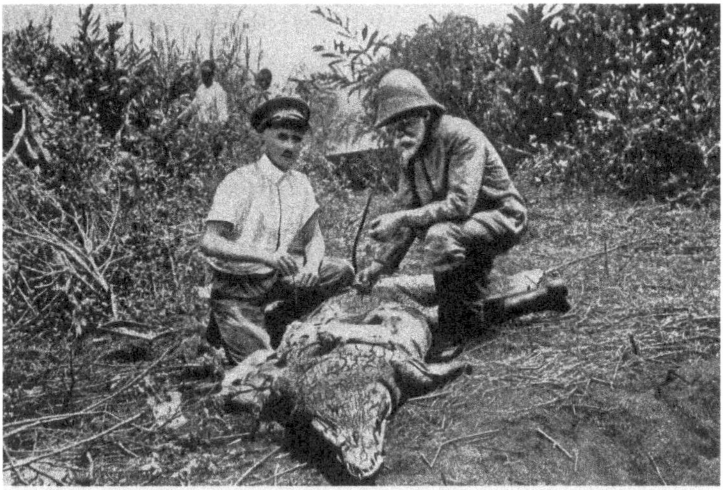

Abbildung 1: Dr. Robert Koch kniet neben dem Militärarzt Dr. Friedrich Karl Kleine und seziert ein Krokodil, das mit der Schlafkrankheit infiziert ist. Ostafrika, 1906/1907.

sich an. Labore stillten – und stillen weiterhin – die Neugier. Wenn sich ein massiver, ernsthafter Krankheitsausbruch ereignet, verrät der Aufbau eines Labors mehr über die Leute, die dort arbeiten, als über die Wirkungsstätte selbst.

Stell dir folgende Szene vor: ein älterer Wissenschaftler mit helmartigem Hut und grauem Bart, die Augen hinter einer Brille versteckt. Er trägt einen Tropenanzug und Stiefel und kniet mit leicht gebeugtem Kopf auf dem Boden. Streng und verheißungsvoll hockt ein bartloser Militärarzt neben ihm. Beide Männer befinden sich im Vordergrund des Bildes, der eine blickt ernst in die Kamera, der andere starrt ein totes Reptil an. Üppige Vegetation umgibt sie. In dem monochromen Hintergrund sind zwei junge Schwarze Personen zu erkennen, erstaunt und fasziniert zugleich. Sie fallen kaum auf, gehen unauffällig einen Weg entlang und wirken weder unzufrieden noch besonders fröhlich. Es ist unklar, ob die beiden europäischen Männer im Bild sich der Kinder im Hintergrund bewusst waren, aber die jungen Afrikaner sind da, bewegen sich durch die ländliche Szene und leben ihr Leben. Dieser Bildaufbau spricht Bände: europäische Eroberung, Opfer und Apartheid. Die beiden Männer sind über das tote Krokodil gebeugt, dessen wächsernes Fleisch sie kurz zuvor seziert haben. Ihr erklärtes Ziel auf dieser Forschungsreise im Jahr 1906 war es, den Erreger der Schlafkrankheit zu finden. Die Umstände verdeutlichen, dass diese Kadaverszene nichts mit einer Jagd zu tun hat, sondern die Bemühung darstellt, eine afrikanische Epidemie zu heilen.

Als Robert Koch im März 1906 beschloss, die Schlafkrankheit in Ostafrika zu erforschen, befand er sich auf dem Höhepunkt seiner Karriere, irgendwo zwischen internationaler Berühmtheit und einfachem Bürger. Der Mann neben ihm war sein Assistent, Dr. Friedrich Karl Kleine. Aber nicht nur er allein begleitete Koch auf seiner Reise: Ebenfalls mit von der Partie waren Kochs Frau Hedwig und zwei weitere Assistenten, Max Beck und Arnold Libbertz. Der deutsche Kaiser Wilhelm II. hatte sie entsandt, und nun befand sich die kleine Reisegruppe am Viktoriasee, wo sie mitten in der üppigen ostafrikanischen Landschaft ihren Forschungsposten errichtete.

An seinem ersten Tag auf den Sese-Inseln im Viktoriasee fragte Robert Koch den deutschen Mikrobiologen Friedrich Karl Kleine: »Können Sie sich einen besseren Platz auf der Welt zum Arbeiten vorstellen? Niemand stört, kein Besuch, nur ab und zu kommt die Post!«[2] In dieser leuchtenden Umgebung zu forschen übertraf Kochs Erwartungen bei Weitem. Er genoss die Ruhe in Ostafrika, und die Hoffnung, auf dieser Exkursion ein wirksames Mittel gegen die tückische Krankheit finden zu können, beflügelte ihn. Koch und seine Kollegen bahnten sich in schweißgetränkten Baumwollanzügen ihren Weg durch die Landschaft.

Zu jener Zeit reisten europäische Biologen häufig nach Afrika, einige als Kolonialbeamte, andere im Auftrag der Wissenschaft, in dem Wunsch, afrikanische Epidemien in Echtzeit zu erforschen. Während eines großen Teils seiner Reise war Koch darauf bedacht, Laborversuche im Feld zu überprüfen, und befand, dass »die Bakteriologie eine sehr junge Wissenschaft ist – zumindest, was uns Mediziner betrifft«.[3] Er fühlte sich als Teil einer kleinen Elite, die die natürliche Welt erforschte, und dementsprechend führte er seine Forschungsreise mit strenger Autorität durch, tauschte sein Berliner Labor in einem massiven Haus aus Stein nüchtern und ernst gegen eines in der weitläufigen Landschaft des heutigen Tansania. Im Zentrum seiner Aufmerksamkeit stand der Erreger der Schlafkrankheit, ein Pathogen, das den Körper schwächt.

Wenn ich mich in einem Archiv verliere, frage ich mich hin und wieder, ob ich etwas Nützliches finden werde. Archivarbeit hat viel mit Hoffnung zu tun. An einem regnerischen Nachmittag in einem sterilen Raum in der Wellcome Collection im Herzen Londons verflog meine Müdigkeit, als ich ein vielversprechendes Bild fand: einen visuellen Beweis für Robert Kochs Experimente in Ostafrika. Die meisten meiner Funde sind materielle Überreste, vergilbte Tagebücher, einzelne Papiere oder Fotografien, die nach feuchtem Keller riechen. Aber dieses Foto war anders, es war digitalisiert, und es roch nicht wie die anderen archivierten Dokumente. Dafür bestätigte die Bildunterschrift, dass die Schlafkrankheit weitaus verbreiteter war, als ich dachte. Die Krankheit befiel nicht nur Menschen, sondern konnte auch bei Wildtieren auftreten.

1903 infizierten sich mehr als zwei Millionen Afrikaner:innen in der Nähe des Viktoriasees (im heutigen Tansania und Uganda) mit der als Schlafkrankheit bekannten afrikanischen Trypanosomiasis. Die Erschöpfung nagt an den Patient:innen mit der durch die Tsetsefliege übertragenen Schlafkrankheit, führt zu körperlicher und geistiger Beeinträchtigung und stockender oder abschweifender Sprechweise. Die ersten Anzeichen sind typischerweise Fieber, Gliederschmerzen und Entzündungen. Der Viktoriasee, der sich im Inneren des Kontinents ans Horn von Afrika schmiegt, ist der größte tropische See der Welt. Das Foto von Koch und Kleine ist nicht nur wegen des Kontrasts zwischen Vorder- und Hintergrund bemerkenswert, sondern auch weil es offenbart, wie die Forschung ins Feld eingebunden wurde. Bei näherer Betrachtung zeigt es zwar eine weniger vertraute Version des Labors, aber dennoch Wissenschaftler bei der Arbeit.

Als Koch nach Ostafrika aufbrach, waren die Symptome der Schlafkrankheit bereits bekannt. Im frühen Stadium, die ersten Tage oder eine ganze Woche, macht die Trypanosomiasis sich nicht bemerkbar. Erst dann entwickeln infizierte Personen akute Symptome, die zu Apathie, verlangsamten Bewegungen, Sprachstörungen, körperlicher Schwäche und zum Tod führen können. Für die europäischen Kolonialist:innen stellte es ein massives Problem dar, wenn afrikanische Arbeitskräfte durch die Erkrankung weniger leistungsfähig wurden oder gar starben.[4] Verfielen Afrikaner:innen der Lethargie, stand den Europäer:innen eine geringere Zahl billiger Arbeitskräfte zur Verfügung. Für Afrikaner:innen vergrößerte die Infektion den Leidensdruck.

Koch betrieb sein Labor in der fruchtbaren Savanne auf einem der kleineren Archipele im nordöstlichen Teil des Viktoriasees bis Oktober 1907. Die Schönheit der Natur, der offene Himmel, der starke Kontrast zu Berlin reizten ihn. Riesige Grillen zirpten in der Nacht, und die Gedanken verhallten in der schwülen, weiten Landschaft, die im Gegensatz zu Berlin noch vor der industriellen Verschmutzung geschützt war. Koch war weniger daran interessiert, Beziehungen zu den Massai und den Luo vor Ort aufzubauen, als sich mit ihrer Krankheit auseinanderzusetzen. Er war nicht dort, um die musikalischen Traditionen der Region kennenzulernen oder die Wandermuster der halb nomadischen lokalen Bevölkerung zu erforschen. Was zählte, waren seine Experimente.

Für Koch gab es viele Gründe, seine Patient:innen zu untersuchen. Mit seinen Kollegen wollte er beobachten, wie sich die Schlafkrankheit entwickelt, und sie waren von der Aussicht angetan, mit Medikamenten zu experimentieren und sie an afrikanischen Kolonialpatient:innen auszutesten. Dr. Oskar Feldmann, ein Stabsarzt, beschrieb Kochs Ankunft in Muansa (Mwanza): »Er brachte drei Kranke aus Bukoma mit.«[5] Zu der Zeit entwickelte Koch die Theorie, dass die Tsetsefliege die Schlafkrankheit übertragen könnte. Da sich die deutsche Kolonie am Rande einer politischen Krise befand, machte Koch einen unfreiwilligen Zwischenstopp in Port Florence und untersuchte eine Tsetsefliege, den möglichen Übeltäter. In jenem Juli gab es zwar Gerüchte über Ausbrüche der Schlafkrankheit in den deutschen Gebieten Mori Bay und Mara Bay außerhalb des heutigen Tansania, aber die Zahlen blieben gering. Von den 2000 Afrikaner:innen, die Koch und Feldmann in Mwanza untersuchten, hatten nur 40 geschwollene Halslymphknoten, und obwohl viele von ihnen irgendeine Krankheit hatten, hatte niemand Trypanosomen.

Koch suchte nach der Verbindung zwischen der Fliege und der Krankheit, aber um voranzukommen, musste er ein Labor in Entebbe einrichten. Doch damit endet Kochs Bericht nicht, und er stützte sich auch nicht ausschließlich auf die Forschungen anderer Ärzte. Koch hoffte, eine kontrollierte Umgebung schaffen zu können, in der Afrikaner:innen »untersucht, registriert, gespritzt und punktiert [werden konnten]. Die mikroskopischen Untersuchungen sollten in zwei Arbeitszelten durchgeführt werden. Die Lage dieser Gebäude ist ebenfalls auf dem Plan eingezeichnet.«[6] Koch war überzeugt von der Notwendigkeit einer Forschungsstation vor Ort, damit er seine afrikanischen Patient:innen beobachten konnte. Einige Details lassen sich nicht klären, zum Beispiel, wie er plante, afrikanische Männer und Frauen für die Untersuchungen zu rekrutieren. Kochs Vorhaben war keine harmlose Krankheitsüberwachungsstation, da er afrikanischen Schlafkrankheitspatient:innen Atoxyl verabreichte, obwohl das Reagens zu Gewichtsverlust und Blindheit führen kann.[7] Zu dieser Zeit war Atoxyl in Berlin bereits verboten und konnte nur noch außerhalb des Deutschen Reiches und unter Bedingungen ausgegeben werden, in denen es unwahrscheinlicher war, dass Patient:innen sich wehrten. Koch behandelte afrikanische Proband:innen mit einem toxischen Medikament und errichtete dafür ein Labor, in dem Forschende uneingeschränkten Zugang zu den Opfern der Schlafkrankheit hatten.

Koch gab zu, dass er seine Experimente vor allem durchführen konnte, weil das Deutsche Reich Zugriff auf seine afrikanischen Kolonien hatte. Als Forscher, der sich bewusst ethischer Kontrolle entziehen konnte, war er in der Lage, ein Labor zu errichten, das sich in ein medizinisches Konzentrationslager verwandelte. In der deutschen Geschichte gab es verschiedene Arten von Konzentrationslagern, die staatlich angeordnete Ermordung von unzähligen Opfern während des Holocaust sticht lediglich besonders hervor. »Ein Konzentrationslager liegt immer dann vor, wenn eine Regierung Gruppen von Zivilisten außerhalb des gängigen Rechtswegs festhält«, schreibt die Journalistin Andrea Pitzer in *One long night.* »Manchmal wurden sie genutzt, um Fremde oder Außenseiter vom Rest der Gesellschaft zu trennen, und manchmal zur Bestrafung.«[8] In ihrer Jahrhunderte langen Geschichte dienten Konzentrationslager laut Pitzer dazu, um Gefangene und andere Menschen einzusperren. Menschen in Konzentrationslagern wurden festgehalten und so von anderen Bürger:innen getrennt, da sie – im aktuellen Zusammenhang – möglicherweise die koloniale Autorität gefährden konnten. Obwohl in einigen Lagern Zwangsarbeit geleistet werden musste, war dies nicht immer der Fall.

In Ostafrika sollten die Konzentrationslager helfen, »die Krankheit zu kontrollieren«. Dafür wurden Menschen voneinander getrennt, aus ihrem Alltag herausgerissen und in körperliche Bedrängnis gebracht. Zwei Dinge zeichnen Kochs Lager insbesondere aus: die medizinischen Experimente und die Unfreiheit der Patient:innen. Afrikaner:innen wurden gezwungen, sich regelmäßig begutachten und untersuchen zu lassen, damit die europäischen Forscher die Schlafkrankheit besser verstehen konnten. Der europäische Kolonialismus ermöglichte Kochs Vorgehensweise. Hemmungslos trieben ein paar Länder, darunter das Deutsche Reich, ihre politischen Projekte voran, mit denen sie wirtschaftliche, geopolitische oder wissenschaftliche Interessen verfolgten.

Kritik an der Kolonialforschung betrifft oft nicht die Fragestellung, sondern die Methodik. Als Koch 1906 in Ostafrika eintraf, existierte wenig Wissen über die Schlafkrankheit – oder auch über Mikroben –, und es konnte wenig gegen ihre Übertragung getan werden. Auch heute bedroht die Krankheit noch Millionen von Menschen südlich der Sahara. Die Schlafkrankheit war eine Epidemie des 19. Jahrhunderts und gilt heute als endemisch, dennoch gibt es der Weltgesundheitsorganisation zufolge auf dem afrikanischen Kontinent immer noch mehrere Hundert Fälle pro Jahr.[9] Im frühen 20. Jahrhundert finanzierte die britische Royal Society Kolonialbeamte und Wissenschaftler, die in Ostafrika Ausbrüche der Schlafkrankheit untersuchten und erforschten. Europäer wie Koch reisten in verschiedene Regionen Afrikas, von Sudan bis Rhodesien (das heutige Simbabwe), um ihr Wissen über zahlreiche Krankheitserreger zu vertiefen. Der Unterschied zwischen Afrika und Europa bestand darin, dass die Ostafrikaner:innen von den europäischen Forschenden zu

Forschungsobjekten gemacht wurden, ob sie wollten oder nicht.

Die deutsche Kolonialgeschichte in Südwestafrika, Ostafrika und Westafrika war zwar kurzlebig, basierte aber auf der Einbildung, einige Menschen seien zivilisiert, andere nicht. Die deutsche Idee von Kulturvölkern gestand nur westeuropäischen Christ:innen einen menschlichen Status zu, Afrikaner:innen wurden praktischerweise außen vor gelassen. Im späten 19. und frühen 20. Jahrhundert ging der deutsche Nationalismus Hand in Hand mit einer imperialen Weltpolitik – der deutsche Kaiser Wilhelm II. setzte auf geografische Expansion. Während dieser Zeit wurde das Deutschsein in erster Linie über Aussehen und Religion definiert.[10] Das ist wichtig, weil es verdeutlicht, dass Schwarzsein im deutschen Kontext als »unzivilisiert« und »fremd« galt und als Legitimation genutzt wurde, Afrikaner:innen politisch zu dominieren.

Als immer mehr Europäer:innen unter dem Deckmantel der Wissenschaft in Afrika einmarschierten, hinterfragten nur wenige ihren dortigen Aufenthalt. Ihre Anwesenheit war ein Mandat. Helen Tilley merkt in *Africa as a living Laboratory* an: »Feldforscher und ihre Unterstützer wussten, dass einige Phänomene nicht in den geschlossenen Räumen eines Labors untersucht und verstanden werden konnten.«[11] Die Wissenschaftler:innen waren überzeugt, dass ihre Beobachtungen und Analysen eher den Normalfall als die Ausnahme widerspiegeln würden, wenn sie die physischen Grenzen ihres Labors über die Universität hinaus erweiterten. Aber was passiert, wenn ein Labor auf moralisch fragwürdige Weise zu einer Art Gefängniszelle wird? Was passiert, wenn diejenigen, die über die Gesundheit und die Behandlung entscheiden, die Menschlichkeit derjenigen, mit denen sie experimentieren, nicht anerkennen?

Die Tsetsefliege

Die durchsichtige Tsetsefliege hat einen verlängerten Rüssel, der sich vor ihrem Körper erstreckt und mit dem sie winzige Fleischstücke aus ihrer Beute saugt. Entomologen, die den Lebenszyklus dieser Fliegen beobachtet haben, haben festgestellt, dass ihr Larvenstadium nur wenige Stunden dauert, sodass sie sich schnell von verletzlichen Jungtieren in unerschrockene adulte Wesen verwandeln können. Wie viele Fliegen haben sie große Augen, die nach vorn ragen, und einen Hinterleib, der das Gewicht ihrer überlappenden Flügel trägt. Tsetsefliegen sind in Zentral-, Ost- und Südafrika verbreitet, wo sie in stehenden Gewässern, trockenen Landschaften oder äquatorialen Regenwäldern leben. Ihr Erfolg verdankt sich ihrer Unauffälligkeit. Sie verstecken sich im grünen Dickicht, brüten in Wäldern und halten sich auf Büffeln und Elefanten auf. Als würden sie per Anhalter fahren, passen sie sich an und lernen, sich mit der Hilfe anderer zurechtzufinden. Doch diese Beziehung ändert sich bald, denn die Tsetsefliege hinterlässt ihre gefährlichste Spur in Form eines Parasiten, der extrem träge macht.

Koch, der die Tsetsefliege erforschte, bemerkte, dass die Krankheit sich derartig stark auf Körper und Geist auswirkt, dass jede noch so kleine Tätigkeit eine Herausforderung wird. Und damit hören die Probleme nicht auf, denn die Symptome können über Wochen (oder gar Jahre) andauern. Wenn die Krankheit nicht behandelt wird, kann sie zu Koma oder Tod führen. Wird der Tod abgewendet, bleiben bei Betroffenen möglicherweise Schäden im Gehirn, die im schlimmsten Fall unumkehrbar sind. Menschen verändern sich dann, sie können nicht schlafen und verhalten sich auffällig.

Koch kam mit großen Ambitionen und einem lang gehegten Traum nach Afrika. Er wusste um mikrobielle Lebenszyklen und war Teil eines Kreises von Wissenschaftlern, deren Wissensdurst und Freude am Sezieren und Entdecken unstillbar war. 1908 schrieb Koch über seine Forschungsmotivation: »Wenn meine Bemühungen zu einem größeren Erfolg als sonst geführt haben, so liegt das, glaube ich, daran, dass ich bei meinen medizinischen Ausflügen auf Wege gestoßen bin, auf denen das Gold noch am Wegesrand lag. Es braucht ein wenig Glück, um Gold von Schlacke zu unterscheiden, aber das ist alles.«[12] Viele Spitzenwissenschaftler:innen behaupten, dass ihre Erfolge ihrer überaus fokussierten Disziplin und ihrer Aufopferung zuzuschreiben sind. Da ist etwas Wahres dran, aber um überhaupt in der Forschung arbeiten zu können, benötigen sie eine ganze Reihe von Privilegien.

Der in der mitteldeutschen Kleinstadt Clausthal geborene Robert Koch gehörte zur ersten Generation von Mikrobiologen, die sich mit der Erforschung der Entstehung und des Lebenszyklus von Infektionskrankheiten beschäftigte. Die Wissenschaft wurde also nicht so behandelt, wie es heute der Fall ist – als Gegengewicht zu interpretierenden, weniger »geerdeten« Studienfächern wie der bildenden Kunst oder der Literatur. Koch betrachtete sein Handeln als avantgardistisch: »Es gibt noch keinen Beweis dafür, dass diese Objekte die jeweiligen Krankheiten hervorgerufen haben, und abgesehen von einigen wenigen Forschern, die als Träumer galten, glaubten Menschen, es handele sich um Kuriositäten und nicht um Krankheitserreger.«[13] Diese Haltung spiegelt sich in seiner Praxis wider. Koch untersuchte jede Mikrobe und alle Patient:innen mit akribischer Sorgfalt. Seine Methoden waren unnachgiebig, und er ließ sich nicht von den Beschränkungen der Mikrobiologie des frühen 20. Jahrhunderts beirren, sondern steckte all seine Kraft in die Arbeit. Koch wuchs im Deutschen Kaiserreich auf und arbeitete wie seine Kollegen mit einem Mikroskop, reiste und behielt eine gewisse finanzielle Unabhängigkeit. Die Möglichkeit dieser Vorgehensweise verdankte er seiner bürgerlichen Herkunft; sein Status ermöglichte es ihm, eine Karriere in der medizinischen Bakteriologie einzuschlagen. Sein Sinn für das Unerforschte ließ ihn sich den Seuchen seiner Zeit zuwenden: Milzbrand, Cholera und Tuberkulose. Dabei genoss er den Vorteil, sich ohne große Hindernisse in der ganzen Welt bewegen zu können.

Koch arbeitete oft mit anderen Forschern zusammen, um die Krankheitserreger mit den Mitteln seiner Zeit zu beobachten. Mit einem Mikroskop und Anilinfarbstoffen konnte er die Morphologie der Mikroorganismen erfassen. Bakterien, so schien es, existierten nicht nur unabhängig von den Menschen, sondern spielten eine große Rolle in ihren Körpern. Menschen und Bakterien bildeten Gemeinschaften, die manchmal kooperierten, einander in anderen Fällen anfeindeten, aber meistens nicht offen gegeneinander kämpften. Im Jahr 1876 war Koch der erste Wissenschaftler, der ein bestimmtes Bakterium mit einer bestimmten Krankheit in Verbindung brachte. Auch wenn dies heute banal erscheinen mag, war seine Entdeckung die Initialzündung für die Entwicklung der Keimtheorie, der wissenschaftlichen These, dass Krankheitserreger Krankheiten verursachen. Bis dahin ging der größte Teil der Welt davon aus, dass schlechte Luft, böse Blicke oder Pech zu Erkrankungen führten. (Einige Menschen in den USA glauben das immer noch.) Dass Koch – und andere Bakteriologen – sich vom Volksglauben absetzten, hatte mit den Geheimnissen zu tun, die er entschlüsseln wollte.

Genau wie seine Kollegen glaubte auch Koch, dass es bei Mikroben um mehr ging, als ihre Anatomie zu verstehen. Ihr Umfeld schien ausschlaggebend für ihr Gedeihen zu sein. Also fotografierte er Milzbrandbazillen und hielt die Pracht der mikrobiellen Welt fest. Als ich mich in der Staatsbibliothek zu Berlin mit seinem Archiv auseinandersetzte, versuchte ich mir vorzustellen, wie er die Eigenschaften einer Mikrobe in eine bildliche Darstellung übertrug, wie er die Größenverhältnisse wählte, ob er die Stille im Labor als angenehm empfand und ob er zweifelte. Wissenschaftler:innen entwickeln Theorien, indem sie versuchen, das zu visualisieren, was wir normalerweise nicht sehen können. Einstein wird das folgende Zitat zugeschrieben: »Eine Theorie ist etwas, an das niemand glaubt, außer der Person, die sie gemacht hat. Ein Experiment ist etwas, an das jeder glaubt, außer der Person, die es gemacht hat.« Wenn ich Kochs Zeichnungen anschaue, sehe ich keinen Zweifel. Stattdessen zeigten meine Archivrecherchen, wie akribisch der Werdegang dieser Bakterien dokumentiert wurde.[14] Die Linien waren präzise, filigran und führten ein Eigenleben. Das Bild zerbröselte nicht auf der Seite, sondern breitete sich in klaren Formen aus.

Kochs Labor unterstand zwischen 1891 und 1904 den imperialen Kräften und war Teil des Königlich Preußischen Instituts für Infektionskrankheiten. Jahrelang arbeitete Koch dort ununterbrochen daran, Mikroben zu verstehen. Er war besessen von seinem Wissensdurst, und seine Auszeichnungen gehörten zu den kleineren Anzeichen und Symbolen dessen, was es bedeutete, um die Jahrhundertwende ein europäischer Wissenschaftler zu sein – eine international ausgerichtete Tätigkeit in einem wachsenden Feld, teilweise durch die Gewinne der Ausbeutung afrikanischer und asiatischer Kolonien finanziert. Koch prägte nicht nur die Bakteriologie, sondern fand auch einen Platz in den aufstrebenden öffentlichen Gesundheitseinrichtungen. Als Mitglied des Kaiserlichen Gesundheitsamtes entwickelte er zusammen mit einem Team von internationalen Wissenschaftlern die »Koch'schen Postulate« – eine Reihe von Prinzipien, die einen kausalen Zusammenhang zwischen einer Mikrobe und einer Krankheit herstellen. Diese Grundsätze nutzen Forscher:innen auch heute noch zur konzeptionellen Erfassung von Infektionskrankheiten. Obwohl die Theorie Koch zugeschrieben wird, gehen ihre Prinzipien weit über die Verdienste eines einzelnen Mannes hinaus. Im späten 19. Jahrhundert entwickelte die Wissenschaft sich in der Hoffnung weiter, Pasteurs Worten gerecht zu werden: »Die Wissenschaft hat keine Heimat, denn das Wissen gehört der Menschheit und ist die Fackel, die die Wege der Welt erhellt.«[15] Dieser Glaubenssatz war für viele Wissenschaftler richtungsweisend und basierte auf der Idee, dass Wissen zum Wohle der Allgemeinheit weitergegeben werden konnte, auch wenn die Methoden in der Praxis von einigen wenigen vorgegeben wurden.

Als skrupelloser Wissenschaftler, der durch deutsche Gesundheits- und Forschungsinstitutionen spazierte, war Koch leicht zu erkennen – ein bärtiger Mann mit runden Augen, der seinen Wissensdurst befriedigen konnte. Schon bevor er 1905 mit dem Nobelpreis für Physiologie/Medizin ausgezeichnet wurde, war er wie besessen von Krankheitsausbrüchen. Bereits 1904 sorgte sich Koch in einem Brief an den Minister für Unterrichts- und Medizinangelegenheiten um die aufkeimende Schlafkrankheit und verwies auf eine Epidemie von 1896 am Nordufer des Viktoriasees, während der sich in Ostafrika bis zu 200 000 Menschen angesteckt haben sollten.[16] Nach der Lektüre von Dr. Feldmanns Bericht vom Oktober 1903 glaubte Koch, dass die Schlafkrankheit in den deutschen Kolonien in Ostafrika eine Bedrohung darstellte. Der umsichtige Koch schlug also eine Maßnahme vor: eine wissenschaftliche Mission, entsandt von der deutschen Regierung. In seiner Absichtserklärung verweist Koch wiederholt auf erfolgreiche medizinische Maßnahmen der Briten, Franzosen und Portugiesen gegen Pandemien in Ostafrika. Im Juli 1904 erklärt er: »Die deutsche Wissenschaft sollte in dieser Hinsicht nicht zurückbleiben.«[17]

Augenscheinlich ging es bei Kochs Expedition um die Bekämpfung der Schlafkrankheit, tatsächlich sollte aber die Position der deutschen Kolonialmacht gestärkt werden, da die Ausbreitung der Krankheit in der gesamten Kolonie eine Bedrohung für die Gewinnung oder den Transport von natürlichen Ressourcen darstellen konnte, da diese Arbeiten von einsatzfähigen Afrikaner:innen abhingen. Die europäischen

Kolonialinstitutionen hatten die Macht, Gesundheitsrisiken einzudämmen, indem sie Immunisierungskampagnen umsetzten. In verschiedenen Regionen ließen sie diese militärisch unterstützen. Die meisten der Ärzte, die Koch begleiten sollten, gehörten der deutschen Schutztruppe an. Im September 1904 genehmigte der Präsident des Kaiserlichen Gesundheitsamtes Kochs Antrag mit dem Kommentar: »Es besteht kein Zweifel, dass die Krankheit mit der Zeit auch unsere Schutzgebiete befallen wird.«[18]

Wissenschaftler erhielten umfangreiche Fördermittel für ihre Arbeit, aber administrative und militärische Divisionen bekamen noch deutlich mehr. Während das Reichskolonialamt 10 000 Mark für die wissenschaftliche Ausrüstung bereitstellte, wendete es 50 000 Mark für andere Kosten auf.[19] Die deutsche Gesundheitsinitiative konnte nie vollständig von den imperialen Bemühungen des Landes getrennt werden, unabhängig davon, ob Koch – oder irgendein anderer Wissenschaftler – davon angetrieben war, die Schlafkrankheit zu heilen. Koch war ein beneidenswert eifriger Forscher. Er betrachtete die Mikrobe als invasiv – sie konnte körperliche oder politische Grenzen überschreiten. Da die Grenzen der deutschen Kolonie Ostafrika (heute Tansania) zu anderen Kolonien durchlässig waren, musste das Deutsche Reich Koch zufolge handeln.

Je eindeutiger die Schlafkrankheit als invasiv wahrgenommen wurde, desto klarer betrachtete Koch sie als Bedrohung und desto pedantischer wurden seine Methoden. Draußen im Feld fand Koch eine klare Antwort: Tsetsefliegen sind verantwortlich für die Ansteckung. Aber es reichte nicht, die Ursache der Krankheit zu kennen. Ihn trieb eine noch wichtigere Frage um: »Wie können Kranke behandelt werden?«

Koch postierte sich mit seinem Team in Zelten am Viktoriasee, und mithilfe der Arbeit ihrer Vorgänger versuchten sie zu ergründen, welche Mittel sie gegen die Krankheit einsetzen könnten. Für ihr Vorhaben benötigten sie Testpersonen. Schon bald sollte das Team feststellen, dass Experimente im Feld nicht immer problemlos verlaufen. Der Historiker Wolfgang Eckert schreibt über die Schlafkrankheit in Ostafrika Folgendes: »Nachdem der Reichsgesundheitsrat Verordnungen gemäß Kochs Empfehlung [zur Errichtung von Schlafkrankheitslagern] erlassen hatte, machte sich die Kolonialregierung in Deutsch-Ostafrika sofort daran, diese umzusetzen.«[20] Schriftlichen Aufzeichnungen zufolge wurden circa 1200 ostafrikanische Patient:innen behandelt, aber die tatsächliche Zahl ist unbekannt.

Aus deutscher Perspektive war diese Vorgehensweise notwendig. Deutschland herrschte streng und mit Gewalt über seine Kolonien und ließ keine Zweifel über die eigene Macht aufkommen. Diese Haltung spiegelte sich in allen Bereichen wider: in der Gewinnung von Rohstoffen, der Kolonialverwaltung und der Überzeugung, dass Afrikaner:innen bestens geeignete Versuchspersonen für experimentelle Behandlungsmethoden seien. In Deutschland sind nur den wenigsten diese Aspekte der eigenen Geschichte bekannt, denn historische Ereignisse werden ungleich erinnert.

Konzentrationslager

Schon mit zehn Jahren, also lange bevor ich 2017 nach Deutschland zog, hörte ich zum ersten Mal von den Zügen, die jüdische Familien von ihren Wohnorten in die schrecklichen Todeslager der Nazis transportierten. Später lernte ich, dass queere Menschen, die mit einem rosa Dreieck markiert wurden, ebenfalls in Konzentrationslager kamen. In meinen Geschichtsbüchern, berühmten Filmen oder, etwas haptischer, in Museen erfuhr ich mehr über diesen Machtmissbrauch und diese Verletzung der Menschenwürde. In den USA erinnern die Erzählungen darüber in warnender Absicht an menschliche Grausamkeiten der Vergangenheit. Zahlreiche Wissenschaftler:innen belegen diese historischen Ereignisse, und die Erinnerung an sie geschieht in der Hoffnung, dass sie sich nie wieder wiederholen.

Derartige Lehrstunden der Geschichte umfassten aber nie die Konzentrationslager in Afrika – zumindest nicht, bis ich nach Deutschland zog. Wenn Menschen das Wort »Konzentrationslager« hören, denken die meisten sofort an die »Vernichtungslager der Nazis«, aber diese Praxis und Technologie ist älter und weitreichender, als ich je geahnt hätte.

Bereits 1899, zu Beginn des Zweiten Englisch-Burischen-Krieges im heutigen Südafrika, errichtete die britische Regierung Konzentrationslager, um burische (europäische) Siedler:innen und afrikanische Antikolonialist:innen zu internieren. In den überfüllten und unhygienischen Lagern starben Tausende Menschen an Unterernährung, Ruhr oder Typhus. Zwischen 1904 und 1908 nutzte das Deutsche Reich eine ähnliche militärische Taktik gegen Widerstand leistende Herero und Nama im heutigen Namibia. In diesem Fall wurden mehrere tausend Frauen, Kinder und Männer in Konzentrationslager gebracht, was zu einem Völkermord führte. In afrikanischen Konzentrationslagern wurden Zivilist:innen und Rebell:innen, die sich der kolonialen Expansion in den Weg stellten, auf eine schnelle und grausame Weise beseitigt.

Das Ungleichgewicht in der Erinnerung an diese verschiedenen historischen Ereignisse anzusprechen ist wichtig und kann helfen, über die moralische Funktion der Geschichte zu reflektieren. Es irritiert mich, dass mir und meinen Altersgenoss:innen dieser Aspekt der Geschichte entgehen konnte. Ich suchte Antworten in der Wissenschaft und stellte fest, was viele Afrikaner:innen schon lange wissen: Europa hat Afrika nicht nur ausgeraubt und die lokale Bevölkerung mit den Überbleibseln der Kolonialherrschaft zurückgelassen – was viele mittlerweile schon einmal gehört haben –, sondern Europa ist darüber hinaus ungestraft davongekommen. Nie wurde es dafür zur Rechenschaft gezogen, die Menschen in Lager eingesperrt zu haben. »Koloniale Eroberungen ermöglichten einen privilegierten Zugang zu Experimentieroptionen«, schreibt der Philosoph Achille Mbembe in seinem Buch *Necropolitics*. »Daraus resultierten Überlegungen zu Macht und Technologien, die […] den Weg für die Entstehung von Konzentrationslagern und modernen Genozid-Ideologien ebneten.«[21] Mbembe ist sich schmerzhaft bewusst darüber, wie eng Kolonialismus und Forschung miteinander verknüpft sind, und er analysiert, was Europäer:innen anrichteten, als sie Afrikaner:innen ohne ihre Einwilligung für ihre Forschungszwecke missbrauchten. Auch wenn es in der Gesamtheit des Wissens um die unmenschliche Eroberung des afrikanischen Kontinents eher harmlos erscheinen mag, war der Kolonialismus in Afrika eine Spielwiese für die europäische Medizin und für spätere Formen der faschistischen Herrschaft.

Um es klar zu sagen: Die politischen Konzentrationslager in Südwestafrika unterschieden sich deutlich von den medizinischen Lagern im Osten des Kontinents. Aber es ist wichtig, den erheblichen Einfluss der Wissenschaft auf die Frage nach dem Umgang mit Proband:innen in den Anfängen der modernen Medizin zu verstehen, in dem Afrikaner:innen, auch wenn sie nicht versklavt waren, unfreiwillig als Testpersonen herangezogen wurden. Diese Forschung interessierte sich nicht für das Wohlergehen der Menschen oder ihre Schmerzen und vergütete die Arbeit oder Ergebnisse nicht – das Blut zur Erforschung von Krankheiten entstammte aber zweifellos den Körpern kolonialisierter Afrikaner:innen.

Sogar Koch räumt ein, dass einige seiner Patient:innen in den ostafrikanischen Konzentrationslagern nicht dort gefangen gehalten werden wollten. Dennoch schreibt er ohne Reue über Patient:innen in medizinischen Lagern nahe des Viktoriasees: »Sobald sie sich einigermaßen gebessert fühlen, oder wenn sich die Kur in die Länge zieht und ihnen langweilig wird, dann brechen sie dieselbe ab und laufen davon. Sehr viele von unseren Kranken, welche von auswärts gekommen waren, mußten auch deswegen vorzeitig aufhören, weil sie ihr Besitztum nicht länger unbeaufsichtigt lassen konnten, oder weil ihnen die Mittel zum Unterhalt ausgingen.«[22] Seine Aussage zeigt, dass viele Afrikaner:innen, auch wenn sie sich anfangs nach einer Behandlung sehnten, den Medikamenten und der Internierung entkommen wollten. Als ich diese Aussage im Archiv fand, war ich überrascht von Kochs Ehrlichkeit, die sich stark vom Rest des Textes, einem wissenschaftlichen Bericht über das kolonialisierte Ostafrika, unterschied.

Ministerielle Anweisungen führten zur Legalisierung dieser wissenschaftlichen Vorgehensweisen. Europäische Wissenschaftler:innen konnten ihrer Forschung ohne eingehende Kontrolle durch die zivile oder politische Verwaltung nachgehen. Das traf insbesondere auf die europäischen Wissenschaftler:innen zu, die einer der Kommissionen zur Erforschung der Schlafkrankheit angehörten. Als Koch nach Ostafrika reiste, gründete die British Society for Sleeping Sickness eine wissenschaftliche Mission, die sich mit der Art und Weise der Übertragung und der bestmöglichen Behandlung auseinandersetzen sollte. Zu Beginn des 20. Jahrhunderts war den wenigsten Menschen die Verbindung zwischen Mikroben und Krankheiten bekannt. Trotzdem glaubten Kolonialverwalter aufgrund von Kochs Expertise und Einfluss, dass Mikrobiologen wie er medizinische Probleme in den Kolonien beheben würden. Die Keimtheorie führte dann tatsächlich zur Entwicklung von eindeutigen und klaren Ansteckungskriterien. Sie erforderte strikte Überwachung und lieferte so einen Vorwand für die Durchführung von Experimenten an Menschen.

Koch errichtete sein Feldlabor in Windeseile. Bereits einen Monat nach seiner Ankunft hatte er das Bugala-Forschungslager für Schlafkrankheit errichtet, das einer der wichtigsten Orte für diese Forschung war. Die Kranken wurden ins

Lager gebracht und dort festgehalten. Untergebracht in Zelten, war ihre Bewegungsfreiheit stark eingeschränkt. Ich kann mir vorstellen, dass sie, wenn sie in ihren Zelten saßen, hofften, dass die Zeit schneller vergehen oder ihre Schmerzen verschwinden würden. Nicht alle Erkrankten kamen unter Zwang ins Lager. Aus Kochs Aufzeichnungen geht hervor, dass etwa die Hälfte der Afrikaner:innen auf der Suche nach Heilung freiwillig erschien. Einige stammten von der Hauptinsel des Sese-Archipels; etwas mehr als 200 weitere Patient:innen kamen aus den umliegenden Regionen. Einige Personen, die die medizinische Versorgung des Lagers in Anspruch nahmen, wohnten in der Nähe, in anderen Fällen begannen Betroffene, sich in der Nähe des Bugala-Forschungslagers Unterkünfte zu errichten. Sie bauten Doppelbaracken aus Holz, mit Graswänden und Grasdächern. Die Hütten, so Koch, waren für Familienmitglieder gedacht, die ihre Verwandten in der Hoffnung in diese medizinischen Einrichtungen brachten, dass sie dort behandelt würden. »Neben unserem Lager ist ein Dorf entstanden«, bemerkt Koch.[23]

Auf den Fotos von diesen Lagern im Archiv erblickte ich keine freudestrahlenden Gesichter. Infizierte Menschen wurden isoliert, interniert und von Wissenschaftlern überwacht, die fälschlicherweise glaubten, auf diese Weise den Rest der afrikanischen Bevölkerung zu schützen. Immer wieder wurden Afrikaner:innen in diesen Lagern untergebracht, in der Regel tausend auf einmal. Dort konnten sie über nichts selbstbestimmt verfügen.[24]

Im Bugala-Lager wurden die Augen, die Ohren und verschiedene Körperteile der afrikanischen Versuchspersonen untersucht. Anschließend entnahmen die Ärzte ihnen sogenanntes »Krankenmaterial« mit einer Nadel. Wie viele Forscher, die sich vom Empirismus leiten ließen, ordnete Koch seine Versuchspersonen mithilfe von visuellen Markern. Diejenigen, die im Bugala-Lager untergebracht waren, trugen hölzerne Erkennungsmarken am Handgelenk oder um den Hals. Mehrmals am Tag gingen die Forscher zu den Patient:innen und suchten anhand der Pupillenerweiterung oder der Schwellung des Halses nach Anzeichen einer Erkrankung. In Kochs Archiv findet sich Folgendes:

> Nr. 168 (Bugalla) A. Frau von 24 Jahren. Seit 3 Jahren krank. Aufgenommen am 1. Oktober. Sie ist so schwach, daß sie von ihrem Manne geführt oder vielmehr halb getragen wird. Starke Benommenheit. Läßt unter sich. Zeitweise subnormale Temperatur (prognostisch ein sehr schlechtes Zeichen). Jetzt geht sie ohne Hilfe, läßt nicht mehr unter sich. Temperatur normal. Benommenheit geschwunden. Geistig noch etwas stumpf, aber in beständiger weiterer Besserung.
>
> Nr. 236 (Bugalla) T. Mann von 30 Jahren. Katechist der französischen Mission. Seit 2 Jahren krank; kann seit 6 Monaten nicht mehr gehen, befindet sich seit 3 Monaten im Schlafzustand. Bei seiner Aufnahme am 11. September war er ganz hilf- und willenlos. Er lag beständig im tiefsten Schlaf, ließ unter sich gehen. Aufgerüttelt öffnete er für einige Minuten blinzelnd die Augen, gähnte fortwährend und schlief dann wieder ein. Jetzt hat sich die Schlachsucht und damit die

Enuresis vollkommen verloren. Er ist bei vollem Bewußtsein, kann gut gehen, macht sogar allein Spaziergänge. Er spricht ganz verständig und kann aus einem Buche vorlegen. Die Besserung ist noch im Fortschreiten.

Nr. 527 (Bugalla) D. Mann von 32 Jahren. Seit 2 Jahren krank. bei der Aufnahme am 15. Oktober sehr schwach, so daß er nicht imstande ist zu gehen. Untertemperatur. Puls sehr frequent und kaum spürbar. Ließ seit 3 Monaten unter sich. Stark benommen und fast fortwährend schlafend. Auch jetzt schläft er noch viel, läßt aber nicht mehr unter sich gehen. Kann gehen, wenn er nur von einer Person gestützt wird, während früher zwei Leute dazu erforderlich waren. Geistig freier. Puls langsam und kräftig. Temperatur normal.[25]

Kochs Aufzeichnungen dokumentieren akribisch demografische und körperliche Merkmale der Patient:innen – ihr Alter, ihr Geschlecht und ihre Symptome. Sie verraten aber nichts darüber, wer sie sind, ihre Namen, ihre Wünsche oder ihre ethnische Zugehörigkeit. Er tendiert dazu, besonders über diejenigen zu schreiben, die zwar noch nicht gänzlich genesen sind, aber doch wieder einigermaßen auf die Beine kommen. Die Beziehung zwischen dem Forscher und den Versuchspersonen ist jedenfalls eindeutig belastet. Dominanz und Unterordnung lassen sich erkennen, aber in diesem kolonialen Kontext kommt noch etwas anderes zum Vorschein: In seinen Berichten beschreibt er detailliert den

Zustand, das lückenhafte Gedächtnis und sogar die unkontrollierten Blasenaktivitäten der Personen, aber es fehlt ihm an Anteilnahme.

Die Historikerin Manuela Bauche erklärt in ihrem Artikel »Robert Koch, die Schlafkrankheit und Menschenexperimente im kolonialen Ostafrika«, dass es unklar sei, ob die afrikanischen Versuchspersonen freiwillig an den Experimenten teilnahmen und von den mit ihnen einhergehenden Risiken wussten. Diplomatisch benennt Bauche eine von Kochs Schwächen: »Vor allem aber hatte sich noch keine Therapie gegen die Schlafkrankheit bewährt. Geeignete Heilmittel gegen die Infektion zu testen und eine wirksame Anwendungsweise zu entwickeln, war Kochs Hauptauftrag.«[26] Kochs einziges »Heilmittel« bestand darin, afrikanischen Patient:innen Atoxyl zu injizieren, eine neuartige Arsenverbindung, von der schon damals bekannt war, dass sie schädlich für Menschen ist. Selbst diejenigen, bei denen er Fortschritte beobachtete, profitierten nicht langfristig von der Behandlung. In einem Bericht bemerkt er: »Zunächst verbesserte sich der Zustand der Patienten, aber die Entwicklungen kamen dann nach einigen Wochen zum Stillstand.«[27] Einige der Behandelten waren nach der Prozedur wochenlang wie betäubt. Koch räumte darüber hinaus ein: »Die subkutane Anwendung dieser Mittel [Atoxyl] ist recht schmerzhaft.« In seinem Bericht wird nicht erwähnt, welche Maßnahmen ergriffen wurden, um die Schmerzen seiner afrikanischen Patient:innen zu lindern.[28] Er gibt zu, dass die Medikamente bei Versuchen mit Tieren vielversprechend erschienen, die Ergebnisse bei Menschen aber weit weniger eindeutig waren.[29]

Der Schriftsteller Marcel Proust schrieb: »Wir finden von allem etwas in unserem Gedächtnis: Es ist eine Art von Apotheke, von Chemielabor, wo man auf gut Glück die Hand mal auf eine beruhigende Droge, mal auf ein gefährliches Gift legt.«[30] In Kochs auf der Behandlung mit dem gefährlichen Atoxyl beruhenden Lager befanden sich 1633 Patient:innen, von denen 131 innerhalb der ersten zehn Monate starben. In seinen Notizen hielt Koch fest, dass einige von ihnen sehr krank waren und andere nicht adäquat auf die verabreichten Medikamente reagierten. Es gab auch Patient:innen, deren Zustand sich verschlechterte. »Insgesamt haben wir 22 Fälle von Erblindung beobachtet«, schrieb Koch am 25. April 1907, wahrscheinlich verursacht durch das Atoxyl.[31] Dem Leiden und Sterben der Afrikaner:innen begegnete er nüchtern. Koch interessierte sich stärker für den Bau von Quarantäneunterkünften, für ein Umfeld, in dem Versuchspersonen und ihre Krankheit gut beobachtet werden konnten, sowie die Dokumentation und Entwicklung von Experimenten. In erster Linie ging es Koch um seine Forschung und um Innovation, weniger um die Menschen.

Da Koch den Afrikaner:innen trotz der schädlichen Nebenwirkungen Atoxyl verabreichte, stellt sich die Frage, ob er die Schlafkrankheit wirklich heilen wollte. Die Kommission zur Bekämpfung der Schlafkrankheit hatte die Absicht, die Krankheit zu behandeln, doch in der Praxis schränkte sie die Freiheit der Patient:innen ein. Wissenschaftliche Experimente mit ihren Methoden, Versuchen und Wiederholungen werfen ethische Fragen auf. Angespornt durch die deutsche Regierung, forderte Koch eine internationale Quarantäne: »So sind gegen die Einschleppung aus anderen Gegenden Verkehrsbeschränkungen, Grenzsperren, internationale Vereinbarungen erforderlich.«[32] Dies wirft die Frage auf, ob es ihm tatsächlich darum ging, Kranke zu heilen, oder ob er die kolonialen Verhältnisse in unmenschlicher Weise ausnutzte, um an Afrikaner:innen zu experimentieren. Konnte ihre (vermeintliche) Krankheit rechtfertigen, ihre Bewegungsfreiheit drastisch einzuschränken?

In der Wissenschaft ist Besonnenheit ein hohes Gut. Aristoteles wird die Aussage zugeschrieben: »Gewissenhafte und sorgfältige Ärzte ordnen die Ursachen von Krankheiten den Naturgesetzen zu, während die fähigsten Wissenschaftler auf die Medizin zurückgreifen, um ihre Grundbegriffe zu finden.« Der Aphorismus betont die moralische Prämisse, dass der Zweck der Medizin darin besteht, Schaden zu lindern. Vor dem Hintergrund der Miasmentheorie und der galenischen Behandlung plädierte Aristoteles für eine Welt, in der Ärzte Kranke theoretisch und praktisch heilen können, indem sie dem Kranken einen krankmachenden Äther oder eine Textur entziehen. In dieser Hinsicht mangelte es Kochs Experimenten aber an entscheidenden Details über die Art und Weise, wie sie zustande kamen, stattdessen verwandelte seine Anbetung der Wissenschaft afrikanische Menschen in eine anonyme Masse dunkler Materie.

Kochs wissenschaftliche Expedition nach Ostafrika ist selbst für seine Zeit ethisch bedenklich, nicht nur, weil er sich der möglichen schädlichen Wirkungen von Atoxyl bewusst war, sondern auch, weil sie die Brutalität der Kolonialmedizin offenbart, der die Frage zugrunde liegt, ob europäische Wissenschaftler Afrikaner:innen als vollwertige

Menschen betrachtet haben. In ihrem Buch *Der moralische Diskurs über das medizinische Menschenexperiment im 19. Jahrhundert* untersucht die Historikerin Barbara Elkeles die Ethik medizinischer Experimente und bezieht sich dabei auch auf Kochs Praxis. Sie stellt fest, dass er in den 1890er-Jahren aktiv für die Verwendung von Tuberkulin warb, einer Substanz, von der er behauptete, sie könne Tuberkulose heilen, obwohl sie therapeutisch unwirksam war. Sie zeigt auf, dass die Menschenversuche nicht immer wohlwollend oder im Sinne des wissenschaftlichen Fortschritts durchgeführt, sondern manchmal eher vom Ego und von bösen Absichten geleitet wurden. Für Wissenschaftler des späten 19. Jahrhunderts wie Koch war das aristotelische Prinzip der Heilung nicht immer der Leitsatz, auch nicht bei Experimenten mit Menschen in Europa. In kolonialen Kontexten wurde es erst recht vernachlässigt.

In seinem bahnbrechenden Buch *Wie Europa Afrika unterentwickelte* liefert der guyanische Historiker Walter Rodney 1972 Belege für die vernichtende Gewalt weißer Kolonialisten gegenüber kolonialisierten Menschen: »Nordafrika und die Sahara standen als Labor [...] für die Entwicklung neuer Methoden des Panzerkriegs zur Verfügung«, und »Äthiopier:innen [...] wurden zu Versuchskaninchen gemacht, an denen italienische Faschisten ihre Experimente mit Giftgas machten.«[33] Rodneys Text dokumentiert das ausbeuterische Handeln der Europäer:innen, die sich an den Ressourcen, der Arbeitskraft und den Menschen in Afrika bedienten, und zeigt dabei, welche Institutionen derartige Vorgehensweisen ermöglichten. Es überrascht nicht, dass der Kolonialismus den Reichtum in Afrika zunichtemachte, aber es ist dennoch aufwühlend, mit wie wenig Mitgefühl Europäer:innen die im 20. Jahrhundert an Afrikaner:innen durchgeführten Experimente betrachten.

In den afrikanischen Laboren wurde den Afrikaner:innen zwar auch Blut entnommen und wurden giftige Substanzen injiziert, aber das Hauptziel war, Mikroben innerhalb des kolonialen Ökosystems zu verstehen. An einigen Stellen seiner von tiefer eigener Überzeugung geprägten Arbeit ist Koch inspirierend und vermittelt Leser:innen Wissen über das Mit- und Gegeneinander menschlicher Körper und Mikroben. Doch Koch scheint hauptsächlich deswegen Leiter mehrerer Lager gewesen zu sein, weil er weltbekannt war und an der Spitze der kolonialen Hierarchie stand. Anfang 1907 verschlechterte sich der Gesundheitszustand von Koch und seiner Frau Hedwig. Zunächst konnten beide recht ungehindert in Ostafrika leben, bis sie mit einer Reihe lästiger Beschwerden konfrontiert wurden – einer Krankheit, die sie selbst betraf. Als Hedwig Koch 1907 an Malaria erkrankte, verließ sie Ostafrika. Kurz darauf erkrankte Robert Koch an Lymphangitis, hervorgerufen durch Sandflohbisse. In seinem Tagebuch beschrieb er, wie er wochenlang »an seine Hütte gefesselt war und kaum zum Mikroskopierzelt hinüberhumpeln konnte«.[34] Doch die Experimente wurden fortgeführt und ihr Plan wurde sorgfältig umgesetzt, insbesondere weil eine neue Gruppe deutscher Kolonialwissenschaftler auf Kochs medizinischen Maßnahmen aufbaute und sie erweiterte.

Als Koch 1907 nach Deutschland abreiste, übertrug er anderen deutschen Wissenschaftlern die Verantwortung. Koch hielt sich in Ostafrika auf, weil europäische Regierungen wissenschaftliche Forschung an Afrikaner:innen durchführen wollten, meist gegen den Willen ihrer designierten Forschungsobjekte. Zwei Monate nach Kochs Abreise ernannte das Reichsgesundheitsamt Dr. Kleine als seinen Nachfolger und neuen Leiter der Schlafkrankheitskommission in Deutsch-Ostafrika. Da er zuvor Kochs Assistent gewesen war, war er mit dem Forschungslager und den Versuchspersonen vertraut. Doch auch nach der Ablösung nahm Koch Einfluss auf die Kolonialpolitik, indem er nichttherapeutische Maßnahmen zur Bekämpfung der Schlafkrankheit anbot. Am 18. November 1907 sprach Koch sich in einem Schreiben an das Reichsgesundheitsamt für Quarantänemaßnahmen aus: Menschen sollten aus infizierten Gebieten in krankheitsfreie Regionen gebracht werden. Er glaubte, dass der Tod ohne eine Behandlung unvermeidbar wäre und infizierte Personen in jedem Fall sterben würden.[35] Auch wenn er in seinen Empfehlungen anerkannte, dass ein schwer zu fangendes Insekt für die Krankheit verantwortlich zu sein schien, empfahl Koch den Kolonialbeamten, Lager zur Unterbringung von Patient:innen mit der Schlafkrankheit zu errichten.

Koch empfahl zudem Eingriffe in die afrikanische Landschaft. Seine umfassenden Ideen zur Bekämpfung der Schlafkrankheit beinhalteten die Abholzung von Wäldern in dem Glauben, dass die Tsetsefliegen, die Überträger der Krankheit, ohne das beherbergende Laub der Bäume eliminiert werden könnten, wenn zusätzlich ihre Nahrungsquellen, infizierte Menschen, isoliert würden. »Das Lager muss [...] in nicht zu großer Entfernung von bewohnten Orten, und insbesondere an einem Platze errichtet werden, wo es keine

Glossinen gibt«, schrieb Koch 1907 in seinem Abschlussbericht.[36] Er gab zu, dass die Daten einige Unstimmigkeiten aufwiesen, dennoch machte die deutsche Regierung die medizinischen Konzentrationslager zu ihrer Hauptmaßnahme. Das Reichsgesundheitsamt folgte also Kochs Ratschlägen in seinen Anordnungen, und die Kolonialregierung in Deutsch-Ostafrika machte sich sofort daran, nach dem Vorbild von Kochs Lager weitere zu errichten. Drei weitere Schlafkrankheitslager wurden eingerichtet, zwei am Viktoriasee (in Kigarama und Schirati) und ein weiteres am Tanganjikasee. Mehr als 1200 Patient:innen wurden isoliert und behandelt, wenn auch nicht sehr erfolgreich. Bei der Isolation wurden nicht nur betroffene Afrikaner:innen vom Rest der Bevölkerung getrennt, es wurden außerdem Bedingungen geschaffen, die es der Tsetsefliege unmöglich machen sollten, zu entkommen, zu überleben und sich anderswo niederzulassen.

Auf Kochs Empfehlungen hin wurden immer wieder heimlich bestimmte Experimente durchgeführt, manchmal im Feld, in Zelten, für einige sichtbar, aber meistens wurden die Versuchspersonen vorher in Lagern zusammengepfercht. Es wird deutlich, dass das Ziel der Konzentrationslager darin bestand, unter dem Deckmantel der wissenschaftlichen Forschung bestimmte Mittel an möglichst vielen Menschen auszutesten.

Zwischen 1908 und 1911 machten die zehn Schlafkrankheitslager unter Leitung von Dr. Kleine und anderen Militärärzten kaum Fortschritte bei der Heilung von Erkrankten. Paul Ehrlich, ein deutscher Arzt und Wissenschaftler, der kurz nach Kochs Abreise mit seiner Forschung in Afrika begann, entwickelte eine weitere Verbindung auf Arsenbasis,

Arsenophenylglycin, die üblicherweise zur Behandlung von Syphilis eingesetzt wird. Er spritzte sie seinen afrikanischen Probanden unter die Haut.[37] Manchmal konnten die körperlichen Einschränkungen, die die Schlafkrankheit hervorgerufen hatte, mit keiner Behandlung behoben werden. Wenn die Medikamente – oberflächlich betrachtet – Wirkung zeigten, minimierten sie die Protozoen, die die Schlafkrankheit verursachten. War dies nicht der Fall, passierte das Arsen die Organe und zerstörte dabei Teile des fein austarierten Gleichgewichts im menschlichen Mikrobiom.

Während der gesamten deutschen Kolonialzeit verursachten diese Experimente mit Medikamenten großen Schaden. Ein weiterer Arzt, Dr. Scherschmidt aus dem Utegi-Lager (im heutigen Tansania), führte ein Experiment durch, bei dem er 35 Afrikaner:innen das arsenbasierte Arsenophenylglycin verabreichte. 15 von ihnen starben und 6 trugen körperliche Beeinträchtigungen davon. Er führte aus, dass dies die »Folge von Intoxikation« sei. Während die deutsche Kolonialwissenschaft weitere Übergriffe vornahm, widersetzten sich Afrikaner:innen immer wieder auf unterschiedliche Weise. Beispielsweise schafften es drei von Scherschmidts Versuchspersonen zu fliehen, was belegt, dass sich nicht alle freiwillig in diesen Lagern »behandeln« ließen.[38] Doch aus der Sicht von Kochs Nachfolgern verfälschten oder vereitelten solche widerwilligen Patient:innen die Experimente.

Viele Afrikaner:innen resignierten, dennoch gab es immer wieder Bestrebungen, sich von den Beobachtungen, Untersuchungen und Injektionen in den Lagern zu befreien. Über 1000 Patient:innen kehrten den Lagern der Deutschen bewusst den Rücken, und ihre Ablehnung der dortigen Behandlung spricht für ihre Handlungsfähigkeit. Als Scherschmidt 1911 nach Deutschland zurückkehrte, verbot der Reichsgesundheitsrat die Verwendung von Arsenophenylglycin, weil es keine nachgewiesene Wirkung zeigte. Nach 1911 wurden die meisten medizinischen Lager und Posten in Ostafrika aufgegeben. Einige Kolonialbeamte gingen davon aus, dass die Tsetsefliege und damit auch der Parasit, der die Schlafkrankheit verursacht, keine Bedrohung mehr darstellen würde, wenn es ihnen gelänge, die Savannenwälder zu beseitigen.

Die Missionen zur Bekämpfung der Schlafkrankheit waren nicht die einzigen wissenschaftlichen Unternehmungen während der deutschen Kolonialzeit. Die deutschen Schutzgebiete in Kamerun, Togo, Deutsch-Ostafrika und Deutsch-Südwestafrika gewährten Ärzten, Biologen und Agrarwissenschaftlern freien Zugang zu diesen Ländern und ihren Bevölkerungen. Es war nicht ungewöhnlich, dass deutsche Beamte, Händler und Siedler von staatlich geschulten Kolonialärzten begleitet wurden, um die Gesundheit der Vertreter der Kolonialmacht zu schützen. Aber deutsche Wissenschaftler fokussierten sich nicht nur auf eine Krankheit – wie die Schlafkrankheit –, sondern erforschten verschiedenste Leiden, die als Tropenkrankheiten bezeichnet werden, etwa Malaria und Dysenterie. Einige der deutschen Ärzte unterhielten bei ihrer Feldforschung Verbindungen mit europäischen Kollegen, insbesondere zu Personen, die ebenfalls in den Kolonialismus involviert waren oder Tropenkrankheiten erforschten.[39]

Während Koch nicht eindeutig als Kolonialist wahrgenommen wird, waren einige seiner Schüler in ihren Methoden ganz deutlich nicht neutral. Einer seiner Bewunderer, der Arzt und Kolonialbeamte Claus Schilling, führte nicht nur in Ostafrika unmenschliche Experimente durch, sondern leitete auch später während des Nazi-Regimes Menschenversuche. In seinem Essay aus dem Jahr 1910 *Welche Bedeutung haben die neuen Fortschritte der Tropenhygiene für unsere Kolonien* drückt er lautstark seine Unterstützung für den deutschen Imperialismus aus.[40] Als kolonialer Eiferer arbeitete er vor dem Ersten Weltkrieg eng mit französischen, belgischen und britischen Kollegen zusammen und hielt Menschenversuche, selbst wenn sie Opfer erforderten, auf der Suche nach Heilmitteln bei Infektionskrankheiten für notwendig. In seinem provisorischen Labor übernahm er die Verantwortung für die koloniale Malariakommission in Afrika. Außerdem spielte er eine zentrale Rolle für die Dokumentation der medizinischen Tätigkeiten der überseeischen deutschen Kolonialgebiete.[41] Seine Erfahrungen festigten seine Überzeugung, dass Europäer:innen Afrikaner:innen dominieren sollten, und er erhob diese Überzeugung zum Grundprinzip seiner medizinischen Experimente.

Schilling war kein Einzelfall. Hans Ziemann, ein deutscher Kolonialarzt, behauptete, dass die medizinischen Versuche auch für Afrikaner:innen einen praktischen Nutzen hätten, denn sie würden »zur sozialen und hygienischen Verbesserung der Bevölkerung beitragen«.[42] 1903 wurde Ziemann Teil der deutschen Schutztruppe und Leiter des zivilen und militärischen Sanitätswesens in Kamerun und führte diverse Medikamentenstudien an Afrikaner:innen durch, die Überwachung, Zwangsisolation und Quarantäne bedingten.[43] In späteren Publikationen sprach Ziemann sich für eine rassistische Apartheid aus, für die Trennung der Wohnorte *weißer* und Schwarzer Menschen.[44] Er begründete seinen Vorschlag mit dem hohen Malaria-Vorkommen unter Afrikaner:innen. Er berücksichtigte nicht, dass die schlechten Wohnverhältnisse und ausbeuterischen Arbeitsbedingungen unter der Kolonialherrschaft zu den unverhältnismäßig hohen Infektionsraten innerhalb der afrikanischen Bevölkerungsgruppen führten. Trotzdem machte Ziemann Karriere. Seine Veröffentlichungen erschienen im *Journal of Tropical Medicine*, und auf den einschlägigen Konferenzen in Europa war er ein bekanntes Gesicht. 1938 wurde er Leiter der Tropenmedizinisch-parasitologischen Abteilung der von ihm mitbegründeten Militärärztlichen Akademie in Berlin. Schilling und Ziemann waren keine Ärzte, die skrupellos und in böser Absicht Experimente an Afrikaner:innen durchführten; sie waren Teil eines kolonialen Systems, das Deutsche belohnte, die an Afrikaner:innen experimentierten.[45]

Rassenforschung

Als Direktor des Kaiser-Wilhelm-Instituts für Anthropologie beteiligte sich der deutsche Sozialwissenschaftler Eugen Fischer an der Kampagne zur Vermessung und Katalogisierung von Schädeln und körperlichen Merkmalen afrikanischer Gefangener in Deutsch-Südwestafrika und begründete damit die sogenannte »Rassenforschung«, mit der er die angebliche Überlegenheit der *weißen* Europäer:innen beweisen wollte. Sein Interesse am Kolonialismus in Afrika ermöglichte seinen Aufstieg zum »Rassenhygieniker«

im Nazi-Regime. In ähnlicher Weise experimentierte der deutsche Zoologe Leonard Schultze an afrikanischen Körpern und erwarb etwa 300 Schädel verstorbener Nama- und Herero-Häftlinge aus deutschen Konzentrationslagern in Südwestafrika. Diese beiden Männer gehörten zu einem Netzwerk von Wissenschaftlern, Beamten und Verwaltungsangestellten, die die rassistische Ideologie des NS-Regimes förderten.

Im 19. Jahrhundert bestand eine gewisse Affinität zwischen dem Wunsch nach einem medizinisch kontrollierten Laborumfeld und der militärischen Neigung, die Bevölkerung zu disziplinieren. Afrikanische Körper wurden dafür entbehrlich gemacht, eben weil sie koloniale Subjekte waren, für die andere Regeln galten als für Europäer:innen. Der Herrschafts- und Unterwerfungstrieb, der Menschen als Spielball benutzte, machte beim medizinischen Rassismus oder der pseudowissenschaftlichen Ideologie nicht halt, sondern setzte sich in Form geplanter Massaker fort, wobei deutsche Wissenschaftler als Autoritäten und Vollstrecker der deutschen Kolonialwissenschaft fungierten. Mithilfe der Militarisierung in West-, Ost- und Südafrika wurden Afrikaner:innen systematisch enteignet und vertrieben, und so führte der deutsche Kolonialismus in vielen Fällen zu ihrem vorzeitigen Tod. Dieses Regime behauptete, dass Schwarze Menschen immun gegen Schmerzen seien. Da Koch ein hochdekorierter, international anerkannter Wissenschaftler mit einem kleineren imperialen Fußabdruck war als andere, beflecken diese Verwicklungen seinen Ruf weniger als den von Schilling, Ziemann oder Fischer. Koch ist stattdessen weiterhin anerkannt.

Kochs Einfluss auf viele biologische Themen zieht sich bis in die Gegenwart, etwa in Bezug auf Ansteckungswege, die Besonderheiten der Choleraepidemie oder generelle schädliche körperliche Auswirkungen von Pandemien. Seine Forschung, seine Schriften und seine Kritik ermöglichten präzise und fortschrittliche Einblicke in die Lebenszyklen von Mikroorganismen. Teilweise war ihm dies nur möglich, weil er die Freiheit hatte, die molekulare Welt nach seinen eigenen – aus heutiger Sicht inakzeptablen – Regeln zu erforschen, zu erkunden und zu dokumentieren. Koch war weder der Erste noch der Letzte, der Experimente an Afrikaner:innen durchführte, aber sein Vermächtnis hängt untrennbar mit den medizinischen Konzentrationslagern und der Akzeptanz seiner Methoden zusammen. Er blieb während des 20. Jahrhunderts größtenteils in guter Erinnerung. Das änderte sich jedoch im 21. Jahrhundert, als die Deutschen mit einer neuen Epidemie konfrontiert wurden.

Vermächtnis

Auf dem Höhepunkt der Covid-19-Pandemie, als die Welt stillstand, saß ich wie gebannt vor meinem Laptop und las alle möglichen Zahlen und Fakten über das Virus auf den Websites von öffentlichen Gesundheitsbehörden, um es besser zu verstehen. Ironischerweise wurde das Robert Koch-Institut, eine zentrale Einrichtung der deutschen Bundesregierung für die Überwachung und Prävention von Krankheiten, zu meiner Hauptinformationsquelle. Regelmäßig schaute ich auf die Website des Instituts, um die aktuellen Covid-Infektionszahlen in Berlin und die Todesraten zu verfolgen. Auf diese Weise erhielt ich Informationen über relevante Daten und staatliche Vorschriften zur Kontaktvermeidung, Gruppengröße und Verwendung von Masken. Wie viele andere machte ich es mir zur Gewohnheit, regelmäßig auf die Seite des Robert Koch-Instituts zu schauen, um mich selbst zu schützen und die Verbreitung des Virus zu verlangsamen. Als ehemalige Biologin vertraute ich der Berichterstattung von Wissenschaftler:innen in Deutschland (und anderswo). In dieser neuen Zeit, die das Coronavirus eingeläutet hatte, wurde ich mir über den Einfluss von rassistischer und kolonialer Gewalt in Afrika auf heutige soziale Beziehungen bewusst.

Nach dem Mord an George Floyd im Sommer 2020 stellten Aktivist:innen in den USA Unternehmen, Verwaltungen und Regierungen infrage, die von der Unterdrückung Schwarzer Menschen profitiert hatten. Das Jahr 2020 stand nicht nur im Zeichen einer breiteren Diskussion über rassistische Tendenzen in den USA, sondern löste auch in Deutschland eine Debatte über das Vermächtnis von bestimmten Helden der Geschichte aus. Die Auseinandersetzung mit der Gewalt in früheren afrikanischen Kolonien dauert an, und langsam wird deutlich, dass diese Vergangenheit Fragen der Widergutmachung aufwirft. In ihrem Buch *Superior: The Return of Race Science* schreibt Angela Saini, dass die moderne Biologie im Namen des Imperialismus entstanden ist, und zwar mit dem Ziel, die Vorherrschaft *weißer* Europäer:innen zu festigen.[46] Die genannte Tragödie ermöglichte es Antirassist:innen in Deutschland nun, diese Geschichte zu hinterfragen. Aber Nachdenken und Reflektieren reichen nicht aus, besonders wenn koloniale Wirtschafts- und Machtverhältnisse in anderer Form weiterhin bestehen.

Mit beruhigenden Geschichten über die Vergangenheit und Gegenwart, die auf Vergessen und Ignoranz basieren, versucht die moderne Gesellschaft, sich selbst davon zu überzeugen, dass alles in Ordnung sei. Dennoch haben die Covid-19-Pandemie und die Black-Lives-Matter-Proteste zum Teil wichtige Debatten über die Ursprünge und das Vermächtnis geschätzter historischer Persönlichkeiten ausgelöst. In den USA gerieten die Überbleibsel der Konföderationszeit erneut in die Kritik. In Deutschland, wo ich lebe, wurden Kochs koloniale Aktivitäten in den Blick genommen, und Aktivist:innen forderten eine Umbenennung des Robert Koch-Instituts. In meiner eigenen erneuten Auseinandersetzung mit Koch fand ich heraus, dass es zahlreiche Statuen und Gedenktafeln zu seinen Ehren gibt.

Im späten Frühjahr 2022 erkundete ich das Gelände seines ehemaligen Labors – heute ein Platz, der seinen Namen trägt und mit einem Denkmal zu seinen Ehren geschmückt ist. Der graue Himmel bildete einen ruhigen Hintergrund für das geschäftige Treiben in Berlin-Mitte. In der Stille des Viertels hielt ich inne und starrte auf die überlebensgroße Figur.

Menschen werden erinnerungswürdig, wenn ihr Schaffen sie selbst überdauert. Daraus ergibt sich folgende Frage: Wie sähe die Welt ohne das Gedicht, das Gebäude oder die Erfindung dieser Person aus? Außerdem fragte ich mich: Wie könnten wir an Wissenschaftler:innen mit einer derartig komplizierten Vergangenheit erinnern? Koch ist heutzutage für zahlreiche Wissenschaftler:innen in Deutschland und anderen Ländern ein Halbgott, ein Symbol für Stolz, das nicht kritisiert werden sollte. Er wird aufgewertet, was ihn und seine Prinzipien zu einem Teil einer Hagiografie werden lässt. Und das führt zu einem Konflikt, in diesem Fall zwischen dem Vermächtnis eines Wissenschaftlers und der körperlichen Autonomie von Afrikaner:innen, deren vergangenes Leid abgewertet wird.

Es gibt keine einfachen Antworten auf diese Fragen und auch keinen Konsens in Bezug auf Koch. Während meiner Auseinandersetzung mit seiner Geschichte wandte ich mich an Professor Thamil Ananthavinayagan, einen Rechtswissenschaftler mit sri-lankischen Eltern, der in Deutschland geboren und aufgewachsenen ist. Seiner Ansicht nach war Koch für mehrere unmenschliche Kampagnen zur Heilung der Schlafkrankheit verantwortlich. Dabei verbündete er sich mit anderen Ärzten und Forschern – und vor allem mit dem deutschen Kolonialstaat. »Die medizinischen Experimente waren Teil des kolonialen Projekts. In vielerlei Hinsicht reproduzierten sie sich selbst«, sagte mir Ananthavinayagan. »Ich glaube, die Deutschen oder die deutsche Geschichtskultur hat sich für das kollektive Vergessen entschieden.« Er erinnerte auch daran, dass zu Beginn der Covid-19-Pandemie französische Ärzt:innen und Mediziner:innen vorschlugen, frühe Versionen des Impfstoffs an Menschen im südlichen Afrika zu testen. Für Ananthavinayagan bedeutet »die positive Erinnerung an Koch, das koloniale Gedankengut der Vergangenheit zu reproduzieren«.

Die medizinischen Konzentrationslager in Afrika waren einerseits ein integraler Teil des europäischen Kolonialismus, andererseits zeigen sie, wie flexibel das Labor war. Kochs

Karriere, die in Deutschland begann und ihn in die kolonialen Außenposten Europas führte, bietet Einblicke in medizinische Experimente, für die Versuchspersonen gefangen gehalten werden mussten. In Laboren konnten viele Methoden zur Heilung von Krankheiten entwickelt werden, weil sie uns Zugang zu den Lebenszyklen von Zellen und den Ursachen von Ansteckungen gewährten. Doch die Frage, wie wir eingreifen, um den Verlauf einer Krankheit zu beeinflussen, oder ob Experimente durchgeführt werden sollen, um neue Erkenntnisse zu gewinnen, hängt vom ethischen Grundverständnis unserer Gesellschaft ab. In der Wissenschaft sollten Experimente niemals nur Mittel zum Zweck sein; sie sollten die Menschlichkeit und das Recht auf Autonomie und Bewegungsfreiheit achten.

Viele Menschen möchten darauf vertrauen können, dass die Wissenschaft und Wissenschaftler:innen vernunftgeleitete Entscheidungen treffen. Wir hoffen, dass wissenschaftliche Fragen im Interesse des Gemeinwohls gestellt werden. Aber die historischen Wunden wirken bei vielen Menschen afrikanischer Herkunft auch heute noch bewusst oder unbewusst nach.

Die Sorgen, die Menschlichkeit und die Traumata von Schwarzen Menschen sollten respektiert werden. Die Geschichte des europäischen Kolonialismus auf dem afrikanischen Kontinent spiegelt sich nicht nur in gestohlenen Objekten oder Menschen oder dem daraus entstandenen Reichtum wider, sondern auch in der Art und Weise, wie anti-Schwarze Ideologien weiterhin Unterschiede zum Standard machen. Das lebt fort, wenn Polizist:innen in ihrer Ausbildung rassistische und diskriminierende Vorgehensweisen gegenüber migrantisierten Menschen lernen. Und es lebt ebenfalls in unserer Bewertung der ethisch fragwürdigen medizinischen Experimente im kolonialen Ostafrika fort, die denen des Nazi-Regimes zugrunde lagen.

Medizinische Fortschritte wären sicherlich auch ohne diese unmenschlichen Vorgehensweisen möglich gewesen. Was wäre wohl passiert, wenn Afrikaner:innen 1906 selbst Methoden zur Heilung ihrer Krankheiten gefunden hätten? Diese Frage ist besonders relevant, weil wir den weiteren Verlauf der Beziehung zwischen Europa und Afrika verfolgen werden. Ich frage mich, wie die Welt aussehen würde, wenn Afrikaner:innen damals die Mittel dafür gehabt hätten. Geld, Macht, Technologie und Bildung hätten verteilt werden können, anstatt sie gewaltsam und ungleich zum Vorteil Europas anzuhäufen.

Was wäre, wenn Deutschland die Krise nicht ausgenutzt hätte, um die eigene Kolonialherrschaft zu festigen und Afrikaner:innen, deren Leben Deutsche für unbedeutend hielten, weiter zu unterdrücken, und sie stattdessen bei der Pflege der Kranken unterstützt hätten? Wahre Partner:innen oder Verbündete hätten genau das getan. Stattdessen wurde einer der Hauptverantwortlichen, der für unzählige Tode und Zerstörung gesorgt hat, in seiner Heimat weiterhin wie ein Held gefeiert, da seine Methoden später doch noch zu etwas Gutem führten.

Das ist die Lehre aus Robert Kochs Wirken in Afrika.

3

WER HAT ANGST VOR DER GRIPPE? – DIE INFLUENZA

I had a little bird
its name was Enza
I opened the window,
And in-flu-enza.

Kinderreim, 1918[1]

Es war ein Gespinst, ein Netz, das sich weit spannte und jederlei Vetter und Kusine, Gesinde und Gefolgsmann umfing.

Virginia Woolf[2]

Am frühen Morgen des 11. März 1918 verfielen drei Männer in Kansas einem akuten Fieber, das sie zwang, Abstand von ihren militärischen Pflichten zu nehmen. Im militärischen Ausbildungslager Camp Funston litten der Private Albert Gitchell, der Corporal Lee W. Drake und der Sergeant Adolph Hurby unter verschiedenen Symptomen: Sie hatten dröhnende Kopfschmerzen, extreme Gliederschmerzen und konnten vor Halsschmerzen kaum atmen. Ihre Wangen waren eingefallen, und an ihren heißen, zitternden

Körpern strömte der Schweiß herab, der sie im Kampf gegen den Krankheitserreger herunterkühlen sollte. Gitchell, ein Armeekoch, versorgte zusammen mit anderen Köchen Tausende von Soldaten in Funston, während Drake und Hurby junge Männer für die US-Armee ausbildeten. Camp Funston, ein Trainingsgelände für 50 000 Soldaten und ein Internierungslager für Pazifisten, die sich weigerten zu kämpfen, lag in einer Schwemmlandebene am Kansas River in der Stadt Fort Riley. Weit entfernt von den geschäftigen Häfen des Nordostkorridors flossen träge Bäche durch diese Stadt im Mittleren Westen, in die US-amerikanische Männer aus Illinois und Texas verlegt wurden, um sich auf ihren Einsatz im Ersten Weltkrieg vorzubereiten.

Als die drei Männer sich in der Krankenstation des Camps meldeten, nahm sich das medizinische Personal sofort ihrer an, maß ihre Temperatur und notierte ihre Symptome. Der Sanitätsoffizier bestätigte, dass diese Männer die Grippe hatten, woraufhin sie isoliert wurden. Später am selben Tag kamen über 100 weitere Männer in die Militärklinik und suchten ebenfalls medizinische Hilfe gegen das Grippevirus. Ende des Monats errichtete Camp Funston ein Notkrankenhaus für Tausende Armeemitglieder, in der Hoffnung, dass ihre Erkrankung abklingen würde. Ob sie sich dessen bewusst waren oder nicht, die Männer in diesem Lager waren die Vorboten der Grippepandemie von 1918 bis 1919, die in kürzester Zeit unzählige Menschen auf dem Stützpunkt und in der ganzen Welt dahinraffte.

Bis Ende März 1918 erkrankten über 600 Männer in Camp Funston an der Grippe, die viele von ihnen arbeitsunfähig machte und verhinderte, dass sie ihren militärischen Aufgaben nachkommen konnten. Wie Gitchell, Drake und Hurby litten viele von ihnen unter Fieber, Gliederschmerzen und Entzündungen. Im Verlauf der Woche bekamen zahlreiche Patienten Halsschmerzen, laufende Nasen oder Appetitlosigkeit. Einige Männer klagten über Unterleibsschmerzen, andere mussten sich andauernd übergeben. Wieder andere Soldaten lagen schmerzerfüllt und verdrossen im Bett, da Schleim ihre Atemwege blockierte. Als die Zahl der unpässlichen Männer zunahm, richtete das Militär eine zusätzliche Krankenstation ein, die zu einem behelfsmäßigen Krankenhaus umfunktioniert wurde, in dem die jungen, fast komatösen Soldaten in langen Pritschen-Reihen auf Kissen und in Leintücher gehüllt lagen. Das Personal begann Schutzmasken zu tragen, als die gerade noch kerngesunden jungen Männer zusehends ihre Kraft verloren – und zwar nicht aufgrund des anstehenden Krieges, der sie ins Ausbildungslager gebracht hatte, sondern infolge eines unsichtbaren Gegners in ihrer Mitte.

Fotos können unser Verständnis der Vergangenheit schärfen, und das Bild des Notkrankenhauses verdeutlicht die erschütternden Folgen der Grippepandemie zwischen 1918 und 1919. Das grobkörnige, zunächst langweilig wirkende Foto hebt die Schwere der Krankheit hervor. Für die Armeemitglieder war es keine isolierte Krankheitserfahrung, von der sie sich in Ruhe erholen konnten, sondern es war ein sicht- und spürbarer Zustand kollektiver Agonie. Als ein Offizier die Kranken fotografierte, bestätigte dies, dass selbst die stärksten Männer von einem Virus überwältigt werden konnten.

Wer das Foto geschossen hat, bleibt unklar, aber die

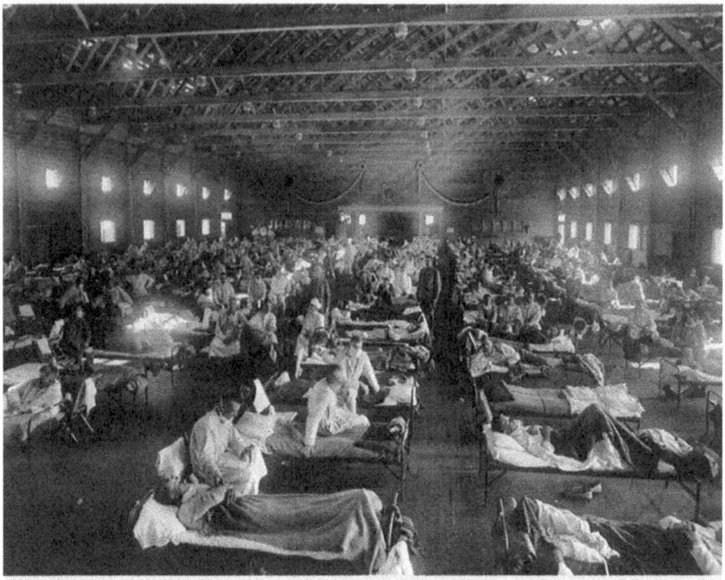

Abbildung 2: Foto von erkrankten Soldaten im Camp Funston, Kansas, aufgenommen wohl von einem anonymen Militärfotografen im Jahr 1918. (Quelle: Nationales Museum für Gesundheit und Medizin)

Bettenreihen brachten das Ausmaß der Seuche zum Ausdruck, und so machte das Foto die persönlichen Folgen der massenhaften Ansteckung zu einem öffentlichen Spektakel.

Camp Funston war die erste, aber nicht die letzte US-amerikanische Militärbasis, die mit der Grippepandemie zu kämpfen hatte. Im September 1918 steckten sich circa 10000 Soldaten in Camp Devens bei Boston mit dem Virus an.[3] Das Ausbildungslager wurde 1917 errichtet und diente wie Camp Funston als Trainingslager für Soldaten, die in den Ersten Weltkrieg geschickt werden sollten. Ende September meldeten mehr als 10 000 der 50 000 Soldaten grippeähnliche Symptome. Ein Arzt, der die Grippepatienten behandelte, schrieb einem Freund über den Ausbruch der Krankheit: »Diese Epidemie hat vor etwa vier Wochen begonnen und sich so schnell verbreitet, dass das Camp demoralisiert ist und alle normalen Arbeiten auf die Zeit danach verschoben werden.«[4] Verzweiflung machte sich breit, blieb aber nicht die einzige öffentliche Reaktion. Was der Arzt schrieb, war weder einzigartig noch tiefgründig, verdeutlichte aber die Verwirrung und den Schrecken, der sich unter den Menschen ausbreitete.

Zwischen 1918 und 1919 starben viele Millionen Menschen an einer neuen, noch tödlicheren Variante der Grippe – einige von ihnen Berichten zufolge innerhalb von Stunden nach der Ansteckung, andere innerhalb von Tagen. Die sozioökonomischen Auswirkungen waren immens: Die Müllabfuhr verzögerte sich, Bauern sahen sich gezwungen, ihre Ernten zu verschieben, und Geschäfte mussten schließen. Angesichts des kriegs- und krankheitsbedingten Verlusts an Arbeitskräften erlebten die USA in dieser Zeit eine leichte wirtschaftliche Rezession.[5]

Die Ärzte an vorderster Front waren an ihrer Belastungsgrenze und manchmal nicht in der Lage, Patient:innen optimal zu versorgen. Das medizinische Personal ging bei der Arbeit nicht nur außergewöhnliche Risiken ein, sondern war zusätzlich überarbeitet. Im Dezember 1918 hieß es in einem Artikel des *Bulletin of the Woman's Medical College of Pennsylvania*: »Die Arbeit im Hauptkrankenhaus mag anstrengend und herzzerreißend sein, aber die Arbeit an der ›Front‹, also in der Front Street und der Ellsworth Street, wo sich unsere Notfallstationen befinden, bringt uns nah an einen kriegsähnlichen Zustand heran.«[6] Das Woman's Medical College wurde 1850 im Zentrum von Philadelphia gegründet und ist die zweitälteste medizinische Einrichtung in den USA, die auch Frauen ausbildete. Die Historikerin Ellen S. More verweist in ihrem Artikel *A Certain Restless Ambition* darauf, dass es zwar zahlenmäßig wenige Ärztinnen gab, die im Ersten Weltkrieg an der Front arbeiteten, diese sich aber in den Beruf einfügten, indem sie sich um eine effiziente Behandlung bemühten.[7] Einerseits bedeutete dies, einen Krieg zu führen, andererseits aber auch zu dokumentieren, wie verzweifelt und entkräftet die Grippewelle Menschen im In- und Ausland zurückließ.

Ab Oktober 1918 wurde die unerbittliche Härte der Grippe in den USA deutlich. Amtsträger wiesen die Öffentlichkeit in diesem Winter darauf hin, dass die Krankheit sich »in Zügen, Theatern und Vergnügungsstätten, Geschäften und Fabriken, also überall da, wo viele Menschen auf engem Raum zusammenkamen, rasch ausbreitete«.[8] Dass diese Information über die *New York Times* verbreitet wurde, verdeutlicht das Bewusstsein für die Rolle der Medien in der öffentlichen Gesundheitsversorgung. Trotz dieser Bemühungen blieb die Grippe für die meisten US-Amerikaner:innen eine unsichtbare, missverstandene und garantiert ansteckende Krankheit. Für Erkrankte gab es nur wenige Behandlungsmöglichkeiten. Die Situation wurde dadurch erschwert, dass das Virus genau dort lebte und sich verbreitete, wo Menschen zusammenkamen – in Kirchen, Fabriken oder Restaurants.

Die Grippe entwickelte trotz verschiedener Gesundheits- und Quarantänemaßnahmen ein Eigenleben. Das heimtückische Virus konnte in seinen frühen Stadien schnell mit einer weniger ernsten, alljährlich vorkommenden Grippe verwechselt werden. Das Niesen oder Husten wirkte anfangs wie eine bloße Unannehmlichkeit, ein subtiler, aber beständiger Druck in der Brust. Während die Krankheitserreger sich ausbreiteten, ging der Erste Weltkrieg weiter, doch ihre Wirkung war tödlicher als die jeder menschengemachten Waffe. Obwohl es kaum verlässliche Daten über die Anzahl der Grippeinfizierten zwischen 1918 und 1919 gibt, schätzen Forscher:innen, dass etwa 500 000 Menschen in den USA und 40 Millionen weltweit während der Pandemie starben. Die Grippe war keine neue Krankheit, aber Anfang des 20. Jahrhunderts führten die Umstände mehr Menschen in engen Räumen zusammen, was dem Virus die Verbreitung erleichterte.

Der Lebenszyklus der Grippe

In der Menschheitsgeschichte tauchen immer wieder andere Varianten der Grippe auf. In einigen Fällen ordneten Medizinphilosophen die Krankheit den jeweiligen Seuchen ihrer Zeit zu, in anderen Fällen diente sie als Metapher für den Krieg. Der griechische Philosoph Hippokrates von Kos veröffentlichte zu seinen Lebzeiten einen Katalog verschiedener Infektionskrankheiten, den *Corpus Hippocraticum*, der Einblicke in die Etymologie und die Entwicklung verschiedener Krankheiten bietet. Er schrieb unter anderem über den »Husten von Perinth«, eine Epidemie, die im 5. Jahrhundert vor Christus eine griechische Küstenstadt am Marmarameer erfasste. Die Krankheit befiel die oberen Atemwege und gilt als erste Grippeepidemie der Menschheitsgeschichte.[9]

Grippeähnliche Symptome hatten vormoderne Wurzeln, und ihre sprachlichen und gesellschaftlichen Spuren lassen sich auch durch die frühe Neuzeit verfolgen. Im 16. Jahrhundert stellten italienische Ärzte einen Zustand fest, den sie *influenza di freddo* nannten, was »der Einfluss der Kälte« bedeutet und von ihnen als Auskühlen des Körpers beschrieben wurde. Mit den Quellen lässt sich nicht sicher belegen, ob diese vormoderne Definition an die der klassischen griechischen Antike angelehnt ist, doch sicher ist: Die Grippe terrorisierte die Menschen in den folgenden Jahrhunderten regelmäßig. Der früheste Bericht über eine Grippeepidemie in der Neuzeit erschien 1803 in Großbritannien. Dr. Richard Pearson, ein Londoner Arzt, der die Epidemie in der Anfangsphase beobachtete, bestätigte: »Die Grippe, wie sie 1803 auftrat, ist genau dieselbe Krankheit, die sich seit fast tausend Jahren immer wieder zu unterschiedlichen Zeitpunkten ausgebreitet hat.«[10] 1831 breitete sich wieder eine tödliche Grippevariante in Europa aus, gefolgt von weiteren Krankheitswellen in den Jahren 1833, 1837, 1847 und 1889.[11] Die Häufigkeit dieser Ausbrüche lässt vermuten, dass die Influenza durch die immer größer werdenden Risse in der Gesellschaft eindrang – der Klassenkampf hielt an, der antikoloniale Widerstand nahm zu und andere Gesundheitskrisen wie die Cholera ereigneten sich zeitgleich. Vor der Entwicklung der Keimtheorie wurden diese Krankheitswellen zunächst als zufällige Handlungen Gottes angesehen, doch in manchen Fällen begannen die Menschen nach und nach,

Krankheiten bestimmten Orten und Personen zuzuschreiben.

Patrick Berche berichtet in seinem Artikel »The enigma of the 1889 Russian flu pandemic«, dass die Grippewelle zwischen 1889 und 1892 »die erste Pandemie des industriellen Zeitalters war, für die statistische Daten erhoben wurden«, was darauf hindeutet, dass Regierungen Infektionen und Massensterben gründlicher erfassen wollten.[12] Als der Krankheitsausbruch 1889 das russische Zarenreich traf und sogar Zar Alexander niederstreckte, kam das Leben vor Ort in vielen Bereichen zum Stillstand. Fabriken, Häfen und Schulen mussten vorübergehend schließen. Die Krankheit fand ihren Weg von Russland nach Westeuropa und trat auch in Berlin, Kopenhagen und Paris auf. 1891 berichtete die nordenglische Zeitung *Yorkshire Evening Post*: »In einigen Fällen sind drei, vier oder fünf Personen in einem Haushalt betroffen. Fast alle, die in medizinischen Berufen arbeiten, sind Tag und Nacht mit Hausbesuchen, Beratungsgesprächen und Behandlungen beschäftigt. Gelegentlich werden ihre Praxen von Hilfesuchenden belagert, die auf Rat und Medikamente für Patienten warten.«[13] Wenn Ärzte in Krankenhäusern arbeiteten, begegneten ihnen viele Herausforderungen: Einige Patient:innen beklagten sich über Unterleibschmerzen, und viele Kinder litten unter Lethargie. Weniger verheerend als die Grippewelle zwischen 1918 und 1919 fielen der Epidemie zwischen 1889 und 1894 dennoch fast 100 000 Brit:innen zum Opfer.[14] Vor dem 20. Jahrhundert hatten Viren besonders aggressive Eigenschaften und richteten furchtbare Schäden an.

In solch unsicheren Zeiten mit hohen Todesraten konnte

die Fantasie mit den Menschen durchgehen. Einem Gerücht zufolge war eine neue Technologie schuld am Krankheitsausbruch: das elektrische Licht. Schon früher waren die Medien also manchmal für die Verbreitung von Falschinformationen verantwortlich. Am 31. Januar 1890 veröffentlichte der *New York Herald* einen Artikel, der nahelegte, dass die Beleuchtung von Bahnwaggons und Schiffskabinen irgendwie verantwortlich für die globale Grippewelle sei, schließlich sei »die Krankheit hauptsächlich an Orten ausgebrochen, an denen es elektrisches Licht« gebe. Außerdem würde die Krankheit besonders »Telegraphenarbeiter betreffen«.[15] Wie so oft, wenn es einer Aussage an Evidenz fehlt, spielten diese Behauptungen mit den Ängsten der Menschen, dass Innovationen, die weit über alles Vertraute hinausgingen, ihnen körperliche Schäden zufügen könnten. Außerdem führten die Große Depression in den 1890er-Jahren – für das Deutsche Reich oft auch als Gründerkrise bezeichnet – sowie die wachsende Unzufriedenheit mit der Obrigkeit Ende des 19. Jahrhunderts zu Zweifeln an der allgemeinen gesellschaftlichen Lage. Die Welt stand unter Schock, als Krieg und Krankheit über sie hinwegfegten und sogar die gesündesten Menschen Europas hinwegrafften.

Zu Beginn des Ersten Weltkriegs nahm die Grippe eine andere Form an. Tausende von Soldaten, die in den Schützengräben im Rheinland lagen oder in Kasernen in Osteuropa untergebracht waren, erkrankten an der Grippe und kamen ins Krankenhaus. Neben ihren Kriegsverletzungen hatten sie nun auch noch Fieber, Hals- und Kopfschmerzen. Im Gegensatz zu den Schüssen hinterließ die Grippe nicht nur Fleischwunden, sondern verunsicherte mit ihrer überwältigenden Macht über den Körper auch den Geist. Der kalte Schweiß brach auf der Hautoberfläche aus, während die darunterliegende Kraft still in sich zusammenbrach. Ärzte beobachteten, behandelten und stellten Theorien über den Lebenszyklus der Grippe auf und mussten sich gleichzeitig mit Regierungen auseinandersetzen, die nichts anderes wollten, als die Schuld für den Verlauf der blindwütigen Krankheit von sich zu weisen.

In Gesellschaften, in denen Angst mithilfe von schriftlichen Aufzeichnungen geschürt werden konnte, nahmen die Regierungen bewusst Einfluss auf das Narrativ über die Grippe. Nach dem Defence of the Realm Act von 1914 war es den britischen Medien verboten, Informationen zu drucken oder zu verbreiten, die »Unzufriedenheit oder Besorgnis auslösen« könnten. Oberflächlich betrachtet war diese Gesetzgebung vernünftig, da sie versuchte, die kollektive Belastung der Menschen zu minimieren. Tatsächlich öffnete sie der Zensur aber Tür und Tor, insbesondere in Bezug auf den Ursprung der Krankheitswelle. Solange Großbritannien nicht als Ursprung der Grippe genannt wurde, durften die Medien schreiben, was sie wollten. In den ersten Monaten der Grippewelle von 1918 bezeichneten die britischen Medien – ähnlich wie andere westliche Medien – die Krankheit als »Spanische Grippe« – eine Bezeichnung, die an die »Russische Grippe« von 1889 erinnert.

Das Bestreben, dic Krankheit zu etwas Fremdem zu machen – zu etwas Invasivem –, verringerte weder die allgemeine Angst noch die Ansteckung. Stattdessen verstärkte sich der Eindruck, die Grippe sei – was Herkunft und Verbreitung anging – ein ungebetener Gast, der (vielleicht weniger mit der britischen Bevölkerung zu tun habe und) bereits länger da war, als es einem lieb sein konnte. Nichtsdestotrotz erkrankten in Großbritannien genau wie in den USA besonders häufig Soldaten, weshalb die Bevölkerung die Krankheit mit der Militarisierung verband. Ein Artikel in den *Manchester Evening News* aus dem Jahr 1918 belegt die bedauerliche und fehlgeleitete Hoffnung, dass das Virus durch menschliches Blutvergießen und Eroberung besiegt werden könnte.[16]

Das Kriegsende hat nicht zum Ende der Spanischen Grippe geführt. Während die Sterblichkeitsrate in die Höhe schnellte, versammelte sich die freudige Menge auf dem Albert Square in Manchester, um den Waffenstillstand zu feiern, und lud damit unwissentlich die Spanische Dame ein, sich ihnen anzuschließen. Das tödliche Virus blieb bis weit ins Jahr 1919 aktiv.

Auch wenn der Krieg zu Ende ging, die Grippe blieb. Ihre unerbittliche Macht und ihre globale Verbreitung machten 1918 sogar Schwachstellen in der Gesundheitspolitik des mächtigsten und wohlhabendsten Nationalstaats der damaligen Welt sichtbar. Zu dieser Zeit, lange bevor der National Health Service entstand, war Großbritannien schlecht auf eine derartige Katastrophe vorbereitet und nicht in der Lage, für die Gesundheit der eigenen Bevölkerung zu sorgen. Die schnelle Verbreitung der Grippe veranlasste die Regierung, ihre relative Untätigkeit einzustellen und verschiedene Maßnahmen von zusammengewürfelten Wohltätigkeitsorganisationen und Regierungsinitiativen umsetzen zu lassen.

Britische Ärzte baten Radiosender und Filmproduzenten, Menschen über die Gefahren der Grippe aufzuklären. Eine der bedeutendsten Produktionen zur Gesundheitsaufklärung war der 18-minütige Stummfilm *Dr. Wise on Influenza.* Das Video beginnt mit einer körnigen Aufnahme eines älteren Mannes, der vor einem Mikroskop steht. Wie bei vielen Breitwandfilmen dieser Zeit waren die bewegten Bilder mit Botschaften versehen. Wir bekommen Menschen zu sehen, die an der Grippe erkrankt sind, sich gegenseitig anniesen, öffentliche Verkehrsmittel benutzen und nicht in der Lage sind, das Bett zu verlassen. Die Krankheit schwächt ihre Körper, und das Virus verteilt sich währenddessen in der ganzen Stadt. Aber im Gegensatz zu apokalyptischen Filmen, in denen Zuschauende Mitgefühl für bestimmte Figuren entwickeln, werden hier gesundheitsrelevante Richtlinien mitgeliefert. In einem Zwischentitel informiert Dr. Wise die Zuschauenden, dass »Infektionskrankheiten wie die Grippe durch Mikroben hervorgerufen werden«. Später empfiehlt er Erkrankten, »zu gurgeln und die Nase mit Salz und Kaliumpermanganat zu spülen«. Für derartige visuelle Aufklärungskampagnen und Verhaltensempfehlungen stellte das britische Local Government Board kleine Fördersummen zur Verfügung.

Aber um die Grippe unter Kontrolle zu bringen, waren trotzdem ein größerer gesellschaftlicher Wille und eine bessere Maßnahmenkoordination nötig. 1919 zentralisierte die Stadt London ihr öffentliches Gesundheitssystem, unter anderem erfolgte dies durch die Einrichtung des Gesundheitsministeriums, und baute die regelmäßige Straßenreinigung und Müllabfuhr aus. Diese Maßnahmen, bei denen es eigentlich um die Gesundheit von Kindern und Müttern ging, spielten, so gering sie auch erscheinen mögen, eine entscheidende Rolle bei der Erweiterung des staatlich finanzierten Repertoires an Initiativen zur allgemeinen Gesundheitssicherung. Als das Jahrzehnt zu Ende ging, zögerten Entscheidungsträger, Quarantänemaßnahmen in Bussen und Straßenbahnen umzusetzen, um der Moral nicht zu schaden.[17] Dennoch nahmen sie sich Zeit, verschiedenste Maßnahmen zur Bekämpfung der Grippe durchzusetzen.

In westlichen Gesellschaften betrachten wir die tatsächliche oder gefühlte Präzision der modernen Datendokumentation und statistischer Erhebungen heutzutage als Selbstverständlichkeit. Geburten werden in Geburtsurkunden festgehalten, und Todesursachen können mithilfe von Autopsien bestimmt werden. 1919 waren derartige Vorgehensweisen nicht immer verfügbar, insbesondere nicht für arme Menschen.

Im November 1918 berichtete ein reißerischer Artikel in der *London Times*, dass ein »dreifacher Mord und Suizid« angeblich mit dem Ausbruch der Grippe zu tun hätten.[18] Um die langweilige Realität etwas aufzumischen, hielt sich die Zeitung nicht ganz an die Wahrheit. In diesem Herbst hatte der Bäcker Leonard Stitch aus Suffolk einen Ausraster, er erstach erst seine Frau und seine Kinder und erhängte sich danach selbst. Einige Nachbar:innen konnten das kaum glauben, denn er sei ein respektabler Mann gewesen, andere erzählten den Reportern, seine psychische Gesundheit habe unter den Folgen einer Grippe gelitten. Obwohl einige Leute einer möglichen Verbindung zwischen einer Grippe und einer Psychose skeptisch gegenüberstanden, glaubten einige Wissenschaftler damals daran.

Zu Beginn der Pandemie von 1918 berichteten Ärzte

hin und wieder von einem Zusammenhang zwischen der Grippe und Psychosen.[19] 1919 behauptete der britische Arzt Dr. George Henry Savage, die Grippe würde das Nervensystem beeinträchtigen und könne »Formen von Verrücktheit zur Folge haben«.[20] Ihm zufolge war die Zeit dieser Komplikation gekommen, wenn Menschen bettlägerig waren und dunkle Ringe um die Augen bekamen. Savage war nicht der Einzige, der so dachte. Der US-amerikanische Arzt Karl A. Menninger führte 1919 eine Studie im Boston Psychiatric Hospital durch und vermutete eine Verbindung zwischen der Grippe und psychischen Krankheiten wie Demenz oder Delirium. In dem Moment, als Ärzte versuchten herauszufinden, wie und warum Patient:innen krank wurden, versuchten sie, Verbindungen zwischen Körper und Geist zu finden.[21]

Psychische Krankheiten, wie sie Menschen erleben, die mit Depressionen oder Angststörungen zu kämpfen haben, sind gerade deshalb so belastend, weil Betroffene, wie die Wissenschaftsjournalistin Rachel Aviv es ausdrückt, »sich selbst fremd werden«.[22] Geistige Verwirrung, Depression und Suizid traten laut den Daten bei Grippewellen gehäuft auf, waren aber wahrscheinlich eher eine Folge der sozialen Unzufriedenheit und der materiellen Belastung, die Anfang des 20. Jahrhunderts existierten. Die Nachwirkungen des Weltkriegs, die Klassenunterschiede und unverarbeitete Traumata förderten sicherlich Abspaltungen oder noch gravierendere psychologische Folgen.

Die gesellschaftliche und staatliche Bewältigung der Grippe war kompliziert und passierte schrittweise. 1921 befand sich London laut der *Times* immer noch fest in der Hand der Pandemie, es hieß: »Unser ganzes Denken war von den Schrecken des Krieges bestimmt« und wurde darüber hinaus von der »Katastrophe« der Grippe heimgesucht.[23] Die Gesellschaft stand unter enormem Druck, sich um die Toten zu kümmern und die Handlungsfähigkeit der Lebenden zu sichern. Am 6. November 1918 beantragte ein Oberinspektor im Südosten Londons bei der Kommunalverwaltung die Bereitstellung von zwölf Totengräbern, da er einen Rückstau an Leichen zu beheben hatte.[24]

Nicht alle Maßnahmen waren mit dem Tod verbunden. Einige Menschen fanden Trost in kleinen Handlungen, über die sie in dieser unsicheren Zeit noch Kontrolle hatten. So wurde beispielsweise den Bewohner:innen des Londoner Stadtteils Hackney geraten, sich bei Grippesymptomen nicht nur ins Bett zu legen und zu isolieren, sondern auch den Mund mit Kartoffelwasser zu spülen. Zu den kontroversesten Maßnahmen gehörten erzwungene Quarantänen und Überwachung. Viele Gesundheitsvorkehrungen beruhten jedoch auf individueller Verantwortung, auch wenn sie Praktiken umfassten, die aus heutiger Sicht weit entfernt von unserem Verständnis der Keimtheorie sind: Bettruhe, Isolation und Homöopathie sollten die Krankheit vertreiben. Doch für Menschen, die in Fabriken arbeiteten und deren Bezahlung von ihrer Anwesenheit abhing, war dies nicht möglich.

Wenige wissen, dass die Grippewelle von 1918 wohl mehr Leben als die Pest kostete. Allein in Großbritannien starben über 200 000 Menschen. Einer Infektion zu entkommen war schier unmöglich, weshalb Menschen jedes Mittel dagegen recht zu sein schien. Ob in einem Militärlager oder zu Hause, Grippekranke suchten Zuflucht im Bett. Allerdings machten sie unterschiedliche Erfahrungen während ihrer Krankheit. Soldaten, die sich im Krieg befanden, lebten auf engem Raum zusammen, was soziale Distanzierung verunmöglichte. Menschen, die in kreativen Bereichen arbeiteten und oft zu den oberen sozialen Schichten gehörten, hatten mehr Autonomie in der Gestaltung ihres Umfelds. Die Grippe war einerseits ein Massenphänomen, das ganze Bevölkerungsgruppen betraf. Andererseits war sie ein privater Kampf, den Menschen in ihren Betten austrugen.

Die Kreative Klasse

Die Grippe betraf die Arbeiter:innenklasse, etwa Fabrikarbeiter:innen und Soldaten, besonders stark. Schriftsteller:innen standen hingegen in gewisser Weise über der Krankheit. Wenn sie eine Grippe hatten – vielleicht sogar mehrmals hintereinander –, konnten sie sich isolieren und weiterhin schreiben. Manchmal diente die Krankheit sogar ihrer Inspiration. Für die kulturelle Elite war die Grippepandemie zwischen 1918 und 1919 also nicht ausschließlich eine Plage für Körper und Geist, sondern in einigen Fällen auch kreativitätsfördernd. Zudem mussten sich Mitglieder höherer Gesellschaftsschichten bei verringerter Arbeitsfähigkeit keine Sorgen um ihr Überleben machen. An der britischen Schriftstellerin Virginia Woolf lässt sich dieses Wechselspiel der Krankheit zwischen Gefahr und Inspiration bestens zeigen.

Während der Grippepandemie in den Jahren 1918 und 1919 litt Virginia Woolf unter ihrem geschwächten Körper, und auch um ihre mentale Gesundheit stand es nicht gut, was sich auf ihre Beziehungen und ihr Schreiben auswirkte. Woolf halluzinierte hin und wieder und hörte Stimmen. Ihre sprunghafte Gemütslage machte ihren körperlichen Zustand besonders deutlich.

Wie die Soldaten in Camp Funston fand Woolf Zuflucht im Bett. Ihrem Klassenprivileg verdankte sie einen privaten Rückzugsort. Ihr »Krankenbett« wurde zu einem Zwischenraum, der ihren Einfallsreichtum in gewisser Weise beschränkte, aber diesen andererseits anstachelte. 1918 war nicht nur wegen der Grippe ein turbulentes Jahr für Virginia Woolf. In diesem Jahr verschlechterten sich ihr körperlicher und mentaler Zustand. Woolfs Umgang mit ihrer Krankheit bestand darin, so präzise wie möglich über sie zu schreiben. In Briefen an Familienmitglieder und Freund:innen erzählte sie von ihren Schmerzen: »Meine Hand zitterte nicht mehr, doch vibriert mein Geist zu sehr, was immer der Fall ist nach einer Invasion von Besuchern, unerwartete, & nicht sehr einfühlsame.«[25] Auch wenn Woolf litt, ihre wunderschöne Prosa nimmt einen mit in ihre Welt. In diesem Jahr hatte sie Pech. Einige ihrer schwierigsten Briefe stammen aus der Zeit ihres zurückgezogenen Lebens mit der Grippe. Dass sie ans Bett gefesselt war, hinterließ einen bleibenden Eindruck: die Enge des Raumes, die Backsteine und der Putz. Doch das Schreiben war ein Weg aus der Isolation.

Woolf dokumentierte ihren eigenen Gesundheitszustand und den der Menschen um sie herum, aber als ihr Nachbar sich ansteckte, war ihr Ton zunächst wenig mitfühlend. Im Juli 1918 hielt sie fest: »Die Grippe, die überall wütet, ist nebenan eingezogen.«[26] An anderer Stelle äußert sie sich über eine kurze Trockenperiode in der Stadt – wochenlang fiel kaum Regen – und bemerkt in einem Nebensatz, dass ein anderer Nachbar an der Grippe gestorben sei.[27] Die Infektion ihrer Nachbarn betraf sie nicht direkt, aber einige Monate später, im Januar 1919, kam sie direkt mit Krankheit in Berührung. Woolf quälte allerdings etwas anderes: Ihr wurde ein Zahn gezogen, und sie verbrachte zwei Wochen im Bett, sodass sie sich nicht voll und ganz dem Schreiben widmen konnte. Ihre Grippeerkrankungen und ihre insgesamt nachlassende Gesundheit schränkten ihre Beteiligung am literarischen Leben zeitweise ein.

Für Schriftsteller:innen kann das Bett ein Ort der Ruhe und Regeneration sein. Im Dezember 1919 erholte sich Woolf von der Grippe und war zunächst sprachlos. Sie ärgerte sich: »Dann hatte ich eine ganz ähnliche Attacke – 8 Tage im Bett, heute herunter aufs Sofa, & morgen auf nach Monk's House.«[28] Ernst und nachdenklich saß sie mit geschlossenem Mund in ihrem Bett. Ihre Symptome waren moderat, hielten aber eine ganze Weile an und setzten sie außer Gefecht. Woolf klingt abgeklärt, wenn sie darüber schreibt, dass ihre Bettruhe unvermeidbar sei. Sie versuchte, ihren Genesungsprozess mit Ruhe und viel Trinken voranzutreiben. Ungeachtet dessen können ihre Krankheitserfahrungen nicht von ihrem Schreiben oder ihrem Wunsch, die Belastungen der Isolation zu verstehen, getrennt werden. Am 28. Dezember fühlte sich Woolf überraschend beschwingt, das schlechte Wetter machte ihr nichts. Stattdessen wandte sie sich dem Buch auf ihrem Nachttisch zu – *Greville Memoirs*.

Für die meisten Frauen aus der Arbeiter:innenklasse war das Schreiben im späten 19. und frühen 20. Jahrhundert ein Privileg, zu dem sie keinen Zugang hatten. Über ihre Gesundheit zu schreiben hätte Frauen aus dem Proletariat noch ferner gelegen. Lange bevor Virginia Woolf an der Grippe erkrankte und ihr Bett hüten musste, schrieb ihre Mutter, Julia Stephen, einen kleinen Ratgeber über die Pflege von Kranken und Verletzten. Die 1883 veröffentlichte Abhandlung von Stephen thematisierte das Krankenbett mit übertriebener Genauigkeit und verdeutlichte, dass die Pflege eines kranken Menschen keine entspannte Freizeitbeschäftigung war, sondern vielmehr erforderte, ein hygienisches Krankenzimmer mit einem bequemen Bett einzurichten, um Menschen bestmöglich vor dem Tod zu schützen. Stephen zufolge benötigten das Krankenzimmer und -bett die größtmögliche Sorgfalt zum Schutz der Gesundheit der Patient:innen.

Für Woolf verbanden sich Schreiben und Krankheit auf einem weniger umständlichen Weg. Als Erwachsene schaffte sie ein Gleichgewicht zwischen ihrem Leben als Teil der Londoner Bohème und ihrer Zurückgezogenheit in Richmond. Obwohl sie verheiratet war (oder vielleicht gerade deswegen), gab Woolf an, dass die Isolation ihre Fantasie mehr anregte als die Gesellschaft. Sie wurde Teil der *Bloomsbury Group*, eines Kollektivs britischer Intellektueller, die im Herzen Londons lebten, während sie maßgeblichen Einfluss auf die englische Literatur nahm, an Verabredungen und Salons teilnahm. Die Bloomsbury Group war keine eigene Schule, aber die Mitglieder gehörten alle einer ähnlichen Klasse an – der Oberschicht – und hatten eine vergleichbare Ausbildung erhalten – an der Universität Cambridge. Obwohl sie der Elite angehörten, zeichneten sich ihre Leben durch eine rebellische Leidenschaft für unkonventionelle Existenzen aus. Woolf ist beispielsweise bekannt dafür, neben ihrer Ehe Beziehungen mit Frauen geführt zu haben. In ihrem Tagebuch schreibt sie regelmäßig über ihre Freundschaften zu anderen Schriftsteller:innen, über ihre Erfolge und ihre Schwächen. Flapsig äußert sie sich über einige Mitglieder der Bloomsbury Group: »Mit den Klassikern vergeht die Zeit viel besser als mit der *Pall Mall Gazette*. Maynard Keynes kam zum Abendessen. Wir setzten ihm Austern vor. Er ist wie Quecksilber auf einem schrägen Brett – ein wenig unmenschlich, aber sehr liebenswürdig, so wie unmenschliche Leute es sind. Wir klatschten über Adrian und Karin (Adrian, der sein Liebeswerben in einer lauten, wohlabgewogenen Tonlage betreibt) & natürlich über Majorie und Jos.«[29] Diese kurzen, manchmal gedankenlosen Bemerkungen sind eindeutig: Woolf liebte Klatsch und Tratsch; er bereitete ihr Freude. Trotz ihres freigeistigen Lebensstils und dieser gelegentlichen Momente unbeschwerter Glückseligkeit gab Woolf auch ihre psychischen Probleme zu. Hin und wieder erzählte sie engen Freunden von ihrer Instabilität.

1904 schrieb Woolf ihrer Freundin Violet Dickinson: »Die ganzen Stimmen in meinem Kopf, die mir alle möglichen wilden Dinge erzählt haben, sind verschwunden.«[30] Woolf gestand, dass diese verletzlichen Momente sie in ihrem Schreiben behinderten. Sie unterbrachen ihren üblichen Rhythmus des Schreibens und Aufbereitens. Doch die Instabilität und die daraus entstehende Einsamkeit führten sie immer wieder zurück zur Literatur. Sie war diszipliniert, und Texte zu verfassen löste ein Hochgefühl in ihr aus, auch wenn sie nicht immer von der Qualität ihrer Arbeit überzeugt war: »Ich habe den ganzen Morgen mit Freude geschrieben, was seltsam ist, weil es keinen Grund gibt, erfreut über das Geschriebene zu sein.«[31] Wie andere Menschen zu ihrer Zeit, versuchte auch Woolf den Krankheitsverlauf bis zu ihrer Genesung festzuhalten, die heftigen Perioden und das Abflauen.

Als Großbritannien Anfang 1919 von einer dritten Grippewelle getroffen wurde, erkrankte Woolf erneut. Sie ließ ihre Schwester wissen, dass ihr Körper sie dieses Mal »nicht aufstehen ließ«.[32] Woolf war äußerst schwach. Andauernde Kopfschmerzen, eine Zahnextraktion und psychische Qualen belasteten ihr ruhiges Gemüt. Nicht in der Lage, zwischen ihren schwindenden Kräften und ihren Angstzuständen zu unterscheiden, fügte sie hinzu: »Ich dachte, ich würde sterben, aber Fergusson sagt, dass das nur die Nerven sind, die nach einer Grippe verrücktspielen.«[33] Diesmal ging es nicht nur um den Verlauf ihrer Grippe, sondern auch um die Beeinträchtigung ihres schriftstellerischen Schaffens. In ihrem Artikel »View from the Sickroom« weist die Wissenschaftlerin Janine Utell darauf hin, dass Woolfs Schreiben von der Krankheit geprägt war, auch in Momenten, in denen sie nicht in der Lage war, sich damit zu befassen: »Das Schreiben bietet dem Selbst eine Struktur, bis die Krankheit es überwältigt.«[34] Ihre Tagebucheinträge sind manchmal bruchstückhaft und dann wieder aussagekräftig und damit ein exzellentes Beispiel dafür, dass Kreative an Talent einbüßen, wenn ihre Körper sie im Stich lassen. Vielleicht litt Woolf auch unter starker Migräne und nicht nur an der Grippe, aber die Gründe für ihre Melancholie und die Stimmen in ihrem Kopf bleiben unklar.

Sowohl in der Form als auch im Inhalt zeichnete sich Woolfs Schreiben durch ihre bemerkenswerte Liebe zum Detail aus. Ihre Sprache war selbstbeobachtend, sparsam und klar: »Hier bin ich nun an meinen Felsen gekettet: Zum Nichtstun verdammt […] Müdigkeit in jedem Muskel und mein Gehirn auf süßen Lavendel gebettet.«[35] Vom Bett aus berichtet Woolf von ihrem fragilen inneren Zustand und zeigt sich dabei schonungslos und erschöpft. Sie nimmt sich selbst auseinander und legt dar, wie die Literatur ihr half, ihre Depression zu bekämpfen. Beim Schreiben zeigen sich die eigenen Unsicherheiten, auch bei denjenigen, die schon zahlreiche Anerkennungen erhalten haben. Im Oktober 1920 hielt Woolf fest:

> Die Melancholie nimmt ab, wenn ich schreibe. Warum schreibe ich dann nicht öfter? Nun, die Eitelkeit verbietet das. Ich will sogar vor mir selbst erfolgreich erscheinen. Doch komme ich dem nicht auf den Grund. Es ist, weil ich keine Kinder habe, getrennt von meinen Freunden wohne, es mir nicht gelingt, gut zu schreiben, ich zu viel für Essen ausgebe, alt werde. Ich denke zu viel an das Warum und Weshalb.[36]

In einer Zeit, in der das Leben teuer geworden ist, treffen diese Ängste auch heute auf viele Schreibende zu, wenn sie unter prekären Umständen ihre Texte verfassen, dem sozialen Druck der literarischen Produktion und dem materiellen Stress, die eigenen Lebenshaltungskosten zu tragen, ausgesetzt sind. Obwohl Woolf bereits zu Lebzeiten erfolgreich war und keine Geldnot hatte, begann sie an sich zu zweifeln, je mehr sie körperlich und psychisch erkrankte. Natürlich wurden ihre Ängste auch von ihrem ständigen Kampf um Genesung geschürt.

Ich kann mir schwer vorstellen, wie sehr die Grippe Woolfs soziales Leben immer wieder beeinträchtigte, sie tagelang ans Bett fesselte und von ihrer Kunst fernhielt. Im Januar 1922 infizierte sich Woolf wieder. Dieses Mal schrieb sie: »Ich zitterte über dem Feuer und taumelte mit Grippe ins Bett.«[37] Woolf war einen Monat lang krank und konnte nicht arbeiten. In diesem Jahr folgte ein Leiden dem nächsten, trieb sie ans Ende ihrer Kräfte und immer wieder ins Bett.

Sich unpässlich zu fühlen ist nicht nur auf die biologische Ursachen zurückzuführen; auch die Abgeschiedenheit kann kreative Prozesse stören, wobei das kreative Schreiben ebenso als Ausrede dienen kann, um sich anderen Aufgaben zu entziehen. Woolf gibt zu, dass sie zwischen April und Juni 1922 »kaum ein Wort festgehalten hat. Ich schreibe momentan nur, um mich davor zu drücken ein bis zwei Seiten Jacob für Miss Green zu übertragen.«[38] Die Grippe hinderte sie zeitweise am Schreiben, aber sie machte den schrecklichen Verlust ihrer Zähne verantwortlich für ihre Stimmungsschwankungen. Sie war wochenlang am Boden zerstört. Erst später erkannte sie Verbindungen zwischen der Grippe und dem Krieg.

In Texten, die Woolf nach dem Ersten Weltkrieg verfasste, bemerkt sie, dass die Grippewelle von 1918 der nationalen Siegeserzählung einen Strich durch die Rechnung machte. Als sie sich im Sommer 1922 einigermaßen von ihren Krankheiten und ihrer sozialen Isolation erholt hatte, schrieb sie »Mrs. Dalloway in Bond Street«, den Ausgangstext für ihren späteren Roman. Vielleicht war das Schreiben des Romans ein Versuch, die Stille ihres Leids zu verdrängen, indem sie die Sorgen und die Beziehungen dieser Zeit skizzierte. Die Literatur bot ihr eine Chance, etwas zu erzählen, das über ihren Körper, ihre Psyche und ihr Krankenbett hinausging.

Krankheit als Metapher

Während der Grippewelle zwischen 1918 und 1919 verbanden die Traumata des Krieges und der Krankheit die Überlebenden miteinander. Ohne eine konkrete Wahrheit vorzugeben, setzte Woolf sich literarisch mit diesem Leitmotiv auseinander. In ihrem berühmten Essay »Über das Kranksein« schrieb sie: »Jene großen Kriege, welche der Körper, [...] in der Einsamkeit des Schlafzimmers gegen den Ansturm des Fiebers führt«, klingen immer noch in den Herzen und Köpfen der Menschen nach.[39] Der Text ist eine herausragende Kulturkritik und eine gelungene philosophische Intervention in Erzählungen über das Kranksein. Den Essay hatte Woolf zunächst für T. S. Eliots Journal *Criterion* verfasst, aber später wurde er von Hogarth Press, dem Verlag, den sie mit ihrem Mann, Leonard Woolf, gegründet hatte, veröffentlicht. Woolfs Ausführungen lieferten nicht nur Einblicke in die sich wandelnden körperlichen Zustände während ihrer Krankheit, sondern konnten Buchliebhaber:innen auch als tiefgründiges, philosophisches Handbuch dienen. Sie verfasste den Text 1926 nach einem Nervenzusammenbruch in ihrem Bett. Dennoch steht nicht das Bett im Mittelpunkt, sondern eine bewusste Provokation: »[Es] erscheint wahrlich seltsam, daß nicht die Krankheit mit der Liebe und dem Kampf und der Eifersucht zusammen ihren Platz eingenommen hat unter den Hauptthemen der Literatur.«[40] Ihr Text verhandelt das Kranksein, aber Woolf sorgt sich und wartet ängstlich darauf, dass die Literatur sie beachtet. Sie ist der Meinung, dass die Feinheiten des Krankseins, die körperlichen und geistigen Veränderungen, mehr Aufmerksamkeit von ihren schreibenden Kolleg:innen benötigen. Deshalb erschuf sie selbst ein anschauliches Bild des Krankenzimmers und – unabhängig davon, ob Menschen es glaubten oder nicht – von der Verbreitung von Krankheiten durch Ansteckung mit Mikroben, was wiederum auf die Verletzlichkeit des Körpers verwies.

»Die Erfahrung ist nicht mitteilbar«, schreibt Woolf, »und wie es immer mit diesen sprachlosen Dingen geht, dient sein eigenes Leiden nur dazu, im Kopf seiner Freunde die Erinnerung an *ihre* Grippen zu wecken, an *ihre* Qualen und Schmerzen, die letzten Februar unbeweint blieben und jetzt laut, lärmend, verzweifelt nach der himmlischen Linderung des Mitgefühls rufen.«[41] Obwohl die Literatur laut Woolf versagt, lässt sie sich davon nicht aus Ehrfurcht oder Schock bremsen, sondern versucht einen eigenen kreativen Beitrag zu leisten. Ihre präzisen Beobachtungen verweisen auf die im 20. Jahrhundert üblichen Perspektiven auf das Kranksein und geben wieder, wie uns bestimmte Momente prägen und wir uns sogar dann, wenn wir mit unseren Kräften am Ende sind, Erleichterung verschaffen können. Woolf setzte ihre eigenen Überlegungen in die Praxis um und machte das Kranksein zum Inhalt ihrer Geschichten.

Im Frühjahr 1925 veröffentlichte sie *Mrs. Dalloway*, eine vielschichtige Geschichte, die das pandemische Trauma in ein persönliches Drama verwandelt. Der Roman spielt in den

1920er-Jahren, und im Mittelpunkt stehen der Alltag und das Innenleben einer Frau aus der britischen Oberschicht. Woolf beschwört eine Dinnerparty der literarischen Elite Londons herauf und betrachtet ihren Umgang miteinander, was sie essen und trinken. Die Figuren leben in einer herausfordernden Zeit, in der sie mit den Folgen von Krieg und Krankheit zurechtkommen müssen. Wie die Menschen in ihrem Umfeld, sind die Figuren unvollkommene Adelige. Clarissa Dalloway, die Hauptfigur des Romans, ist eine wankelmütige Persönlichkeit, anspruchsvoll, arrogant und prüde, die die Leser:innen mit ihrer sich anbahnenden Psychose für sich einnimmt. Ihr Entsetzen und ihre Abgeklärtheit schaffen Raum für Empathie und machen immer deutlicher, wie sehr die Grippe sie beeinflusst hat.

Obwohl die Dialoge in *Mrs. Dalloway* offenherzig sind, verdeutlichen die Beschreibungen der Figuren, wie sehr die Grippe und der Erste Weltkrieg Körper und Geist der Romanfiguren gezeichnet haben. Mit einer deutlichen Erzählstimme zeigt der Roman die unwiderruflichen Folgen der Grippe: Über Clarissa heißt es da, sie spüre »eine eigenartig gedämpfte Stille, oder Feierlichkeit; ein unbeschreibliches Innehalten der Zeit, eine Erregung (aber das mochte auch ihr Herz sein, das, wie man sagte, von der Grippe angegriffen war)«.[42] Aber es war nicht nur das Herz der Protagonistin. Die Folgen ihrer Erkrankung waren deutlich sichtbar, denn sie war »seit ihrer Krankheit sehr weiß geworden«.[43] Mit zarter und wunderschöner Prosa gelingt es Woolf, Mrs. Dalloways Verletzlichkeit zu vermitteln, die Möglichkeit des Sterbens, auch wenn sich Menschen bester Gesundheit erfreuen.

Im Zentrum des Romans stehen Clarissa Dalloway und

die Widersprüchlichkeit des Überlebens. Woolf nimmt ihre Leser:innen auf einen eindrücklichen Spaziergang durch die Stadt mit und führt Figuren ein, die ernst und verunsichert sind. Diese Menschen stellen ihre Beziehungen infrage und machen sich Gedanken über die Begrenztheit ihrer Körper. Clarissa ist 52 Jahre alt und hat die Grippe überlebt, ihr Körper scheint ihr »inzwischen häufig ein Nichts zu sein«.[44] Beim Lesen ist manchmal nicht ganz klar, was Clarissas Realität oder Halluzination ist. Als sie in ihrem Haus die Treppe hinaufgeht, »fühlte sie sich plötzlich geschrumpft, gealtert und ohne Brüste«.[45] Der Roman vermischt die Beschreibungen ihres körperlichen Zustands während ihrer Grippe im Jahr 1918 mit denen einer Dinnerparty Jahre später und zeigt so, wie sehr eine Krankheit das Leben eines Menschen prägen kann.

Als ich das Buch zum wiederholten Mal las, bereitete es mir großes Vergnügen, und besonders die Perspektiven von Mrs. Dalloway und anderen Figuren der britischen Oberschicht fesselten mich. Aber es war mehr als das: Sie alle standen unter Schock und mussten mit den körperlichen Folgen des Krieges und der Grippe sowie mit der ständigen Angst vor Tod und Verletzung umgehen. Clarissa fürchtete, dass ein neues Virus ihr Ende bedeuten könnte. Der Text deutet an, dass es weder um individuelle Tapferkeit noch die Niedergeschlagenheit der Masse geht, sondern darum, mit der Angst vor einer neuen Krankheitswelle zu leben.

Einzelne Figuren des Romans können für die Millionen Menschen stehen, die eine Krankheitsgeschichte haben, die mit Gebrechlichkeit, Schmerzen und sogar dem Tod einhergehen kann. Sogar im Leben nach der Pandemie ist es einigen nicht vergönnt, aufzuatmen. Am meisten beeindruckte mich Woolfs Darstellung der Räume, auf die Kranke sich beschränken mussten. Clarissa sagt: »Da war eine Leere um das Herz des Lebens, eine Dachstube.«[46] Anstatt die Psychose pedantisch allein der Grippe zuzuschreiben, schlüpft Woolf mit ihrer Erzählstimme raffiniert und einfallsreich in Clarissas Bewusstseinsstrom. Als Nächstes beschreibt Woolf das Bett und was Mrs. Dalloway darin tut – lesen und schlecht schlafen. Der Hochsommertag erscheint vielleicht unpassend für die Auseinandersetzung mit den quälenden Folgen der Pandemie, aber der Dachboden erinnert Clarissa an ihre Krankheit, gerade weil sie sich dort todkrank gefühlt hat.

Clarissas Verhalten zeigt, dass ihre Krankheit nicht einfach der Vergangenheit angehört. Sie spürt diese Wunde weiterhin in ihrem Körper und an ihrem Rückzugsort. Vor allem zeigt Woolf, wie sehr ihre Figuren die Menschen betrauern, die sie verloren haben oder die sie selbst vor der Erkrankung waren. Clarissa und ihre Bekannten scheinen oberflächlich betrachtet an ihrem kleinen Kreis festzuhalten. Doch trotz ihres Durchhaltevermögens können sie den katastrophalen Folgen des Virus nicht entkommen. Woolfs Roman ist tiefgründig und präzise in der Beschreibung, woran Menschen sich nach der Pandemie festhalten, wie es ihnen ergeht und wie sie weiterleben. Sie zeigt eindrucksvoll, wie sehr sich ansteckende Krankheiten auf jeden Aspekt unseres Seins auswirken. Sprachlich elegant dokumentiert der Roman, welche Folgen Clarissa körperlich und seelisch von der Grippe davongetragen hat und wie traumatisierend eine Pandemie ist. Aber er schafft noch mehr.

Kritiker:innen haben richtig erkannt, dass *Mrs. Dalloway* von Trauma und Genesung handelt und von der Kunst des Trauerns nach einem Krieg oder einer Infektionswelle.[47] Die anhaltenden Ängste sind nicht nur auf das Unwissen über das Virus zurückzuführen, sondern auch Teil eines tiefergreifenden Unbehagens, das sich im 20. Jahrhundert breitmachte. In *Mrs. Dalloway* schildert Woolf die Folgen einer globalen Virus-Pandemie, indem sie die bleibende Angst mit leichter Hand hervorhebt.

Woolfs Zeitgenoss:innen boten ebenfalls literarische Perspektiven auf die Grippepandemie. Katherine Anne Porter veröffentlichte 1938 eine Novelle, *Fahles Pferd, fahler Reiter,* die in schnörkelloser Sprache die Erinnerungen einer jungen Frau an die Grippepandemie nachzeichnet und dabei verhandelt, was es bedeutet, zu überleben. Die namenlose Protagonistin hadert zu Hause mit ihrer Einrichtung, denn sie kann dabei der direkten Konfrontation mit dem Tod nicht entgehen: »Zu viele sind schon in diesem Bett gestorben; es gibt zu viele Knochen meiner Vorfahren.«[48] Der Tod war omnipräsent, und viele Romane über die Grippe erzählen von tragischen und schmerzhaften Verlusten. 1929 veröffentlichte Thomas Wolfe seine autofiktionale Coming-of-Age-Geschichte *Schau heimwärts, Engel!*, die sich mit der Trauer über den frühen Tod nach einer Grippe auseinandersetzt. »Die Romanschriftstellerei befasst sich nicht mit Tatsachen schlechthin«, schrieb Wolfe erklärend an seine Leser:innen, »sondern mit deren Auswahl, ihrer geistigen Verarbeitung und ihrer zweckvollen Einordnung.«[49] Diese Erzählungen thematisieren die schrecklichen Verluste, die Pandemien für alle Schichten der Gesellschaft bedeuten. Selbst in Momenten der kollektiven Panik bietet die Literatur neue Perspektiven und lebhafte Bilder.

Mitte der 1920er-Jahre lernten die Europäer:innen mit der Grippe zu leben. Aber die Folgen der Pandemie waren noch spürbar, und nicht alle Menschen hatten sich von ihr erholt – wie die Literatur zeigt. Die Grippe entwickelte sich zur Pandemie des 20. Jahrhunderts, und sie wurde über die Luft durch Tröpfcheninfektion übertragen. Die Literaturkritikerin Merve Emre verweist, wie so viele andere, zu Recht auf Woolfs literarische Verdienste. In einer kommentierten Ausgabe von *Mrs. Dalloway* stellt Emre die Bedeutung von Woolfs literarischen Figuren und ihr Potenzial heraus: »In den Figuren selbst sehen wir es – ihre Gemüter glühen und strahlen.«[50] Als Leser:innen fühlen wir uns den Romanfiguren verbunden, weil sie die Pandemie überlebt haben, aber auch weil wir erkennen, wie sehr sie diese Erfahrung geprägt hat. Woolfs Roman ist nicht nur eine Pandemie-Geschichte, er spiegelt außerdem den Zustand der Gesellschaft wider und dient als Abbild der menschlichen Seele. Jedoch erging es nicht allen Menschen gleich.

Der afroamerikanische Schriftsteller James Baldwin sagte einmal: »Jede Kunst ist ein Bekenntnis, das mal mehr oder weniger sichtbar ist. Alle Künstler, die überleben wollen, müssen den Schmerz erbrechen und die ganze Geschichte erzählen.«[51] Wenn Autor:innen über Krankheit nachdenken, handelt es sich um eine metaphysische Auseinandersetzung mit Körper und Seele. Nach ihrer Krebsdiagnose hat die Philosophin Susan Sontag in *Krankheit als Metapher* die sozialen Dimensionen von Krebs und Tuberkulose aufgedeckt und gezeigt, dass diese Krankheiten einerseits

Mitgefühl hervorrufen, aber andererseits als persönliches Versagen interpretiert werden. Sontag hebt deutlich hervor, wie sehr Krankheit menschliche Beziehungen beeinflusst. Sie argumentiert, dass unsere sichtbaren oder unsichtbaren Krankheiten sich auf die Erwartungen an uns als Menschen auswirken. Gerade Krankheiten, so Sontag, vor denen Menschen viel Angst haben, erhalten einen hohen metaphorischen Wert. »Krebs wurde niemals anders, denn als Geißel gesehen; er war, metaphorisch gesprochen, der innere Barbar.«[52] Präzise beschreibt Sontag, dass eine Krankheit mehr mit dem psychologischen Willen einer Person als mit der physiologischen Belastung durch die Erkrankung zu tun haben kann.

Krankheit, vor allem wenn sie zu Bettlägerigkeit führt, schränkt uns ein und schafft Distanz zwischen Beeinträchtigten und Gesunden. Zwischen Woolf und Sontag lagen mehrere Jahrzehnte, doch beide zeigen, dass man Krankheit nicht allein durch die Wirkung von Heilmitteln erfährt, sondern sich durch sie hindurcharbeiten muss – durch das Schreiben. Insbesondere Woolfs Werk verdeutlicht, dass ansteckende Krankheiten einen Riss in der körperzentrierten Vorstellung von der Welt hinterlassen und diese Zerstörung genauer betrachtet werden sollte. Mehr noch, Woolfs Texte veranschaulichen die Belastungen der Isolation. Krankheitsbedingte Einschränkungen schaden dem literarischen Leben und offenbaren, wie sehr Krankheitserreger uns aus der Bahn werfen können.

2022 wetterte der Journalist Alexander Alter in der *New York Times* gegen die jüngsten Pandemie-Erzählungen: »Der relativ harte Produktionszyklus für Belletristik schafft auch

Hindernisse für Autor:innen, die, wie wir alle, nicht vorhersagen können, wie das Leben in den nächsten Jahren aussehen wird, und die sich Sorgen machen, dass ihre Romane durch Pandemie-Bezüge veraltet wirken könnten.«[53] Alter zufolge bringen die Angst und der Schrecken, die Menschen während einer Krankheitswelle erleben, nicht unbedingt die beste Literatur hervor. Vielleicht hat er nicht vollkommen unrecht, aber ich stimme ihm dennoch nicht zu. Einige Romane sind es wert, immer wieder aufgegriffen zu werden, weil sie einfallsreich sind, verfremden oder Einblicke in andere Welten ermöglichen und dabei zeigen, wie Literatur gesellschaftliche Schwächen überbrückt.

Das literarische Schreiben über Krankheit kann uns helfen, unsere Sterblichkeit anzuerkennen, und das Bewusstsein über die Gebrechlichkeit unserer Körper fördern. Diese Erkenntnis kann – besonders in ihrer literarischen Darstellung – über die Seiten eines Buches und Generationen hinauswachsen. Virginia Woolf versuchte, die Grippeepidemie des 20. Jahrhunderts, die die einen gut überstanden und die anderen aufgewühlt und gebrechlich zurückließ, als Geschichte des Überlebens zu erzählen. Die Grippeopfer mussten neben ihrer individuellen Krankheitsgeschichte damit zurechtkommen, dass die britische Gesellschaft Teil einer sich immer stärker industrialisierenden Welt war, die von technologiegetriebenen Toden gezeichnet wurde. Woolf denkt über Krankheit und Krankenzimmer nach und verdeutlicht, dass die tiefsten Ängste der Menschen nicht aus dem Nichts heraus entstehen, sondern in Körper und Geist eine Art Wiederholung von Vergangenem intensiv spürbar werden lassen.

Mehr als ein Bett

Krank im Bett zu liegen kann zu intensivem Nachdenken über die Grenzen des eigenen Körpers führen. Eine Sache, die zeitgenössische Essayist:innen mit Krebsdiagnose auszeichnet, ist ihr offener Umgang mit dem Tod. Viele nutzen das Schreiben, um sich mit dem beeinträchtigten Körper und der eingeschränkten Bewegungsfreiheit während ihrer Krankheit auseinanderzusetzen. In ihren Reflexionen über Krebs rufen Schriftsteller:innen bestimmte Narrative auf – wie schwer es ist, zu arbeiten, und über die Genesung. Die Schwarze Feministin Audre Lorde schrieb sechs Monate nach ihrer Krebsdiagnose in ihr Tagebuch: »Ich verspüre dieser Tage keine große Hoffnung, weder für mein Selbstgefühl noch überhaupt. Ich erledige die äußeren Notwendigkeiten eines jeden Tages und bin dabei schmerzerfüllt wie eine Eiterblase, so daß jede Berührung die straffe Membran zu zerreißen droht, die den Eiter daran hindert, auszubrechen und meine Existenz zu vergiften.«[54] Lorde war zu dem Zeitpunkt 58 Jahre alt und jeden Tag mehr davon überzeugt, dass die Prognosen ihrer Ärzt:innen ein Todesurteil waren. Monatelang stellte sie sich vor, wie sie sterben würde.

Neuere Berichte über die Angst, die eine Krebserkrankung verursachen kann, erwähnen das Bett als Ort, der Gedanken an den Tod hervorruft. In ihren Krebs-Memoiren *Die Unsterblichen* postuliert Anne Boyer: »Eine Kranke im Bett lebt, wenn sie Glück hat, als Mündel der Liebe und als Waise der Handlungsfähigkeit, auch wenn sie keine ist. Die ganze Pracht eines Lebens im Bett kann von Schwere verschattet sein, und selbst die Träume werden von Schmerzen getrübt.

Jede Freude an einem Bett kann, wenn man krank ist, hinter Architekturen immer neuer Sorgen verschwinden.«[55] Boyer sucht im Bett Zuflucht, merkt aber, dass ihr dort ihr eigener Tod nicht aus dem Kopf geht. Ihre Äußerungen über die Tragik des Bettes sind nachvollziehbar. Alle drei Autorinnen – Sontag, Lorde und Boyer – schrieben während ihrer Behandlung, als sie sich in Lebensgefahr und im Heilungsprozess befanden. Für Schriftsteller:innen ist das Bett nicht nur ein Symbol der eigenen Eingeschränktheit, sondern auch ein Ort philosophischer Erkenntnisse. Schon einige Generationen zuvor beobachtete Woolf, wenn sie wieder einmal mit einer Krankheit um ihre Gesundheit rang, dass die Konfrontation mit der eigenen Sterblichkeit emotional herausfordernd ist.

Einige Feminist:innen sind Teil der Gruppe krebskranker Schriftsteller:innen, die ihre Texte im Bett verfassten, aber neuere Veröffentlichungen zeigen, dass dieser Schaffensort auch zum Einflussbereich behinderter oder chronisch kranker Menschen gehört. Für die haitianisch-amerikanische Künstlerin Carolyn Lazard wurde das Bett nach zwei Jahren zu einem Ort, an dem sie wissenschaftliche Studien las, um Heilungsmethoden für die Krankheit zu finden, die ihren Körper derartig überwältigte.[56] Lazard schreibt: »In meinem Krankenhausbett suchte ich nach alternativen Behandlungsmöglichkeiten und scrollte auf meinem Smartphone durch Morbus-Crohn-Foren.«[57] Für chronisch kranke Autor:innen ist es nicht nur zweckmäßig, vom Bett aus zu schreiben, sondern es ist auch eine Möglichkeit, sich künstlerisch zu verwirklichen.

Dieser Akt der Erkundung und Erneuerung ist eine Stärke

von vielen queeren Künstler:innen. Bei einigen von ihnen verstärken Ton und Narrativ das Gefühl der Verbundenheit miteinander. Leah Lakshmi Piepzna-Samarasinha, ein:e nichtbinäre:r Autor:in, hielt eindrücklich fest, was es bedeutet, im Bett zu schreiben: »Als ich 2007 nach Oakland zog, begann ich in meinem Bett zu schreiben. Ich äußerte mich in alten Schlafanzughosen, auf einer Heizdecke liegend, in den Stunden, die ich als kranke und behinderte Femme of Color in meiner Betthöhle verbrachte. Ich war nicht die einzige. Neben mir gab es viele weitere kranke und behinderte Autor:innen, die Kultur schafften.«[58] Piepzna-Samarasinhas Worte sind tröstlich – der zugewandte Charme drückt Sorge für andere aus, die ebenfalls im Liegen arbeiten. Das Bett ist einerseits ein Ort der Einschränkung, andererseits verbindet es Generationen von behinderten Kreativen wie Frida Kahlo und Grace Lee Boggs, die sich trotz ihrer Behinderungen für künstlerische und soziale Bewegungen engagierten. Im Bett zu liegen kann ein Weg sein, den Fokus von der eigenen Behinderung wegzulenken und den Versuch zu wagen, die eigene künstlerische Praxis zu transformieren. Mutig und aufrüttelnd stellen diese Menschen ehrlich und weitsichtig das gängige Verständnis vom Krankenbett infrage, das nicht nur ein Symbol für die eingeschränkte Bewegungsfreiheit ist, sondern auch ein Ort des Lernens und der Hoffnung. Dabei wird jedoch vorausgesetzt, dass alle Menschen eine Wohnung haben.

Der Zugang zu Wohnraum, ob für kranke oder gesunde Menschen, ist unausgeglichen. Die Bedingungen, unter denen Menschen notwendigerweise eine längere Zeit im Bett verbringen, unterscheiden sich. Im Gefängnis oder in psychiatrischen Kliniken können Menschen aufgrund von mangelnder Fürsorge beispielweise schreckliche Schmerzen erleiden. Für Inhaftierte kann ihre Matratze zum einzigen Trost werden, wenn sie im Gefängnis Gewalt erleben und die Zeit nur langsam voranschreitet. In solchen Fällen bietet das eigene Bett eine gewisse Zuflucht, um sich mit den eigenen Dämonen und dem aufwallenden Kummer auseinanderzusetzen. Ob Menschen ein Dach über dem Kopf haben, kann bei einer Pandemie über Leben und Tod entscheiden. Ruhe ist und war eine wichtige Gesundheitsmaßnahme – sowohl für Krebspatient:innen als auch für Betroffene der Grippepandemie zwischen 1918 und 1919 – und kann die Verbreitung einer Krankheit minimieren. Die schrecklichen Folgen der Grippepandemie führten zu Innovationen durch wissenschaftliche Forschung.

In den 1930er-Jahren bemühten Wissenschaftler:innen sich, die Grippe zu bekämpfen, und es deutete sich eine Zukunft ohne diese Krankheit an. 1942 begann die Suche nach einem Impfstoff mit den Arbeiten von Thomas Francis and Jonas Salk. Das Pathogen wurde seitdem weiterentwickelt, und viele Menschen haben sich an sein Vorhandensein gewöhnt. Obwohl die Zahl der Grippetoten längst nicht mehr so hoch ist wie 1918, untersuchen Wissenschaftler:innen die molekularen Eigenschaften des Erregers. 2001 sequenzierten Forscher:innen am Mount Sinai Krankenhaus in New York das Genom der Grippe und fanden Verbindungen zwischen klassischen Ausprägungen der Krankheit und der Pandemie des frühen 20. Jahrhunderts.[59] Ihre Arbeit – und die von anderen Wissenschaftler:innen – legt nahe, dass ein bestimmtes virales Gen, NS1, möglicherweise die Virulenz der modernen Version der Grippe bedingt hat. Abgesehen davon, dass ihre Arbeit absolut beeindruckend ist, lohnen sich ihre wissenschaftlichen Bemühungen, da die Grippe nach wie vor Millionen von Menschen weltweit zu schaffen macht.

Laut Weltgesundheitsorganisation sterben jedes Jahr bis zu 650 000 Menschen an der Grippe, und besonders gefährdet sind die schwächsten Mitglieder der Gesellschaft – Junge, Alte und Menschen mit geschwächtem Immunsystem.[60] Aber insgesamt haben wir gelernt, irgendwie mit der Grippe zu leben, etwas, das sich Virginia Woolf und ihre Zeitgenoss:innen nicht hätten vorstellen können. Im Vergleich zum vorherigen Jahrhundert ist die Zahl der jährlichen Erkrankungen unheimlich klein, und leichte Fälle können als ungefährlich eingestuft werden. Heutzutage verlaufen erneute Infektionen oft asymptomatisch, was zu Woolfs Zeiten nicht der Fall war. Durch unser Wissen und dank der Erfahrungen und Erinnerungen von Betroffenen hat die Krankheit heutzutage weniger Einfluss.

Woolf ist bekannt für ihre beeindruckende Prosa, die Leser:innen lebhafte Bilder in den Kopf zaubert. Sogar ihrem Tagebuch widmete sie sich voller Energie und ließ die Worte nur so aus ihrer Feder fließen. Obwohl blass von der Krankheit, blieben ihre Worte auf dem Papier dennoch scharf und dokumentierten häufig die Qualen für ihre psychische Gesundheit. Ihre Zurückgezogenheit in ihrem Bett führte dazu, dass sie viel las. Die Zeit ihrer Einschränkung ließ sie tief in die Literatur eintauchen.

Schon zu Lebzeiten wurde Woolf als literarisches Genie geschätzt, und sie gehörte fest zum kulturellen Milieu des frühen 20. Jahrhunderts. Sie erregte Aufmerksamkeit mit ihrer Kritik an der traditionellen Rollenverteilung, die verheiratete Frauen größtenteils an die häusliche Sphäre band – Putzen und Kinderbetreuung fielen ihnen zu. Auch später litt Woolf weiter unter ihrer psychischen Erkrankung. Ihren eigenen Angaben zufolge waren die Stimmen in ihrem Kopf zu viel für sie. Sie wollte nicht mehr leben und traf eine Entscheidung. Ihr Abschiedsbrief an ihren Mann Leonard offenbart, wie sehr sie litt: »Ich kann nicht mehr kämpfen. Ich weiß, dass ich dein Leben verderbe, dass du ohne mich arbeiten könntest.«[61] Am 28. März 1941, kurz nachdem sie diesen Brief verfasst hatte, verließ sie an einem frischen Frühlingsnachmittag ihr Haus in Sussex und spazierte zum River Ouse. Vielleicht ging sie an blühenden Wildblumen auf den Feldern vorbei oder an moosbewachsenen Bäumen am Flussufer. Vielleicht zweifelte sie kurz an ihrem Tun und stand regungslos und in Gedanken versunken da, bevor sie von einer Klarheit erfasst wurde, die Menschen spüren, wenn sie sich für ihren eigenen Tod entscheiden. An diesem Frühlingstag stieg die 59-Jährige in den Fluss, um zu ertrinken.

Im Bett konnte Woolf ihren Gedanken freien Lauf lassen und vielen Fragen nachgehen, was zu ihrer Arbeit gehörte. Teile dieses Kapitels habe ich in meinem Bett geschrieben und so versucht, mich einem neuen Verständnis anzunähern. Ich saß aufrecht mit dem Laptop auf dem Schoß und tippte. Die Beine unter der Decke. Vor meinem Fenster ein Baukran, der Betonblöcke transportierte. An jedem zweiten Morgen ist mein Partner an der Reihe, uns Kaffee zu kochen, und ich hatte Zeit, mich auf die faszinierende Möglichkeit einzulassen, das Bett nicht nur als Ort der Einschränkung oder des nervenaufreibenden Kampfes gegen die Schlaflosigkeit zu betrachten, sondern in ihm Potenzial für intellektuelle Inspiration zu sehen. Es wirkt so, als wären Woolfs letzte Momente, in denen sie sich von ihrem Zuhause und ihrem Bett entfernte und für den Tod entschied, die einzige Möglichkeit gewesen, den Einschränkungen ihrer Krankheit zu entkommen – als würde der Tod sie befreien.

Das Bett ist beides: (k)eine Metapher.

4

BREAKING THE WALLS OF SILENCE – AIDS

Den größten Teil der ersten 20 Lebensjahre ihres Sohnes verbrachte Kathy Boudin im Gefängnis. Ihr wurde das Privileg genommen, mitzuerleben, wie ihr Sohn seine ersten Worte sprach oder Fahrradfahren lernte. Stattdessen stand sie als Gefängnisinsassin im Bundesstaat New York unter ständiger Beobachtung der Behörden. Boudin war eine schlanke Person, selbstsicher und oft tief in Gedanken versunken, schon lange Anarchistin und eine leidenschaftliche Dichterin. Ihr Partner David Gilbert bezeichnete Boudin als »unglaublich mitfühlende, talentierte und nachdenkliche Frau« und lobte ihre Klugheit, ob sie nun im Gefängnis war oder nicht.[1] In den letzten Jahrzehnten ihres Lebens war sie eine lautstarke Kritikerin des Gefängnissystems und hob immer wieder die schrecklichen Bedingungen hervor, denen sie und andere Inhaftierte ausgesetzt worden waren. Sie war bekannt für ihre politische Radikalität und bei ihren Genoss:innen beliebt. Die ständige Suche nach kollektiven Lösungen für soziale Probleme kennzeichnete sie.

Boudin wurde während des Zweiten Weltkriegs in New York City geboren und marxistisch erzogen, eine Entwicklung, die sich über Jahrzehnte hinzog. Als Kind des bemerkenswert progressiven Rechtsanwalts Leonard Boudin wurde sie früh mit linkspolitischen Weltanschauungen vertraut gemacht. Zu ihren Vorbildern gehörten der afroamerikanische Schauspieler Paul Robeson und der kubanische Revolutionär Fidel Castro. Sie bewunderte diese Aktivisten für ihre internationalistische Perspektive auf soziale Bewegungen. Als sie in die Bedford Hills Correctional Facility, ein Gefängnis im Staat New York, kam, war sie bereits eine bekannte Fürsprecherin der Arbeiter:innen und Armen. Sie veränderte sich, als sie von einer Verbündeten außerhalb der Gefängnismauern selbst zur Insassin wurde. Während ihrer Zeit im Gefängnis setzte sie sich für HIV-positive Genossinnen ein.

Wie viele Radikale der 1960er-Jahre betrachtete Boudin organisierte soziale Bewegungen als gerechtfertigte Erhebung gegen die ausbeutende Klasse. Zunächst wandte sie sich der liberalen Organisation Students for a Democratic Society zu, gründete 1969 aber die linksextreme, marxistische Gruppe Weather Underground mit. Die Gruppe war sowohl in ihrer Rhetorik als auch in ihrer Taktik militant, worin sie anderen radikalen Vereinigungen zur Zeit der Bürgerrechtsbewegung glich. Das Syndikat bekundete sein Interesse an der Gründung einer revolutionären Partei, um die US-Regierung zu stürzen. Gleichzeitig wurden ihre Methoden von Vertretern der politischen Mitte und Pazifist:innen in den USA als subversiv angesehen.

In dem Film *The Weather Underground* stellten die Dokumentarfilmer Sam Green und Bill Siegel die Organisation nicht nur als Brutstätte des Terrorismus dar – wie die US-Regierung die Weather People einstufte –, sondern auch als engagierte Freiheitskämpfer:innen, die eine Arbeiter:innenbewegung aufbauen wollten. Für die Aktivist:innen dieser Generation gehörte die direkte Aktion zum Modus Operandi der bewaffneten Revolte. Damals wie heute müssen die Methoden, mit denen die Gruppe für ihre politischen Ziele kämpfte, hinterfragt werden, aber Aktivist:innen wie Boudin setzten sich für eine gerechtere Welt ein, in der niemand mehr ausgebeutet werden würde. Eine Politik, die ehrliches, zuverlässiges und vernünftiges Handeln in den Mittelpunkt stellte.

Boudins Mitgliedschaft bei Weather Underground endete, nachdem sie und einige Genoss:innen für einen gescheiterten Raubüberfall angeklagt wurden. An einem milden Tag im Oktober 1981 versuchten Boudin und ein Komplize in der Nähe von Nyack, einem kleinen Ort am Hudson River im Bundesstaat New York, einen Geldtransporter zu überfallen. Bei dem darauffolgenden Handgemenge erschoss ihr Komplize zwei Polizisten und einen Sicherheitsbeamten. Auch wenn Boudin selbst keinen Schuss abfeuerte, wurde sie wegen ihrer Beteiligung angeklagt.[2] »Kathy Boudin ist keine Person, die Sympathien hervorruft«, berichtete die *New York Times*, »auch wenn sie selbst noch nie für Gewalttaten angeklagt worden ist, stand sie in Verbindung mit den Personen, die für den Anschlag auf einen Brink's-Geldtransporter in Rockland County und die Tötung eines Brink's-Wachmanns und zweier Polizisten verurteilt worden sind.«[3] Schon vor der Gerichtsverhandlung tat die Öffentlichkeit ihr Urteil kund. Boudin wurde für schuldig erklärt, weil sie eine Revolutionärin war. Tatsache ist, dass sie den zweiten Teil des Namens der Organisation sehr ernst nahm, indem sie im Untergrund blieb und sich damit der Bestrafung durch den Staat für die

Explosion im Greenwich Village Townhouse oder andere Bombenanschläge entzog, die Weather Underground zugeschrieben wurden.

Als Boudin am 3. Mai 1984 verurteilt wurde, erkannte der zuständige Staatsanwalt dies an und erklärte, dass sie »keinen einzigen Schuss abgefeuert [habe] und unbewaffnet war« und nicht an der Planung des Überfalls beteiligt war. Dennoch fiel das Urteil heftig aus, wie in den 1970er- und 1980er-Jahren im Umgang mit radikalen Aktivist:innen üblich. »Ich weiß, dass alles, was ich jetzt sage, hohl klingen wird«, bemerkte Boudin, als sie zu 20 Jahren Haft verurteilt wurde, »aber ich spreche Ihnen mein tiefstes Mitgefühl aus. Ich fühle tiefen Schmerz.«[4] Die Inhaftierung schränkte Boudin zwar ein, aber sie setzte sich dennoch für eine größere Sache ein, da sie überzeugt davon war, dass HIV-positive Menschen auch im Gefängnis ein Recht auf gute medizinische Versorgung hätten. Sie leistete wichtige Arbeit im Gefängnis, vor allem durch die Gründung einer Interessenvertretung zur Stärkung der Frauengesundheit. Boudins radikale Vision – inspiriert durch die Pädagogik von Paulo Freire und James Baldwin – basierte auf der Vorstellung eines Lebens jenseits der Gefängnismauern. »Viele von uns suchen nach Alternativen zu den Handlungen, die uns hierhergebracht haben. Wir arbeiten daran, uns neue Möglichkeiten vorzustellen, die Optionen zu erweitern und herauszufinden, wie wir diese in die Tat umsetzen können.«[5]

Inhaftierte Frauen gegen HIV/AIDS

Bedford Hills ist eine typische Stadt im Nordosten der USA. In diesem Örtchen in Westchester County mit seinen grünen Hügeln, Kolonialbauten und schrillen Malls leben 3000 Menschen. Auf halbem Weg zwischen dem Hudson River und der Grenze zu Connecticut wirkt die Region wie eine Mischung aus dichten Wäldern, vereinzelten Eichen und Kuhweiden. Da Bedford Hills über die nördliche U-Bahnlinie mit New York City verbunden ist, denken einige vielleicht, es sei ein Vorort der Stadt. Die Bedford Hills Correctional Facility am Rande der Gemeinde ist die größte Strafvollzugsanstalt für Frauen im Staat New York. In den 1980er-Jahren waren 20 Prozent der Insassinnen HIV-positiv, wie in vielen Frauengefängnissen. Inhaftierte Frauen waren damals eine der anfälligsten Risikogruppen für das Virus.

Während des ersten Jahrzehnts der HIV-Epidemie waren die Auswirkungen des Virus im Gefängnis von Bedford Hills weitaus schlimmer als in der Zivilgesellschaft. Zwischen 1988 und 1994 war AIDS die häufigste Todesursache bei afroamerikanischen Frauen im Bundesstaat New York, was sich auf inhaftierte und ehemals inhaftierte Mitglieder dieser Gruppe auswirkte.[6] Bedford Hills fiel damit allerdings nicht aus der Reihe. Bis 1989 lebten im Staat New York mehr Menschen mit AIDS als in anderen Bundesstaaten.[7] Und in den Gefängnissen, inklusive Bedford Hills, waren die Zahlen besonders hoch. Obwohl die Krankheit mit der Schwulenszene assoziiert wurde, litten viele inhaftierte Frauen an ihr. Einige von ihnen glaubten, dass sie das Virus durch intravenösen Drogenkonsum erworben hatten, und andere, dass sie von einem HIV-infizierten Partner – Ehemann oder Freier – angesteckt worden waren. Nicht selten isolierten Gefängniswärter:innen einige der Insassinnen, ohne zu kommunizieren, wann die Trennung aufgehoben würde. Einige Betroffene forderten Informationen über den Lebenszyklus von HIV ein. Und zahlreiche Insassinnen wurden aktiv, um mehr Klarheit über die Krankheit und ihre Auswirkungen auf die Frauen in ihrem Gefängnis zu bekommen. Auf dem Höhepunkt der Epidemie gründeten drei leidenschaftliche Aktivistinnen in Bedford Hills das AIDS Committee for Education (ACE) zur Aufklärung und Beratung über HIV: Katrina Haslip, Judith Clark und Kathy Boudin – eine HIV-positive Person und zwei ehemalige Weather-Underground-Mitglieder.

Als Katrina Haslip 1987 herausfand, dass sie HIV-positiv war, fürchtete sie sich zunächst, sich den anderen Insassinnen in Bedford Hills anzuvertrauen. Sie hatte mittlerweile mehr als die Hälfte ihrer fünfjährigen Haftstrafe für einen Taschendiebstahl abgesessen. Wie viele afroamerikanische Frauen in Bedford Hills passte das Ausmaß ihrer Bestrafung nicht ganz zu ihrer Tat, aber neben ihrem HIV-Status wirkte das Strafmaß unerheblich. Die Prognose glich einem Todesurteil. Haslip war eine ehemalige Sexarbeiterin, hatte intravenös Drogen konsumiert und eine Bluttransfusion erhalten und gehörte damit zu den drei Risikogruppen, die das Center for Disease Control and Prevention auflistete. Deshalb beunruhigte es sie, dass sie in Bedford Hills nicht schon früher getestet worden war. Zu Beginn der AIDS-Pandemie wurden HIV-positive Insassinnen wie Haslip von den anderen Frauen getrennt, obwohl bereits bekannt war, dass die

Krankheit nur sexuell oder über das Blut übertragen werden konnte. Sie war außerdem verärgert, weil sie glaubte, dass ihr und anderen HIV-positiven Frauen in der Einrichtung eine Behandlung verwehrt wurde.[8] Anfangs, das gestand sie ein, wusste sie sehr wenig über die Krankheit, aber sie wollte über AIDS aufklären, weil sie das Gefühl hatte, »Frauen starben in ihren Zellen und im Krankenhaus. Sie starben, weil sie aufgaben und hoffnungslos waren.«[9] ACE mitzugründen war eine Möglichkeit, gegen diese frustrierende Situation vorzugehen.

Die zweite im Bunde, Judith Clark, beschrieb sich in den frühen 1990er-Jahren selbst als eine Person, die kommunistische Ideen mit der Muttermilch aufgesogen hat. Sie wuchs in Brooklyn in einem Haushalt jüdischer Intellektueller auf und war früh in den antirassistischen Kampf eingetreten. 1963, sie ging in die Mittelstufe, forderten afroamerikanische Eltern in New York City ein Ende der Segregation an Schulen und baten *weiße* Lehrer:innen und Schüler:innen, ihren Boykott zu unterstützen. Clark und einige ihre Mitschüler:innen folgten der Bitte, und damit begann ihr Engagement für die Bürgerrechtsbewegung. Wie Boudin beteiligte sie sich zunächst an den moderateren Aktivitäten der Students for a Democratic Society, bis sie sich dem radikaleren Weather Underground anschloss und sich sogar am Brink-Raubüberfall beteiligte. Als sie vor Gericht stand, verteidigte sie sich selbst und erklärte vor der Jury: »Revolutionäre Gewalt ist notwendig und dient der Befreiung.« Der Richter David Ritter befand sie für nicht gesellschaftsfähig und verurteilte sie zu einer Gefängnisstrafe von mindestens 75 Jahren. Von 1985 bis 1987 saß sie in Bedford Hills in Einzelhaft, weil

Gefängniswärter:innen ihre Fluchtpläne entdeckt hatten. Man hatte sie in der Isolation fast gebrochen, aber sie gliederte sich langsam in die Gefängnisgemeinschaft ein, indem sie sich an der HIV-Aufklärung beteiligte. Clark beschrieb ihre Motivation, ACE mitzugründen, so: »Manchmal passieren einem Dinge, und es ist unklar, warum. Vielleicht erkannte ich deshalb, dass wir selbst etwas tun mussten, als AIDS zu einer richtigen Krise wurde.«[10] Wie die beiden anderen Gründerinnen von ACE besann sich Clark auf ihre Wurzeln, indem sie HIV-positive Insassinnen unterstützte, die eine Entfremdung von ihren Familien, Freund:innen, Mitgefangenen und der Gesellschaft im Allgemeinen spürten.

Ein Pflichtgefühl ihren Familien gegenüber motivierte viele Insassinnen von Bedford Hills, Teil des ACE-Programms zu werden. Zu Hochzeiten waren 800 Personen in Bedford Hills. Da Frauen in der Regel sowohl innerhalb als auch außerhalb der Gefängnismauern verantwortlich für die Kinderbetreuung waren, musste die Einrichtung in den 1970er-Jahren damit umgehen: 85 Prozent der 450 damals inhaftierten Frauen hatten Kinder.[11] Viele der Mütter verließen sich während ihres Gefängnisaufenthalts auf ihre Verwandten, sich um ihre Kinder zu kümmern. Andere – wie Aida Rivera – machten eine Wandlung durch, sobald sie feststellten, dass ihre Verwandten HIV-positiv waren.

ACE diente vielen Mitgliedern als Informationsquelle und ermöglichte ihnen, sich gegenseitig zu unterstützen und ein gemeinschaftliches Miteinander zu pflegen. Aida Rivera übernahm eine zentrale Rolle bei ACE, und ihr Leben veränderte sich dadurch auf unvorhergesehene Weise. Als Aida 1983 verhaftet wurde, rechnete sie nicht damit, zu einer

15-jährigen Gefängnisstrafe verurteilt zu werden.[12] Sie war zweisprachig in Brooklyn auf aufgewachsen, ihre Eltern redeten Spanisch mit ihr, und sie antwortete auf Englisch. Ihre Eltern gehörten der Arbeiter:innenklasse an, kamen aus Puerto Rico und taten alles dafür, um ihre Familie zu versorgen – ob sie dafür nun Jobs auf der Müllhalde oder am Fließband annehmen mussten. Mit 16 Jahren schmiss Aida die Schule und begann in einer Fabrik zu arbeiten.

Später reichte Aidas Gehalt nicht, um ihre fünf Kinder zu versorgen, weshalb sie sich eine flexiblere Beschäftigung suchte, bei der sie mehr Geld verdienen konnte: Sie verkaufte Drogen. Doch dann wurde sie wegen Drogenbesitz verhaftet. Rivera, die zu 15 Jahren bis lebenslänglich verurteilt wurde, wusste, dass sie die Schulaufführungen und Abschlussfeiern ihrer Kinder verpassen würde. Ihre ersten drei Jahre in Bedford Hills verliefen ruhig, aber als ihre Schwester positiv auf HIV getestet wurde, verbrachte sie ihre vormals ereignislosen Abende nun mit Arbeiten und Lernen. Sie wurde Teil des ACE-Programms, und der Kontakt zu ihrer Schwester besserte sich. »ACE hat mein Leben verändert«, sagte Rivera. »Ich begann, die Dinge anders zu sehen. Ich begann, mich um andere Menschen zu kümmern, auch um Menschen, die ich vielleicht nie wiedersehen würde.«[13] Die schwesterliche Gemeinschaft in Bedford Hills machte es möglich, dass Insassinnen sich weiterbilden konnten. Nachdem Rivera im Gefängnis ihren Schulabschluss nachgeholt hatte, machte sie einen Bachelor. Noch ausschlaggebender waren für sie die interne Selbstorganisation und die Beratung, die sie HIV-positiven Insassinnen anbieten konnte, deren Krankheit damals als Todesurteil verstanden wurde und die isoliert und auf sich allein gestellt waren. Rivera hatte die leidenschaftliche Entschlossenheit eines Karthäusermönchs, und als Mitglied des Leitungsteams innerhalb des Gefängnisses bestand eine ihrer Hauptaufgaben darin, gute Beziehungen zu HIV-infizierten Insassinnen aufzubauen, die nicht selbst für sich eintreten konnten.

Diese Frauen waren aus unterschiedlichen Gründen in der Bedford Hills Correctional Facility gelandet, aber was sie miteinander verband, war letztendlich ihr Engagement für mehr Gerechtigkeit. Die Gruppenmitglieder verfolgten verschiedene Ziele. Einige setzten sich für HIV-Kampagnen ein, andere für Gefängnisreformen. Ähnlich wie ihr bekanntes und öffentlichkeitswirksames Gegenstück ACT UP – eine Graswurzelbewegung aus den 1980er-Jahren, die sich für Maßnahmen zur Beendigung der AIDS-Epidemie einsetzte –, forderte ACE die Strafvollzugsbehörden auf, Rechenschaft über die Krankheit und die Tode abzulegen, die unter den inhaftierten Queers grassierten. Im Gegensatz zu ACT UP konnte ACE keine großen Demonstrationen mit prominenten Unterstützer:innen organisieren, sondern konzentrierte sich auf den Beistand für Patient:innen und auf Gefängnisreformen. Beides war schwierig zu erreichen, doch sie schafften es, Gruppensprechstunden zu etablieren und in einer Broschüre und Workshops über HIV aufzuklären. Dennoch stießen sie an Grenzen. Die ACE-Mitglieder erkannten zahlreiche Mängel im Gefängnissystem, das vor allem für HIV-Infizierte eine körperliche und psychische Belastung darstellte. Da sie jedoch alle in derselben Einrichtung aßen, arbeiteten und ihre Zeit verbrachten, schlossen sie Freund:innenschaften, die wie ein Balsam gegen diese neue Seuche wirkten.

Obwohl den ACE-Mitgliedern nicht alle Zahlen bekannt waren, bemerkten sie, dass die HIV-positiven Menschen in Bedford Hills nicht die volle medizinische Versorgung erhielten, die ihnen zustand, und dass es auch keine angemessene emotionale Unterstützung gab, um sich in den zu der Zeit nur bruchstückhaften und schwer fassbaren Informationen über HIV/AIDS zurechtzufinden. Boudin ermunterte ihre Mitgefangenen, »aktiv zu sein und uns selbst zu ermächtigen«.[14] Das Mitgefühl, das die Insassinnen füreinander entwickelten, bildete einen krassen Gegensatz zu dem in den 1980er-Jahren gängigen Bild von New Yorker Gefängnissen. Dort überhaupt eine Diagnose zu erhalten war keine leichte Sache. Der Zugang zu HIV-Tests im Gefängnis war begrenzt, und damit fehlte denjenigen, die sich selbst und andere Insassinnen schützen wollten, grundsätzlich die Möglichkeit dazu.

Aufzuklären und Texte zu verfassen waren zentrale Tätigkeiten der ACE-Mitglieder, die während ihrer Haft einen lindernden Effekt hatten. Boudin beschreibt beispielsweise einen Workshop, in dem sie ihre Teilnehmerinnen bat, darüber nachzudenken, was sie über HIV wussten und mit wem sie bei einem positiven Testergebnis gern sprechen würden. Auch wenn es sich um ein belastendes Thema handelte, das ein Gefühlsspektrum zwischen Fassungslosigkeit und Scham hervorrief, gab es sinnvolle Herangehensweisen. »Anstatt AIDS als das Problem von Einzelnen zu verstehen, erkannten die Leute, wie verbreitet es war und wie sie gemeinsam dagegen vorgehen konnten«, schrieb Boudin.[15] Ihre Publikation *Alert to AIDS* zeugte von literarischem Ehrgeiz und bereitete auf den emotionalen Moment vor, einer Beziehungsperson von der eigenen AIDS-Diagnose zu erzählen, aber vor allem »brach sie das Schweigen, damit Menschen sich mit der [AIDS-]Epidemie auseinandersetzen konnten«.[16]

Als Gruppe begann ACE nicht nur mit Fingerspitzengefühl die HIV-Pandemie durch Peer-to-Peer-Unterstützung zu bekämpfen, sie stellte außerdem die überproportionale Betroffenheit von BIPoC im Gefängnis infrage und erkannten darin den Rassismus des US-amerikanischen Gefängnissystems. Das New York State Correctional System war mit 65 Einrichtungen das drittgrößte der USA. Von den 40 000 Inhaftierten waren 800 Frauen, und fast 70 Prozent kamen aus New York City. Ungefähr die Hälfte von ihnen war Schwarz und etwas mehr als ein Drittel Latinas. Anhand der demografischen Daten lassen sich keine Rückschlüsse auf ihre Inhaftierung ziehen. Die Hälfte der Frauen in Bedford Hills wurde wegen Drogendelikten verurteilt, oft weil Schwarze und Latinas häufiger durchsucht und festgenommen werden. Boudin, die zu der Zeit glaubte, den Rest ihres Lebens im Gefängnis verbringen zu müssen, interessierte nicht, warum Personen eine Haftstrafe bekommen hatten, sondern wie sie sie gesünder und glücklicher machen könnte. Boudin suchte nach Antworten auf die Frage: Wie können diejenigen, die aus der freien Welt ausgesondert wurden, dennoch selbst über ihre Körper bestimmen? Für HIV-positive Personen im Gefängnis war dies kaum vorstellbar.

Die afroamerikanische Künstlerin Lorraine O'Grady schrieb: »Welche Alternative haben wir, als eine Welt zu erschaffen, die sensibel für Differenzen ist und die Marginalisierten ins Zentrum rücken kann.«[17] Sie wollte damit auf die Subjektivität von Schwarzen Frauen verweisen, aber ihre Worte klingen in den Handlungen der Frauen im Bedford-Hills-Gefängnis wieder, als sie ACE gründeten. Die Frage, was ausschlaggebend für Social Justice innerhalb und außerhalb des Gefängnisses ist, zwingt einen, über den Gesundheitszustand der Inhaftierten nachzudenken. Es passiert etwas, wenn Menschen sich nicht nur als Betroffene von chronischen oder lebenslänglichen Krankheiten sehen, sondern als Personen, die es wert sind, leben zu dürfen und wahrgenommen zu werden – über die Häftlingsnummer hinaus. Die Geschichte des ACE in Bedford ist nicht nur die Geschichte von Boudin, Haslip, Clark oder Rivera – es ist die Geschichte des Gefängnisses selbst.

Gefängnistheorie

In *Überwachen und Strafen: Die Geburt des Gefängnisses* schrieb Michel Foucault vor mittlerweile 50 Jahren: »... es ist wenig ruhmvoll, strafen zu müssen«,[18] was heutzutage noch viel deutlicher geworden ist. Gefängnisinsass:innen stehen auf, wenn Wärter:innen es von ihnen verlangen, und wer sich den strengen Abläufen – den Mahlzeiten zu festen Uhrzeiten, der genau getakteten Arbeit und der unangekündigten Zellendurchsuchung – widersetzt, riskiert eine körperliche Bestrafung. Wie sie ihre Zeit nutzen und wohin sie gehen können, wird für Menschen im Gefängnis von anderen entschieden. Vielleicht lässt sich Foucaults Denken in unserer modernen Gegenwart auch auf andere Lebensbereiche übertragen, wenn wir weder bei der Arbeit noch in unserer Kernfamilie frei über unsere Zeit verfügen können. Doch das

Gefängnis, so Foucault, drängt das Leben hinter eine kaum überwindbare Barrikade zurück. Es handelt sich um ein Gebilde, das sich weiterentwickelt, aus Gesetzen und juristischen Praktiken besteht, durch die gesetzgebenden Kräfte festgelegt wird und widerspiegelt, wen die Mitglieder einer Gesellschaft für fragwürdig erachten. Laut Foucault greift das Gefängnis die Seele an, indem es Verbote verherrlicht und die Privatsphäre vernichtet. Auch mit neuen Vorschriften würde das Gefängnis Foucault und anderen radikalen Wissenschaftler:innen zufolge nicht dazu führen, dass weniger Verbrechen verübt werden.

In der Philosophie ist die Körperverletzung im Gefängnis kein unbekanntes Thema. Antonio Gramsci, ein Gründungsmitglied der Kommunistischen Partei Italiens, dokumentierte seine Theorie des Klassenkampfes und der kulturellen Hegemonie während seiner Inhaftierung. Seine *Gefängnishefte*, einen einflussreichen Essayband, schrieb er während seiner Einzelhaft zwischen 1929 und 1935 unter dem italienischen faschistischen Regime. Der Text schildert unter anderem den Verfall seines Körpers in der Gefangenschaft. Außerdem zeigt er, dass Gefängnisse der unmenschlichen sozialen Isolation dienen und damit als politisches und psychologisches Mittel der Bestrafung bezeichnet werden können. Immer mehr seiner Genoss:innen landeten im Gefängnis, sodass Gramsci nicht umhinkam, diese Strafe als Instrument zur Zerschlagung der Gegenkultur zu verstehen. »Ich drehe und wende mich in meiner Zelle wie eine Fliege, die nicht weiß, wo sie sterben soll«[19], schrieb er über das abscheuliche Loch, das seinen Körper und seinen Geist derartig traumatisierte, dass er sich nie wieder ganz davon erholte.

Foucaults und Gramscis Perspektiven auf Gefängnisse und Freiheitseinschränkungen nehmen das staatliche Strafsystem auseinander und zeigen, wie es zur Psychose führt. Gefängnisse und Einzelhaft rufen starke Sinneseindrücke in den Inhaftierten hervor, und ihre Gefangenschaft drängt sie an den Rand der Gesellschaft.

Im Gegensatz zu diesen beiden Theoretikern, die während ihrer Zeit im Gefängnis über dessen Rolle reflektierten, konzentrierten sich die ACE-Mitglieder in der Hochphase der AIDS-Pandemie auf die gesundheitliche Versorgung von inhaftierten Frauen. Boudins Bericht und die Texte von anderen ACE-Mitgliedern legten nicht nur mit chirurgischer Genauigkeit dar, wie schrecklich eine Inhaftierung für HIV-positive Personen war, sie zeigten etwas noch viel Akuteres: Durch kollektive Fürsorge können Inhaftierte einander eine wertvolle Botschaft vermitteln und die Mauern der Isolation dauerhaft einreißen. Die Geschichten der ACE-Mitglieder zu lesen ist eine Abrechnung mit dem Gefängnissystem, denn sie zeigen, wo es bröckelt, wenn die Inhaftierten nicht zerbrechen, sondern Freund:innenschaften entwickeln. Viele der inhaftierten Frauen in Bedford Hills misstrauten dem Gefängnispersonal, und zwar nicht einfach so, sondern weil sie bereits erlebt hatten, dass Institutionen Menschen manchmal im Stich lassen. Viele der anderthalb Millionen Gefängnisinsass:innen in den USA erhielten zu dieser Zeit zum ersten Mal eine grundlegende medizinische Versorgung, wie einen PAP-Abstrich.[20] So zeigte sich der üble Zustand des US-amerikanischen Gesundheitssystems.

Am 9. November 1973 arbeitete J. W. Gamble in der Textilfabrik des Huntingto-Unit-Gefängnisses in Huntsville,

Texas, als ein 250 Kilogramm schwerer Baumwollballen auf ihn herabfiel. Er war erschrocken, kurzzeitig bewegungsunfähig, und ein akuter Schmerz schoss durch seinen Rücken. Mit seiner Verletzung suchte er die Krankenstation der Strafanstalt auf und hoffte auf Behandlung. Das medizinische Personal stellte fest, dass er einen Bandscheibenvorfall hatte, und kümmerte sich um ihn. Ein Arzt, Dr. Astone, verschrieb ihm ein Schmerzmittel und ein Muskelrelaxans. Im Laufe der Wochen ließen seine Schmerzen jedoch nicht nach. Mitte Dezember, über einen Monat nach dem Unfall, erwartete das Gefängnispersonal, dass Gamble wieder zur Arbeit erschien, obwohl er unter unerträglichen Schmerzen litt. Anstatt ihm zu glauben, steckte das Gefängnispersonal ihn im Gegenzug in Einzelhaft. Dort verschlimmerten sich seine Symptome, und Anfang Februar erlitt er einen Herzstillstand und wurde ins Krankenhaus eingeliefert. Durch die Bestrafung für seine Schmerzen war Gamble zunächst emotional und körperlich nicht in der Lage, sich zu wehren, aber nach seinem Kontakt mit dem Tod entschied er sich für einen Rechtsstreit. Am 11. Februar 1974 verklagte Gamble den Direktor der texanischen Strafvollzugsbehörde, W. J. Estelle Jr., wegen der grausamen und unangemessenen Bestrafung, die seinen Zustand verschlimmert hatte. Das texanische Gericht konnte sich nicht zu einer Entscheidung durchringen, aber der Supreme Court entschied 1976 zu Gambles Gunsten, da es sich bei einer unzureichenden medizinischen Versorgung von Inhaftierten um einen Verstoß gegen das 8. Amendment handelte.[21] Der Fall machte deutlich, dass Inhaftierte ein »Recht« auf Gesundheitsversorgung hatten, und dieses umzusetzen wurde zu einem zentralen Anliegen ihrer Rehabilitation. Diejenigen, die sich für eine Gefängnisreform einsetzten, hoben hervor, dass andernfalls die Gesundheit und das Leben von Inhaftierten in Gefahr seien.

Gefängnisreformen, wie klein sie auch waren, hätte es ohne den organisierten Widerstand der Inhaftierten nicht gegeben. Die Zusammenarbeit von Frauen im Gefängnis lässt sich nicht mithilfe von juristischen Entscheidungen und ihrem genauen Ausmaß verstehen, sondern viel eher mit einem Blick auf ihre Politisierung, die ganz organisch passierte. In *Resistance behind Bars* zeigt Victoria Law, dass Gefängnisinsassinnen sich kollektiv gegen die Autoritäten wehrten, auch wenn ihre Bemühungen selten öffentlich bekannt wurden. Law berichtet, dass die Frauen in Bedford Hills genau wie die Männer in Attica eine Augustrevolte durchführten – 1974 protestierten 200 Frauen gegen die unmenschliche Behandlung der Insassin Carol Crooks. Sie rebellierten gegen die Bestrafung zu Einzelhaft, wenn Wärter:innen diese Maßnahme ihrer Meinung nach willkürlich einsetzten. Obwohl ihre Aktion nur einen Tag andauerte, nutzten die Frauen die Gelegenheit, um eine Sammelklage einzureichen, *Powell vs. Ward*. Sie argumentierten, dass die Unterbringung von Insassinnen in separaten Einzelzellen ohne ein formelles Beschwerdesystem nicht mit dem 14. Amendment der US-amerikanischen Verfassung übereinstimmen würde, demzufolge Bürger:innen das Recht auf ein ordentliches Gerichtsverfahren haben.[22] Daraus folgte, dass das Gefängnispersonal in Bedford Hills und anderen Gefängnissen zur Rechenschaft gezogen werden konnte und Inhaftierte die Einzelhaft rechtlich anfechten konnten.[23]

Heutzutage denken viele Aktivist:innen nicht, dass

Reformen reichen. Ein Besuch in Bedford Hills (oder einem anderen US-Gefängnis) Jahre nach der Augustrevolte würde zeigen, dass Gefängnisse immer noch keine angemessene medizinische Versorgung für die Insass:innen bereitstellen. Im Jahr 1977 wurde die Gefängnisverwaltung in Bedford von einem Richter wegen der »Verweigerung notwendiger medizinischer Versorgung über erhebliche Zeiträume« angeklagt.[24] Die erste Welle von HIV/AIDS-Erkrankungen zeigte, dass Betroffene, die nicht schnell behandelt wurden, weitaus früher die Auswirkungen der Krankheit zu spüren bekamen. Menschen starben vor den Augen der Gefängnisinsass:innen und Wärter:innen – aufgrund des Gefängnisaufenthalts. Kathy Boudin und ihre Kollegin Judy Clark veröffentlichten 1990 eine Studie über Bedford und legten dar, dass das Gefängnis aufgrund seiner Bestimmung nicht in der Lage sei, einen guten Umgang mit der AIDS-Krise zu finden. Menschen die Freiheit zu nehmen steht im direkten Widerspruch dazu, für sie zu sorgen. Die Krise war eklatant, da 58 Prozent der Todesfälle unter den Inhaftierten auf HIV-bedingte Krankheiten zurückzuführen waren. Die immunsupprimierten, HIV-positiven Insassinnen hatten außerdem mit Tuberkulose und vielen anderen übertragbaren Krankheiten zu kämpfen, die unzureichend behandelt wurden und ihr Sterberisiko erhöhten.

Als die Frauen diese Dynamik in Bedford Hills miterlebten, schärften sie ihren Blick für die Lücken in diesem moralischen Gefüge, die mehr gegenseitige Fürsorge verlangten. ACE existiert seit seiner Gründung in den 1980er-Jahren bis heute. Die Gruppe bietet weiterhin Peer-to-Peer-Beratung an, auch wenn dies in hohem Maße dazu beiträgt, dass HIV-positive Personen weiterhin inhaftiert werden. Aber durch die Gründung und Fortführung von ACE wurden generelle Fragen in Bezug auf Frauengesundheit und die Notwendigkeit, trotz geringer Überlebenschancen durchhalten zu müssen, aufgeworfen. Der HIV/AIDS-Aktivismus in Bedford Hills in den 1980er- und 1990er-Jahren kann nicht nur durch das Eingesperrtsein erklärt werden. Die Aktivistinnen hatten das Ende der Bürgerrechts- und Frauenbewegung miterlebt und wussten aus erster Hand, wie Sexismus und Rassismus fortlebten.

Boudin war nicht die Erste, die sich Gedanken über die Gesundheit von Gefängnisinsassinnen im Bundesstaat New York machte. Schon im 19. Jahrhundert sorgten Frauen im Gefängnis immer wieder für Unruhe, was manchmal zu Gefängnisreformen führte. Wie Frauen untergebracht wurden, gibt Aufschluss über das Gefängnis als Institution, aber auch über die erhebliche (anerkannte oder ignorierte) Beeinträchtigung der mentalen und körperlichen Gesundheit der Insassinnen.

New Yorker Zustände

Als Rachel Welch aus dem geschäftigen New York im Auburn-Gefängnis ankam, ließ ihre Strafe ihre Welt auf die Größe eines klaustrophobisch engen Bunkers schrumpfen. Für viele europäische Immigrant:innen war New York im 19. Jahrhundert ein Ort des Neuanfangs. Es war ein wichtiger Standort für den nationalen und internationalen Handel, da es bereits eine vielgenutzte Verbindung nach Europa gab und nun auch Eisenbahnlinien nach Buffalo und an den Eriesee im Mittleren Westen führten. Welch, eine irische Immigrantin aus der Arbeiter:innenklasse, gehörte 1825 zu den ersten Frauen, die im Bundesstaat New York in ein Gefängnis gesperrt wurden. Im Auburn, einem der ältesten Gefängnisse in der Region, waren ursprünglich Frauen und Männer untergebracht, die für Straftaten angeklagt und verurteilt worden waren. William Britten, der erste Gefängnisdirektor des Auburn State Prison, war stolz auf das »Auburn-System«, eine Strafvollzugsmethode des 19. Jahrhunderts, bei der unfolgsame Insass:innen in Einzelhaft kamen oder harte körperliche Bestrafung erhielten.[25] 1818, sieben Jahre bevor Welch im Auburn ankam, verbrachten die Inhaftierten ihre Zeit mit streng reglementierter Arbeit in den Gefängniswerkstätten am Tag und einem strikten Ruhegebot in der Nacht. Sie trugen graue Overalls und wurden als billige Arbeitskräfte eingesetzt, die Besen, Eimer und Stiefel herstellten. Die Männer arbeiteten in einem heruntergekommenen Marmorsteinbruch. Den Frauen hingegen wurden Textilarbeiten gegeben, wie das Reinigen von Rohwolle und Stricken.

Damals gab es noch keine spezielle Unterbringung für Frauen, die eine Gefängnisstrafe absitzen mussten, und auch keine Regelungen für ihre Behandlung. Die meisten inhaftierten Frauen wurden getrennt von den Männern auf einem Dachboden einquartiert. Im Gegensatz zu den Männern, denen separate Zellen zur Verfügung standen, mussten die Frauen alle in demselben Raum schlafen und arbeiten.[26] Anders als die meisten Frauen verbrachte Welch einige Zeit in einer zugigen, schlecht beleuchteten Zelle in Einzelhaft. Über Welch stehen nur wenige Informationen zur Verfügung, aber es hieß, sie sei gewalttätig gewesen. Der stumpfe Gefängnisalltag sollte als Maßnahme gegen die vermeintlich schlechten Eigenschaften der Inhaftierten wirken, und bei Frauen gehörte im 19. Jahrhundert ein rebellischer Geist zu diesen Eigenschaften. Doch die lange Isolation, die Welch durchmachen musste, hatte auch noch andere Folgen. Die extremen Bedingungen sollten den schlechten Kern einer Straftäterin vernichten.

Ideologisch knüpfte die Einzelhaft an Überzeugungen von Philosophen wie Gustave de Beaumont und Alexis de Tocqueville an, die feststellten: »Wenn der Häftling angesichts seines Verbrechens allein untergebracht wird, lernt er es zu hassen; wenn seine Seele noch nicht gänzlich von seinen Vergehen erfüllt und jede Hoffnung auf Besserung verloren ist, wird er in der Einsamkeit Reue finden.«[27] Ob sich Frauen im Gefängnis in ähnlicher Weise verändern würden, wurde aufbauend auf diesem philosophischen Fundament nicht diskutiert. Beaumont und Tocqueville behaupteten, dass es »ein Hirngespinst [sei], den Charakter moralisch verdorbener Mädchen zu verwandeln«.[28] Ein Dokument von 1844 belegt, wie wenig Aufmerksamkeit ein New Yorker Senator verurteilten Frauen schenkte, weil er glaubte, ihnen sei nicht zu helfen.[29] Im 19. Jahrhundert führten Verachtung und Paternalismus dazu, dass das Gefängnispersonal nicht an eine Rehabilitierung von inhaftierten Frauen glaubte.

Während männliche Philosophen und Wissenschaftler zu der Zeit wenig über die Auswirkungen eines Gefängnisaufenthalts auf Frauen zu sagen hatten, äußerten sich feministische Forscherinnen später mit Bedacht. In ihrem Artikel »Prisons for Women« betonte die feministische Professorin

Nicole Hahn Rafter: »Diese besondere Verachtung oder gar Abscheu, die weibliche Kriminelle erlebten, erklärt, warum Frauen zu dieser Zeit schlechter behandelt wurden als Männer in ähnlichen Umständen.«[30] Karlene Faith stellt in ihrem lesenswerten Buch *Unruly Women* ganz ähnlich fest, dass Frauen schikaniert wurden, wenn sie nicht den gängigen Gendernormen entsprachen.[31] Im 19. Jahrhundert wurden Frauen mit psychischen Krankheiten oder abweichendem Sozialverhalten immer wieder unfreiwillig in Gefängnisse gesteckt – »kriminell« waren sie nicht unbedingt. Da unklar war, ob Gefängnisse in irgendeiner Weise zu ihrer Besserung beitragen würden, stellt sich die Frage, warum Verantwortungsträger sie überhaupt einsperren ließen.

Obwohl im 19. Jahrhundert einige glaubten, dass eine Einzelhaft im Gefängnis zu Reue führen könnte, gab es keine Beweise dafür. Plötzlich aus der Gesellschaft herausgerissen zu werden kann alle möglichen Probleme zwischen der Person im Gefängnis und den Menschen in ihrem Umfeld ungelöst lassen. Gefängnisinsass:innen empfinden Reue unterschiedlich, und es gibt nur wenige Aufzeichnungen aus dem 19. Jahrhundert, die ihre Gefühle im Detail während und nach der Inhaftierung offenlegen. Nachvollziehbar sind hingegen einige Fälle von Missbrauch und die Vernachlässigung, die viele Frauen im Gefängnis erlebten.

Im Frühjahr 1825, sechs Monate nach ihrer Ankunft, wies Welch erste Anzeichen einer Schwangerschaft auf, und die Mitarbeiter:innen im Auburn-Gefängnis gingen davon aus, dass sie Sex mit einem Wärter gehabt haben musste. Anstatt entlassen zu werden und die nötige medizinische Versorgung zu erhalten, wachte Welch weiterhin jeden Morgen im

Gefängnis auf, wo ihre Schwangerschaft medizinisch nicht begleitet wurde. Keine angemessene Unterkunft zu haben blieb nicht ihr einziges Problem. Gegen Ende ihrer Schwangerschaft, zu Beginn des dritten Trimesters, peitschte der Gefängniswärter Ebenezer B. Cobb sie aus. Welch litt unter den sichtbaren Folgen dieser Bestrafung und während ihrer Schwangerschaft eingesperrt zu sein, was zu einer Verschlechterung ihres Gesundheitszustands führte.[32] Doch obwohl Welch im Gefängnis saß und misshandelt wurde, bekam sie im Dezember 1825 ein Kind. Die Zeit nach der Geburt kann unabhängig vom Ort eine große Belastung für den Körper darstellen, aber für die eingesperrte Welch waren die Herausforderungen enorm. Schlechte hygienische Bedingungen, wenig Schlaf und das kühle Klima machten der jungen Frau während und nach der Schwangerschaft zu schaffen. Einen Monat später, am 9. Januar 1826, also ein Jahr nach ihrer Ankunft, starb sie. Ihr Tod blieb nicht unbemerkt, und die Gefängnisleitung ermittelte gegen den Wärter, der sie ausgepeitscht hatte. Welch hatte durch seine Taten starke Verletzungen erlitten und war letztendlich gestorben, weshalb Cobb nun vor ein Geschworenengericht gestellt wurde.

Es nahm den Fall ernst und verurteilte Cobb wegen Körperverletzung zu einer Strafe von 25 Dollar. Doch Cobb konnte trotz des Urteils seinen Job behalten. Die Auseinandersetzung mit den Schicksalen von Frauen in den Gefängnissen des 19. Jahrhunderts beweist, wie erniedrigend und unmenschlich sie behandelt wurden. Dennoch erhielten die Täter nur geringe Strafen. Welchs erschütternder Fall beinhaltet Isolation, sexualisierte Gewalt und einen grausamen Tod. Die Kontroverse um Welch führte immerhin zu einer kleinen Gefängnisreform, was in den Missbrauchsfällen vieler anderer inhaftierter Frauen im Bundesstaat New York nicht passierte.

Nach Welchs Tod berieten Politiker über die Inhaftierung von Frauen und läuteten eine neue Epoche im Gefängnissystem ein. Es wurde nicht etwa die Entscheidung des Gerichts angefochten, dass Cobb seine Stelle behalten durfte, stattdessen kritisierte der Gouverneur DeWitt Clinton das Gefängnis an sich und betonte, dass es sich bei der misslichen Lage um die »bedauerliche Situation von weiblichen Inhaftierten [handele], für die es offensichtlich unangemessen war, zusammen mit männlichen Inhaftierten untergebracht zu werden«.[33] Für Clinton bestand das Dilemma nicht im Gefängnis selbst, sondern in dessen Belegung mit weiblichen und männlichen Gefangenen. Damit wurde die bisherige Handhabe, Frauen und Männer zwar getrennt, aber im selben Gefängnis unterzubringen, außer Kraft gesetzt. Clinton setzte sich dafür ein, dass die New Yorker Legislative den Bau des Mount Pleasant Female Prison auf dem Gelände des bereits bestehenden Sing-Sing-Gefängnisses am Hudson River genehmigte.[34] Bei seiner Eröffnung im Jahr 1839 bestand das Mount-Pleasant-Gefängnis aus einem zweistöckigen neoklassizistischen Haus mit dorischem Säulengang. Anstatt die Frauen wie zuvor auf Dachböden unterzubringen, wurden die Insassinnen auf 24 Zellen aufgeteilt. Während die Inhaftierung von Frauen im Bundesstaat New York zunahm, blieben die Unterbringungsmöglichkeiten unverändert, sodass Mount Pleasant in den 1840er-Jahren mit Überbelegung zu kämpfen hatte.[35]

Im Gegensatz zu Auburn verzichtete Mount Pleasant auf das Schweigegebot und extreme körperliche Strafen. Stattdessen wurden Alphabetisierungskurse für die Insassinnen angeboten.[36] Außerdem richtete das Gefängnispersonal eine Krippe ein, in der die Neugeborenen und Kleinkinder der Frauen untergebracht wurden. Obwohl die Bedingungen in Mount Pleasant deutlich besser waren als im Auburn State Prison, war das Gebäude überfüllt, die Frauen erhielten keine ausreichenden Mahlzeiten, und die Wärter:innen steckten einige von ihnen für längere Zeit in Zwangsjacken. 1877 empfahl ein Inspektionskomitee, Mount Pleasant zu schließen. Einige der Frauen wurden ins Bellevue Penitentiary in New York City verlegt, aber letztendlich wollten Politiker im gesamten Bundesstaat größere Gefängnisse für Frauen errichten. Anstatt grundsätzlich zu hinterfragen, ob Gefängnisse bei der Rehabilitation von Straftäter:innen helfen konnten oder menschenwürdig waren, wurden neue gebaut. Infolgedessen entstand 1901 das staatliche Gefängnis Bedford Hills Penitentiary, das eine Alternative zu den harten Bedingungen in Mount Pleasant darstellen sollte.

Ende des 20. Jahrhunderts gab es im Bundesstaat New York zahlreiche Gefängnisse für Frauen, die sich in ihrer Architektur und ihrer Führung unterschieden. Einige traditionelle Strafmaßnahmen – Schweigezwang, Knebelung oder Zwangsjacke – waren nun offiziell verboten. Außerdem sorgten die inhaftierten Frauen für Veränderung.

Als das ACE-Programm 1988 in Bedford Hills ins Leben gerufen wurde, gab es viele Menschen, die gerade deshalb inhaftiert waren, weil sie sich nicht der Gesellschaft anpassten. Viele waren queer, links oder arm. Einige der Inhaftierten wurden schon allein deshalb als aufrührerisch betrachtet, weil sie im Gefängnis saßen. Was diese Phase vom frühen

20. Jahrhundert unterschied, war der kollektive Einsatz der Frauen für die Betroffenen der neuen Seuche, HIV/AIDS.

1988 taten sich 40 Frauen zusammen, um einen Quilt zu nähen. Zunächst trafen sie sich im Norden von New York in einer Gefängniskantine und verwendeten alles, was ihnen zur Verfügung stand – Stoff, Stifte, Papier. Ihre Arbeit war ein Akt der Fürsorge: Mit dem Kunstwerk wollten sie an ihre verstorbenen Freundinnen erinnern, an die 15 Frauen, die in Bedford Hills an AIDS/HIV gestorben waren. Die meisten der Frauen, die die Krankheit niedergestreckt hatte, waren Afroamerikanerinnen oder Latinas aus der Arbeiterinnenklasse. Die überlebenden Insassinnen nähten für jede von ihnen von Hand ein Stück Stoff in den Quilt. Diese künstlerische Tätigkeit holte die Beteiligten aus ihrer Isolation heraus. Der fertige Quilt wurde im Gefängnis ausgestellt, und die Namen der Verstorbenen wurden an das NAMES-Projekt geschickt. Der Quilt wurde Teil einer größeren Bewegung, die diese Kunstwerke schuf und verband.

Diese Art der Erinnerung an AIDS-Tote konnte kathartisch sein für Menschen, die ihre Erfahrungen mit anderen teilen und einen Abschluss finden wollten. Der AIDS-Quilt wiegt 54 Tonnen und gehört zu den bekanntesten und geschätztesten Erinnerungsstücken des 20. Jahrhunderts. Der Quilt gibt den Toten Namen und ehrt jedes verstorbene AIDS-Opfer mit einem eigenen Quadrat, wodurch die Krankheit entstigmatisiert wird. Den Inhaftierten in Bedford Hills, die den Tod ihrer Freudinnen aufgrund der Krankheit betrauern wollten, bedeutete ihre Beteiligung an dem Quilt viel. »Der Quilt für die 15 Frauen wurde auf dem Boden des Schulkorridors ausgelegt. Dort blieb er eine Woche lang liegen. Täglich gingen die Frauen an ihm vorbei und sahen die Namen der Verstorbenen, so konnten sie sich der Realität nicht entziehen.«[37] Hinter den Gefängnismauern war es ihnen verboten, übliche Beerdigungsriten durchzuführen, aber die gemeinsame Arbeit an dem Textil ermöglichte ihnen, kollektiv zu trauern.

Die Intellektuelle Susan Sontag sagte einmal: »Die sexuelle Übertragung dieser Krankheit (von den meisten als Suppe betrachtet, die man sich selbst einbrockt) wird härter beurteilt als andere Arten der Übertragung, besonders seitdem man in Aids eine krankmachende Folge nicht nur des sexuellen Exzesses, sondern der Perversion sieht.«[38] Krankheitserreger, so Sontag, sind biologischen Ursprungs, aber wie wir mit ihnen umgehen, ist politisch. Sie weist darauf hin, dass unsere Gefühle in Bezug auf eine Krankheit genauso viel Gewicht haben können wie eine Erkältung, ein Husten, Kopfschmerzen und unsere körperlichen Beschwerden selbst. Als die AIDS-Pandemie New York heimsuchte, verschlang sie die Menschen in Sontags Umfeld, und die vielen Tode verringerten die Zahl queerer Träume und Talente. Genau wie das Schreiben würdigte der Quilt die Verstorbenen.

Gefängnismedizin heute

Gefängnisse sind nach wie vor ein Brutkasten für Krankheiten. Selbst wenn Gesundheitsdienste wie im Bundesstaat New York ausgebaut werden, fehlt es den Einrichtungen weiterhin an Fachwissen und Personal, um den vielfältigen medizinischen Bedürfnissen der über 1000 Insass:innen je Standort gerecht zu werden. Dr. Rachel Bedard, eine ehemalige Ärztin für Geriatrie im Rikers Island Prison in New York, hat dies 2016 selbst feststellen müssen. Als sie ihre Arbeit im Rikers-Gefängnis aufnahm, gab es Bestrebungen, den 6000 Inhaftierten ein gerechteres und sichereres Leben zu ermöglichen. Bedard kümmerte sich besonders um die vulnerablen Gruppen, zum Beispiel alte Menschen, und war optimistisch, damit in ihrer neuen Rolle als Ärztin und Beraterin in allen Gesundheitsfragen einen wichtigen Beitrag leisten zu können.

Als Bedard ihre Stelle antrat, versuchte die Anti-Gefängnis-Bewegung sie dazu zu motivieren, sich für die generelle Verringerung von Gefängnisstrafen in New York einzusetzen. Aber als Ärztin, die im Gefängnissystem arbeitete, hoffte sie, positiven Einfluss auf die Gesundheit der Inhaftierten zu nehmen.[39] Unter progressiven Beschäftigten im Gesundheitswesen schien Einigkeit darüber zu herrschen, dass Inhaftierungen an sich ein Risiko seien. So schreibt Homer Venters in seinem Buch *Life and Death in Rikers Island*: »Häufig werden schnell einzelne Krankenpfleger:innen oder Ärzt:innen für ihre angeblich schlechte Arbeit verurteilt, aber dabei wird nicht von dem Druck gesprochen, der sie und tausend andere dazu veranlasst, vom gewohnten Weg der Patent:innenversorgung abzuweichen.«[40] Die anspruchsvolle Tätigkeit, für inhaftierte Patient:innen zu sorgen, führt zur Erschöpfung des medizinischen Personals.

Die Daten belegen, dass Gefängnisse den Tod beschleunigen. Als ich Bedard zu ihren Erfahrungen im Rikers befragte, erzählte sie mir, dass nicht nur Inhaftierte ab 55 geriatrische Symptome aufwiesen, sondern auch jüngere. Ihre

Körper waren im Gefängnis gealtert. Sie stellte fest, dass bei ihnen überproportional häufig chronische Krankheiten wie Bluthochdruck, Diabetes und Herzinsuffizienz auftraten, diese aber durch die Untätigkeit und Isolation im Gefängnis nicht sofort auffielen. So begrenzt die Möglichkeiten auch waren, Dr. Bedard und ihr geriatrisches Team konnten zumindest eingreifen, indem sie sich für die Entlassung von gesundheitlich geschwächten Personen aus der Untersuchungshaft einsetzten.

Gefängnisinsass:innen müssen aber nicht nur mit frühzeitiger Alterung rechnen, auch sexuell übertragbare Krankheiten sind ein großes Problem. Dr. Jaimie Meyer, Fachärztin für Infektiologie, erzählte mir in einem Gespräch von ihrer Arbeit mit HIV-positiven Inhaftierten und nannte die besonderen Herausforderungen für Frauen und nicht-binäre Personen, eine angemessene Versorgung zu bekommen. »Gebärmutterhalskrebs- oder Brustkrebsscreenings mithilfe von Pap-Abstrichen und Mammografie« ermöglichen es Ärzt:innen, chronische Krankheiten frühzeitig zu entdecken. Doch sie stellte fest, dass viele Patient:innen im Gefängnis nach vorherigen Traumata nicht bereit sind, dem medizinischen Personal der Einrichtung zu vertrauen und ihre Lebensgeschichten offenzulegen, da Ärzt:innen immer noch als Teil des Gefängnissystems betrachtet werden.

Die Einschränkungen sind unausweichlich. 2021 gab Dr. Rachel Bedard frustriert ihre Stelle im Rikers auf, weil sie so wenig verändern konnte. »Das Gefängnissystem fühlt sich für meine Patient:innen schlicht und einfach unsicher an«, sagte sie mir. »Ich konnte kaum Einfluss auf dieses Umfeld nehmen, und ich musste mich fragen, was ich dort überhaupt noch machte.« Egal, was sie als Ärztin tat, die Patient:innen blieben geschwächt.

Bedard ist nicht die Einzige mit diesem Eindruck. Ein anderer New Yorker Arzt kehrte dem Gefängnissystem aus ähnlichen Gründen den Rücken. Dr. Ross MacDonald, früher Chefarzt im Rikers, schloss sich Bedards Kritik an. Ihm zufolge sind die Gefängnisstrukturen in den USA nicht mit der Heilung von Krankheiten vereinbar. Im Laufe seiner zehnjährigen Tätigkeit im Strafvollzug erlebte er, wie sich das private Gesundheitssystem in den Gefängnissen zu einem Unternehmen entwickelte, das vor allem auf Profit ausgerichtet ist. Die Zunahme der Inhaftierungen führte zu Nachlässigkeit in der Versorgung. Er erklärte: »Das öffentliche Gesundheitssystem brachte Ärzt:innen hervor, die die wachsende Zahl von Inhaftierungen begrüßten.«

2021 wurde in New York endlich ein Gesetz erlassen, mit dem die privaten Pflegeunternehmen in diesem Bundesstaat aus den Gefängnissen verdrängt wurden.[41] Stattdessen entstanden unabhängige Gesundheitsämter, die nicht Teil der Strafvollzugsbehörden waren und ihre eigenen Strukturen und Finanzmittel hatten. In anderen US-Bundesstaaten konnte leider kein derartiger Fortschritt verzeichnet werden. Dr. MacDonald ist optimistisch, dass Ärzt:innen mit einer humaneren Perspektive auf die Gefängnismedizin gefunden werden können, auch wenn das Thema umstritten bleibt.

Ärzt:innen, die in der Region New York in Gefängnissen tätig sind, erleben weiterhin täglich, wie das Strafvollzugssystem sich darauf auswirkt, wann und wo sie ihre Patient:innen behandeln und wohin diese gehen können. Bedard bestätigt, dass »sie nicht die Freiheit oder den Spielraum haben, sich um sich selbst zu kümmern«. Wenn Inhaftierte in die Cafeteria gehen oder Familienmitglieder treffen wollen, muss irgendwer sie von einem Ort zum nächsten begleiten.

Genau wie die Insassinnen in Bedford Hills hinterfragen viele Ärzt:innen das Gefängnissystem an sich. Dr. Bedard sagte: »Das Gefängnis ist ein Ort, der unvereinbar mit einem angemessenen, gemeinschaftlichen Pflegestandard für Schwerkranke ist. Alle, die eine längere Zeit in einem Gefängnis verbracht haben, wissen, dass es kein rehabilitierendes Umfeld ist, sondern einen derartig traumatisiert, dass ich es verlassen musste.« Sie ergänzt: »Ich habe diese Stelle angetreten, weil es mir aus einer Menschenrechtsperspektive sinnvoll erschien. Aber seit ich aufgehört habe, dort zu arbeiten, bin ich noch viel mehr für die Abschaffung von Gefängnissen als davor.« Diese Haltung ist bei Ärzt:innen und Pflegenden im Gefängnis weitverbreitet. Ärzt:innen und Forschende, die im Nordosten der USA mit Gefängnisinsass:innen arbeiten, veränderten, wie stark sich die Strafgesetzgebung, die Anzahl der Inhaftierten und die ihnen zur Verfügung stehenden Mittel auf ihre Tätigkeit auswirkten.

Ärzt:innen wie Bedard, MacDonald und Meyer sind überzeugt, dass kollektive und ethisch begründete Behandlungsansätze, die über Einzelfälle hinausdenken, gesundheitlichen Ungerechtigkeiten entgegenwirken können. Diese Perspektive findet bei vielen jüngeren Ärzt:innen in den USA Anklang. So schrieb Dr. Eric Reinhart, dass Ärzt:innen eine umfassendere Perspektive auf die gesundheitliche Versorgung entwickeln müssten: »Historisch gewachsene Unterdrückungsstrukturen, die sich oft auf subtile Weise in unserem Handeln reproduzieren, auch wenn wir gegen sie vorgehen wollen, müssen abgeschafft werden.«[42] Es reicht nicht aus, nur eine medizinische Grundversorgung anzubieten – wie Estelle vs. Gamble garantiert. Der Kardiologe Dr. Eric Topol erklärt: »Wir sollten uns eine Neuorganisation der medizinischen Versorgung vornehmen, bei der Ärzt:innen nichts mehr mit der wirtschaftlichen Seite dieses Berufs zu tun haben, sondern sich voll und ganz auf die Gesundheitsbedürfnisse ihrer Patient:innen und die transformativen Herausforderungen der Zukunft konzentrieren können.«[43] Doch es stellt sich die Frage, was mit den Gefängnisinsass:innen wird, wenn eine Krankheit ausbricht: Werden sie weiterhin sich selbst überlassen?

Sogar die wohlmeinendsten Ärzt:innen sind in Gefängnissen an ihre beruflichen Grenzen gestoßen, und in den meisten Fällen wissen sie aufgrund ihres sozialen Status und ihres Berufs nicht, wie es sich anfühlt, inhaftiert und krank zu sein. Ihr Mitgefühl und ihre Beobachtungen sind zwar aufschlussreich, können aber nicht die Literatur ersetzen, die Gefängnisinsass:innen häufig unter großem Risiko selbst über die Verbindung zwischen Gesundheit und Inhaftierung geschrieben haben. Dennoch ringen viele Ärzt:innen und Pflegekräfte mit den moralischen Grenzen ihrer Arbeit im Gefängnis, da ihnen bewusst ist, dass sie damit trotz guter Absichten das Gefängnissystem aufrechterhalten.

Während die meisten Konservativen und einige Liberale in den USA Gefängnisse als notwendig betrachten und sogar argumentieren, dass Insass:innen nur dort überhaupt medizinisch versorgt werden, stellt das medizinische Personal in diesen Einrichtungen fest, wie belastend die Inhaftierung für das körperliche und psychische Wohlbefinden ist, insbesondere während einer Pandemie. Wenn wir uns um Menschen kümmern wollen – auch wenn sie sich etwas haben zuschulden kommen lassen –, dann spricht vieles gegen das Einsperren, das das Krankheitsrisiko bei Menschen deutlich erhöht.

In ihren eigenen Worten

Texte von Dr. Angela Davis begegneten mir zum ersten Mal in einer Lesegruppe in New York. Mit großen Augen las ich *If They Come in the Morning*, eine Abhandlung über Gefängnisstrafen. Dass Davis, eine radikale Feministin, aus eigener Erfahrung von den negativen Folgen von Haftstrafen berichtete, beeindruckte mich tief. Sie schrieb: »Egal, wie man es betrachtet, betrügt sich das Gefängnissystem in den USA selbst, indem es dem uneingeschränkten Totalitarismus in die Hände spielt.«[44] Wie viele radikale Philosoph:innen vor ihr, erkennt Davis, dass das Gefängnis als Ort, an dem Menschen gefangen gehalten werden, nicht ohne despotische Regeln auskommt. In ihrem Text verbindet sie das Persönliche mit dem Politischen auf sympathische Weise.

Davis' Inhaftierung war ein hochpolitisches Ereignis, das internationale Beachtung erhielt und zahlreiche Menschen von Berlin bis New York dazu inspirierte, ihr Briefe zu schreiben. Auch der geschätzte Schriftsteller James Baldwin äußerte sich in einem offenen Brief: »Was passiert ist, zeigt, vereinfacht gesagt, dass eine neue Generation heranwächst, die ihre eigene Geschichte analysiert und aufarbeitet und sich bei diesem enormen Schritt von ihr befreit und nie wieder zum Opfer gemacht werden wird.«[45] Er fuhr fort und bekräftigte, dass Schwarzen Menschen in den USA besonders während der Einschränkungen und der Segregation der Jim-Crow-Ära beigebracht wurde, sich selbst zu hassen. Aber in Anbetracht der Bestrebungen der Bürgerrechtsbewegung, mit Protest und Bildung gegen die Unterdrückung vorzugehen, schlossen Baldwin und andere Schwarze Denker:innen, dass Menschen sogar unter stark eingeschränkten Umständen beim Schreiben ihre Persönlichkeit vermitteln können. Inhaftierte, die räumlich getrennt von ihren Familien leben mussten, bestätigten, wie das Eingesperrtsein ihre Perspektive auf die Welt schärfte.

Für die Insassinnen in Bedford Hills lag die Freiheit in weiter Ferne, aber das Schreiben half ihnen ein kleines bisschen über die Aussichtslosigkeit hinweg. Den Mitgliedern des ACE-Programms bedeutete das Schreiben besonders viel. Sie berichteten mit brutaler Ehrlichkeit und Präzision von ihrer Krankheit, der internalisierten Stigmatisierung von HIV und ihrer gegenseitigen Fürsorge. In ihrem soziologischen Manifest *Breaking the Walls of Silence* positionierten sie sich kühn als Gruppe, die das unerträgliche System dokumentierte, dass sie angeblich zu besseren Menschen machen sollte. In den wohlhabenden New Yorker Vorstädten des Westchester County bildeten diese inhaftierten Frauen eine Enklave. Sie waren aber auch Mütter, Ehefrauen, Freundinnen und Schwestern, die zur Literatur über die medizinische Versorgung von Frauen im Gefängnis beitrugen. Ihre Texte thematisierten nicht nur die HIV/AIDS-Pandemie, sondern wurden zu einem radikalen Archiv für Inhaftierte. Auf den Gefängnisfluren hielten sie fest, wie sie sich um HIV-positive

Insassinnen kümmerten und wie sie sich gemeinsam zu diesem Thema weiterbildeten. In Erfahrungsberichten und Gedichten veranschaulichten sie, wie ihre Peer-to-Peer-Beratung funktionierte und wie das Schreiben sie innerhalb der Gefängnismauern näher zusammenbrachte.

Wenn Menschen sich organisieren, finden sie eine Community. In seinem Buch *Anfänge. Eine neue Geschichte der Menschheit* schreibt David Graeber: »Weitet sich die Souveränität erstmals zum organisatorischen Gesellschaftsprinzip aus, wird Gewalt durch Verwandtschaft ersetzt.«[46] Die Peer-to-Peer-Beratung, der Quilt und die Texte der ACE-Mitglieder sind gute Beispiele dafür. So skrupellose Systeme wie Gefängnisse degradieren und deformieren Menschen, aber gemeinschaftliches Handeln, das ihnen ein Gefühl von Selbstwirksamkeit gibt, kann unter Gefängnisinsass:innen zu tiefer Solidarität führen. In Bedford Hills führten die Belastung der Inhaftierung und der körperliche Verfall dazu, dass die Betroffenen in diesem wenig fürsorglichen System eigene Wege finden mussten. Insassinnen unterstützten AIDS-Patientinnen im Spätstadium, indem sie sie badeten, fütterten und ihnen vorlasen. Tatsächlich wurden sie zur Ersatzfamilie in dieser herausfordernden Lebensphase. Zu Beginn der AIDS-Pandemie konnten die Marginalisierten sich mit ihren Texten gegen das Gefängnissystem richten und ein bisschen Souveränität erlangen.

Die eigene Geschichte zu erzählen hat eine unglaubliche Kraft und motivierte die Frauen in Bedford Hills, das ACE-Programm ins Leben zu rufen. Unterdrückung führt zu Pandemien und fördert ihr Fortbestehen, aber Geschichten ermöglichen es den Betroffenen, sich selbst und ihren Umgang mit den Widrigkeiten des Systems zu zeigen. Sie konnten die Gefängnismauern nicht überwinden, aber ihre Worte und ihr Buch fanden ihren Weg durch die verworrene Bürokratie des Gefängnissystems. Manche Menschen sind der Meinung, Gefängnisinsass:innen sollten ruhig in ihren Zellen verrotten. Aber ACE hat gezeigt, dass Menschen, sogar wenn sie eingesperrt und krank sind, etwas Schönes in sich selbst entdecken können: die Fähigkeit, sich um andere zu kümmern.

Abolitionismus für die Gesundheit

Ich war acht Jahre alt, als ich das erste Mal in ein Gefängnis ging. Dieser Besuch – der erste von vielen – fand statt, nachdem meine Tante N und fast 100 weitere Personen aus dem Atlantik gefischt worden waren. Ihre Haftanstalt wurde damals wie heute Krome Immigrant Detention Center genannt (oder einfach Krome). Die Einrichtung liegt 30 Kilometer südlich des Stadtzentrums von Miami und sah nicht nur so aus wie ein Gefängnis, sondern fühlte sich auch so an. An diesem Ort wurden Migrant:innen eingesperrt. Sie wurden von den US-Behörden interniert und durften nicht frei entscheiden, wohin sie gehen oder wen sie sehen wollten. Im starken Kontrast zu den Besucher:innen trugen alle Inhaftierten orangefarbene Overalls. Aber unbeirrt besuchten meine Eltern, Tanten, Onkels, Cousinen und Cousins Tante N an jedem Wochenende, an dem es möglich war, und brachten ihr Süßigkeiten und ein Lächeln mit. Ich erinnere mich, wie ich im Besuchsbereich mit anderen Kindern spielte, die ebenfalls Inhaftierte besuchten. Obwohl es kein Spielzeug gab, rannten wir aufgeregt auf dem Hof herum.

Wenn sich ein Land wie die USA für den Bau weiterer Gefängnisse einsetzt, ist das ein Zeichen dafür, wie wenig Wert es bestimmten gesellschaftlichen Gruppen beimisst. Die Menschen, die wir besuchten, hatten niemandem körperlich oder psychisch geschadet. Wer im Krome saß, hatte den Bürger:innen dieses Landes nichts unrechtmäßig genommen oder gestohlen. Es waren Asylsuchende aus Haiti oder Dominikaner:innen, die im »Land der unbegrenzten Möglichkeiten« ihre wirtschaftliche Lage verbessern wollten. Anstatt den Fall von Tante N sofort zu bearbeiten und sie freizulassen, hielt der Staat es für das Beste, ihr und den anderen für acht Monate die Freiheit zu rauben. Damals wurde mir klar, was eine Inhaftierung bedeutet. Gefängnisse dienen nicht dazu, die soziale Ordnung in einer Gesellschaft aufrechtzuerhalten, wie mir in der Grundschule beigebracht worden war, vielmehr waren sie ein Instrument, das Familien trennte.

Tante N lebte genau wie andere Verwandte, die aus Haiti in die USA einwanderten, eine Zeit lang bei meiner Familie. Sie war die sechste Person, die in unser kleines, rosa Drei-Zimmer-Haus zog. Unser Wohnraum wurde immer beengter, und alle sehnten sich nach etwas mehr Privatsphäre. Obwohl Tante N mittlerweile frei war, erhielt sie kaum staatliche Unterstützung, um anzukommen. Stattdessen legten meine Eltern und einige andere Mitglieder der haitianischen Community ihre begrenzten Mittel für sie zusammen. Schließlich fand sie einen Job und begann in einer Abendschule, Englisch zu lernen. Für mich war Tante Ns Geschichte ein

Erfolg, den sie ihrer Community zu verdanken hatte. Aber seit den 1990er-Jahren hat sich die Einwanderung in die USA erheblich verändert. Später, so erfuhr ich, fanden sich unzählige Frauen hinter Gittern – Arme, Schwarze, Migrantinnen. Amada Armenta schreibt: »Gemeinsam führen Lokalpolitik, Landesgesetze, institutionelle Vorgehensweisen und Strafverfolgungspraktiken zur Kriminalisierung von nichtautorisierten Migrant:innen, die dann in dem immer umfassenderen Abschiebungssystem landen.«[47] Dieses System ist laut Armenta weder frei von Rassismus noch von Gewalt. Die Vorgehensweise ist ein sichtbares Element des staatlichen Gefängnissystems.

Ein Familienmitglied in Haft zu sehen kann emotional belastend sein, besonders für ein Kind, denn Umarmungen oder das Singen von Kinderliedern sind bei Besuchen verboten. Tante N wurde zwar letztendlich freigelassen, aber das Krome Immigration Detention Center hat sie ihrer Würde und ihrer Zeit beraubt.

Einige Theoretiker:innen regen uns dazu an, die Strukturen zu hinterfragen, von denen wir aufgrund von kulturellen Normen glauben, dass wir sie für die Aufrechterhaltung der sozialen Ordnung bräuchten. Andere ermöglichen es uns, über eine Welt nachzudenken, in der Inhaftierte eine Art Wiedergutmachung erhalten. Und wieder andere gehen noch weiter, indem sie uns ehrlich fragen, was wir glauben, was eine Gefängnisstrafe mit unseren Mitmenschen macht.

In der Gefängnissoziologie sticht Ruth Wilson Gilmores fundierte Arbeit besonders hervor. Sie nahm ihren Anfang, als sie ein Problem erkannte: »das extreme Wachstum des kalifornischen Gefängnissystems seit 1982«.[48] Das 2007 veröffentlichte Buch *Golden Gulags* zeichnete die komplizierten und schamlosen Muster der Polizeiarbeit und der Gefängnisse nach. Wilson Gilmore stellte fest, dass rassifizierte Menschen aus der Arbeiter:innenklasse besonders häufig aufgegriffen und inhaftiert werden. Viele von ihnen leben an Orten, die dringend mehr Mittel für Schulen und Krankenhäuser benötigen, aber stattdessen wird das Budget für die Gefängnisse erhöht. Wilson Gilmore hat Daten erhoben und sorgfältig ausgewertet, sie hat Haftanstalten in ihrem Bundesstaat besucht und kam dann zu folgendem Schluss: Gefängnisse müssen abgeschafft werden.

Eine jüngere Generation von Wissenschaftler:innen baut auf der Arbeit von Wilson Gilmore auf und zeigt, dass derartige Masseninhaftierungen nicht nur in Kalifornien passierten. Die Forscherin Jackie Wang, die sich für die Abschaffung von Gefängnissen ausspricht, weist in ihrem Buch *Carceral Capitalism* darauf hin, dass in Florida – wo ich geboren wurde – eine ähnliche Politik wie in Kalifornien verfolgt wurde: Mitte der 1990er-Jahre wurden diverse soziale Maßnahmen aufgegeben und gleichzeitig neue Gefängnisse gebaut.[49] Wang lädt Leser:innen ein, nicht nur die Legitimität von Gefängnissen zu hinterfragen, sondern Konzepte von Unschuld und Kriminalität an sich. Damit wird der gesellschaftliche Status quo in den USA angezweifelt. Aber aufgrund der großen Kluft zwischen der Absicht hinter Haftstrafen (Rehabilitation) und ihrer Realität (Misshandlung) lassen sich kaum noch moralische Argumente für Gefängnisse finden.

Von Rachel Welchs Inhaftierung 1825 im Auburn-Gefängnis über Kathy Boudin in Bedford Hills 1984 bis heute haben sich New Yorker Gefängnisse drastisch verändert. Zum einen erhalten mehr Frauen Gefängnisstrafen. Zwischen 1980 und 2020 stieg die Zahl der inhaftierten Frauen in den USA um fast 500 Prozent: von 26 326 im Jahr 1980 auf 152 854 im Jahr 2020.[50] Unsere aufsässigen Schwestern und radikale Aktivist:innen wurden in Gefängnissen untergebracht, um sie auszubremsen. Eigentlich hätten viele dieser Frauen psychologische Unterstützung und einen sicheren Ort gebraucht. 1999 ergab eine Studie in Bedford Hills, dass 94 Prozent der befragten Frauen körperliche oder sexualisierte Gewalt erlebt hatten.[51] Bei über der Hälfte (52 Prozent) der Frauen in New Yorker Gefängnissen diagnostizierte das Office of Mental Health psychische Krankheiten. In dieser Region begeht alle sieben Tage eine Frau Suizid oder verletzt sich selbst. Viele sehen psychische Krankheiten als Ursache für diese erschreckenden Zahlen, aber sie werden zumindest teilweise von den Missständen in den Gefängnissen hervorgerufen. Liberale, die diese Zahlen ernst nehmen, setzen sich für kleine Gefängnisreformen ein. Aber alle, die schon einmal direkten Kontakt mit inhaftierten Verwandten hatten, wissen, dass mehr getan werden muss.

Wenn »Sicherheit« unser einziges Ziel ist, dann suchen wir »sichere« Lösungen, die wie Reformen aussehen, aber letztendlich nichts an dem verheerenden Status quo der Gefängnisse verändern. In *Prison by any other name* schreiben Maya Schenwar und Victoria Law: »Reformen erschaffen nichts Neues. Es werden einfach die gleichen Materialien verwendet und neu zusammengesetzt, zum Beispiel die weiße Vorherrschaft, eine historisch gewachsene Form der Unterdrückung, die sich Strafen, Überwachung, Isolation und Einsperren zunutze machte.«[52] Entgegen den besten Absichten können Gefängnisse niemals sicher sein, im Gegenteil, sie fördern Krankheiten.

Wahrscheinlich werden die Debatten darüber, ob, wann und wie lange unsere Mitmenschen wegen unsozialem Verhalten eingesperrt werden sollen, noch lange andauern. Nicht zur Debatte stehen darf aber der Verzicht auf Folter, die Abdeckung der Grundbedürfnisse für ein gesundes Leben, genügend Personal und Mittel, um die Verbreitung von schlimmen Krankheiten zu verhindern – wie es sie damals bei der Gründung von ACE gab. Unabhängig davon, was wir von Kathy Boudin, Katrina Haslip und Judith Clark halten, schufen sie einen Rahmen für die Unterstützung einer der am stärksten marginalisierten gesellschaftlichen Gruppen – HIV-positive inhaftierte Frauen. Ihre Bemühungen könnten als reine Gefängnisreform betrachtet werden. Aber ihre Arbeit zeigt, dass Gefängnisinsassinnen in Freiheit gesünder wären.

Im Sommer 2020, kurz nach der Ermordung von George Floyd durch die Polizei in Minneapolis, hinterfragten viele Menschen die wirkliche Ursache für seine Ermordung: den Polizeistaat. Zuerst gingen Menschen in ihren Vierteln auf die Straße, um ihrer Wut und ihrer Trauer Luft zu machen, aber auch aus der Überzeugung heraus, dass sich etwas ändern müsse. Andere begannen, ihre Aufmerksamkeit auf die unfassbaren anderthalb Millionen Menschen in Haft zu richten. Lautstark sprachen sie sich für die Abschaffung von Gefängnissen aus. Es fühlte sich wie der Anbruch einer neuen Zeit an. Mittlerweile sind viele von uns desillusioniert und bezeichnen diesen Moment als eine Abrechnung mit dem

Rassismus, die keine war. Mit dem heutigen politischen Klima ist das Ende des Gefängnissystems in weite Ferne gerückt. Aber die Millionen Menschen in Haft wissen, dass nur Freiheit ihnen zu einem gesunden Körper und Geist verhelfen kann.

5

DIE ABGERIEGELTE STADT – EBOLA

Wir können die Gegenwart nur verstehen, wenn wir uns immer wieder der Vergangenheit zuwenden und sie studieren; wenn uns die komplizierten Phänomene unseres Alltags vor Fragen stellen; wenn es religiöse, politische oder rassistische Probleme gibt, müssen wir uns immer daran erinnern, dass zwar heute eine Lösung gefunden werden muss, die Gründe und Erklärungen aber in der Vergangenheit liegen.

W.E.B. Du Bois, »The Beginning of Slavery«,
The Voice of the Negro, 1905

Die Medizin ist der tragischste Teil der kolonialen Situation.

Frantz Fanon, *A Dying Colonialism*, 1959

2014 sah Dr. Philip Ireland kleine Lichtblitze vor seinen Augen. Was als leichter Kopfschmerz begann, fühlte sich schon bald so an, als würde ihm der Schädel platzen. Er war sich nicht sicher, worum es sich handelte, merkte aber schnell, dass es untypisch und gravierend war. Wie jeder Arzt, der etwas auf sich hält, nahm er es mit der Diagnose sehr genau und maß, um mehr Klarheit zu erlangen, seine Temperatur. Die 38,5 Grad Celsius weckten in ihm zunächst den Verdacht auf Malaria, aber er hatte diese Krankheit schon unzählige Male gehabt, und die Symptome fühlten sich dieses Mal anders an. Er war träge, und seine rechte Hand fühlte sich seltsam an. Im Verlauf des Tages bestätigten sich nach und nach seine schlimmsten Ängste bezüglich des Krankheitserregers, der seinen Körper attackierte, und er stellte fest, dass die Symptome »wie Ebola klingen und riechen«.[1]

Dr. Ireland gehörte in diesem Sommer zu den unzähligen Ebola-Patient:innen. Das virale hämorrhagische Fieber verbreitete sich weit über den afrikanischen Kontinent hinaus, da es über Schiffe und Flugzeuge von Menschen wie Dr. Ireland übertragen wurde, die in engen Kontakt mit den Körperflüssigkeiten von Ebolapatient:innen gekommen waren. Unbehandelt hat die Krankheit eine Sterblichkeitsrate von 60 Prozent, aber vor dem Tod zermürbt sie den Körper, indem sie die normalen Funktionen der Leber, der Nieren und des Gehirns außer Kraft setzt. Die »Lichtblitze«, die Dr. Ireland beschrieb, belegen, wie sehr das Virus seinen Körper an seine Grenzen trieb, als es einen regelrechten Krieg gegen ihn anzettelte.

Auf dem Höhepunkt des Ausbruchs von 2014 hatte sich das *Zaire ebolavirus* weitverbreitet und war tödlich. Bei einigen Erkrankten beginnt die Haut auszutrocknen, sie zittern und fühlen sich kraftlos. Ob Fieber, Übelkeit oder eitriger Ausfluss aus dem Anus – die Krankheit bringt Körper und

Geist aus dem Gleichgewicht. Ebola-infizierte Menschen berichten häufig von Appetitlosigkeit, Atembeschwerden, Halsschmerzen und einem generellen Gefühl von Schwäche. Zunächst erscheinen die Symptome grippeähnlich, aber innere Blutungen können zu Organversagen führen. Was dieser Krankheitserreger den Menschen antut, geht weit über die Symptome hinaus.

Ob Patient:innen überleben, hängt häufig davon ab, wie sie behandelt werden können: Der Verlust von Urin, Blut oder Schweiß kann zu Dehydrierung führen, und Betroffene sind dann auf einen Flüssigkeitsersatz angewiesen. Gelenkschmerzen, Augenrötung und Schleimhautblutung können bis zu 21 Tage andauern. Wer an Ebola erkrankt ist, kämpft ums Überleben. Aber eine Krankheit zu überwinden bedeutet auch mitzuerleben, wie einige Menschen davonkommen und andere sterben.

In den ersten Monaten des Ebolaausbruchs in Liberia hatte Dr. Ireland keine andere Wahl, als Ebolapatient:innen, die in sein Krankenhaus kamen, zu diagnostizieren, zu isolieren und zu behandeln. Als Notfallmediziner am John F. Kennedy Memorial Center in Monrovia – dem größten Krankenhaus Liberias – wurde von ihm erwartet, dass er seinen medizinischen Pflichten nachkam und die Stadtbevölkerung der Hauptstadt behandelte, auch wenn die Krankheit schwer zu kontrollieren und einzudämmen war. In Liberia geboren, aufgewachsen und ausgebildet, hatte Dr. Ireland reichlich Erfahrung mit Infektionskrankheiten. Er wusste, dass eine frühzeitige Diagnose und Medikamente die meisten Krankheiten aufhalten konnten. Er und viele andere Ärzt:innen arbeiteten 2014 zu Beginn der Ebolaepidemie eng mit dem

Gesundheitsministerium und der Weltgesundheitsorganisation zusammen, um gemeinsam gegen die Ausbreitung der Krankheit vorzugehen. Obwohl er viel über Infektionskrankheiten wusste, wurde auch er ein Opfer des Ebolavirus.

Dr. Ireland versuchte, seiner Angst nicht zu viel Raum zu geben, und informierte zunächst den Chefarzt seines Krankenhauses über seinen möglichen Kontakt und seine stärker werdenden Symptome und bat um einen Test. Während er auf das Ergebnis wartete, begab er sich in Isolation. Dr. Ireland kannte sich mit der Biologie der Virusübertragung aus, weshalb er sich zurückzog und seine Mutter instruierte, wie sie ihn unter diesen Umständen versorgen sollte. Wieder gesund, schrieb er in einem Leitartikel: »Meine Mutter war, wie Tausende anderer Liberianer:innen, auf sich allein gestellt, als sie mir das Leben rettete, weil sie keine andere Wahl hatte.«[2] Wie in vielen anderen Ländern, musste auch die liberianische Gesellschaft sich auf die unbezahlte, aber unverzichtbare Sorgearbeit der Frauen verlassen. Liberia profitierte von der häuslichen Arbeit, dennoch waren das gesamte medizinische System und das Personal in der Frühphase der Pandemie aufgrund der Schwere der Krankheit gefährdet.

Unzählige Mitarbeitende des Gesundheitswesens erkrankten in diesem Sommer an Ebola, und nicht alle hatten so viel Glück wie Dr. Ireland. Im Juli 2014 starb Dr. Samuel Brisbane, der Leiter der Notaufnahme des John F. Kennedy Memorial Center. Die Ärzte Josh Mugele und Chad Priest trauerten um ihren Freund und Kollegen und versuchten, Dr. Brisbane die gebührende Ehre zu erweisen. Eine derartige Wertschätzung der Arbeit im Gesundheitswesen war bis zu den ersten Wochen der Coronapandemie im Jahr

2020, als regelmäßig nächtliche Gedenkfeiern stattfanden, eine Seltenheit. Im *The New England Journal of Medicine* schrieben die beiden Ärzte: »Auf Notfallmediziner wirkt das Konzept eines guten Todes zu abstrakt, zu wenig greifbar. Die Todesfälle, die wir sehen, sind selten gut oder nützlich.«[3]

Da in dieser kritischen Zeit eine beträchtliche Anzahl von Ärzt:innen und Pflegepersonen verstarb, verglichen die beiden Forscher den Tod der Kolleg:innen mit der uralten Idee, für das Vaterland zu sterben. Damit verdeutlichten sie, welch wertvolle Arbeit das Gesundheitspersonal leistet, für die es sogar den Tod in Kauf nimmt – das wurde in den ersten Monaten des Ebolaausbruchs besonders deutlich. Die Ereignisse in Liberia zeigen aber, dass das medizinische Personal gar keine optimale Versorgung leisten konnte, um die Verbreitung des Virus zu stoppen, da ihm grundsätzliches medizinisches Equipment zur Verhinderung der Krankheitsübertragung fehlte. Die Gedenkveranstaltung, die die Kollegen für Dr. Brisbane ausrichteten, hob zwar zahlreiche Aspekte der grausamen und komplexen Realität dieses tödlichen Virus hervor, vermittelte aber nicht, dass es Maßnahmen gegeben hätte, um sein Leben und das von anderen zu retten.

Ärzt:innen und Pflegepersonen müssen oft über den Dingen stehen und über die Probleme der Gesellschaft nachdenken. Sie kennen die Mängel an Geld, an Personal, an Material und Ausrüstung. »Die Kranken werden wieder nach Hause geschickt, nur um dann dort das Virus an ihre Familie und Nachbar:innen weiterzugeben«, sagte Dr. Joanne Liu, die damalige Präsidentin von Ärzte ohne Grenzen.[4] Später sprach sie sich für eine Gesundheitspolitik aus, die Isolationszentren für Menschen in Behandlung beinhaltete. Doch die medizinische Versorgung von Ebolapatient:innen war nicht das einzige Thema. Andere Gesundheitsprobleme wie Krebs und Tuberkulose wurden vernachlässigt, was die ohnehin schon gefährdeten Gruppen in eine noch schlimmere Lage brachte. Als Dr. Liu in Liberia arbeitete, waren viele Gesundheitseinrichtungen Mitte August 2014 bereits geschlossen. Das Ebolavirus tauchte unerwartet auf und belastete das Gesundheitssystem, das sich schon bald in einem akuten Versorgungsengpass befand. Weder schwangere Personen noch Malaria-Patient:innen konnten angemessen behandelt werden.

Nur wenige Krankheiten setzen Patient:innen derartig außer Gefecht wie Ebola. Einigen ging es wie Dr. Ireland, sie litten unter starken Kopfschmerzen, und ihr Sehvermögen war gestört. In den ersten Monaten des Ebolaausbruchs stellten etablierte Krankenhäuser wie das JFK Memorial Center und behelfsmäßige Krankenhäuser so viel Personal wie möglich bereit. Die gesamte Schutzkleidung, alle Masken und Mitarbeiter:innen, die dem öffentlichen Gesundheitssystem zur Verfügung standen, wurden eingesetzt, um die Epidemie einzudämmen. Sie vollständig zu vertreiben gelang nicht.

Obwohl sich viele Ärzt:innen und Pflegekräfte mit guten Absichten an den Hilfsmaßnahmen beteiligten, war ihre Vorgehensweise nicht immer kohärent. Und so stellte die Weltgesundheitsorganisation noch im selben Jahr fest, dass »die Krankheit zum ersten Mal in Westafrika diagnostiziert wurde und sich dann auch auf dem amerikanischen und europäischen Kontinent ausgebreitet hat. Mehr als 22 Millionen Menschen leben in Gebieten, in denen Ansteckungen mit Ebola gemeldet wurden.«[5] Verschiedenste Institutionen finanzierten Maßnahmen gegen die Verbreitung der Krankheit, darunter die liberianische Regierung, die Weltgesundheitsorganisation und ein Flickenteppich aus Nichtregierungsorganisationen, und während sie bereits ihre Ressourcen einsetzten, mussten sie sich erst einmal einen Reim auf diese neue Situation machen. Die Weltgesundheitsorganisation, die 2014 auch noch auf andere Krankheitsausbrüche reagieren musste – zum Beispiel MERS im Nahen Osten und die Vogelgrippe in China –, war überfordert. Auf mehrere Krankheiten parallel zu reagieren war herausfordernd, aber das Hauptproblem war finanzieller Natur. Der Haushalt der WHO-Regionalabteilung Afrika war von 26 Millionen Dollar im Jahr 2010 auf 11 Millionen Dollar im Jahr 2014 gesunken und damit mehr als halbiert worden. Der damalige Direktor Dr. Luis G. Sambo musste Personal und Ausgaben minimieren, und er zweifelte an der Einsatzfähigkeit seiner Abteilung. Diesbezüglich schaffte Ebola kurzzeitig Abhilfe.

Im Frühsommer 2014 gingen die Ebolafälle in Westafrika zunächst zurück, aber dann breitete sich das Virus in der liberianischen Hauptstadt Monrovia aus und legte das Gesundheitssystem lahm. Die politische Situation war instabil. Am 7. August rief die damalige Präsidentin von Liberia, Ellen Johnson Sirleaf, den Notstand aus und kündigte »außerordentliche Maßnahmen für das Überleben unseres Staates und unseres Volkes« an. In der Praxis bedeutete das, dass sie die Freiheitsrechte aller Bürger:innen beschränkte, denn »Unwissenheit und Armut sowie etablierte kulturelle und religiöse Praktiken beschleunigen die Ausbreitung der

Krankheit«.[6] Sie schloss die Grenzen und beauftragte das Militär, Teile des Landes zu besetzen und zu überwachen. Die Präsidentin ahnte damals, dass die Gesundheit der Nation ihren Preis haben würde. Sie hielt es für unmöglich, die Zahl der Ärzt:innen zu erhöhen oder mehr medizinische Schutzausrüstung zu verteilen – die dem Gesundheitsministerium überhaupt nicht zur Verfügung stand –, und beschloss stattdessen, die Freiheiten der Unterschicht in der Hauptstadt zu beschneiden.

Wie viel Vertrauen politische Entscheidungsträger:innen in die Bürger:innen ihres Landes haben, bestimmt, wie sie auf Krisen reagieren. Gesetzgebende halten der Gesellschaft mit ihrer Reaktion also den Spiegel vor. »Das Kapital ist daher rücksichtslos gegen Gesundheit und Lebensdauer des Arbeiters, wo es nicht durch die Gesellschaft zur Rücksicht gezwungen wird«,[7] schrieb Karl Marx, als er über die Lage von Fabrikarbeiter:innen nachdachte, die zehn Stunden pro Tag schufteten, unter Erschöpfung und gelegentlichen Arbeitsunfällen litten. Seine Überlegungen über den fragilen Gesundheitszustand von Arbeiter:innen im Kapitalismus verdeutlichen, dass Gesellschaften humaner mit ihnen und den Armen umgehen könnten – in Liberia oder anderswo. Das Gesundheitswesen kann oft mit einfachen Lösungen auf massenhafte Ansteckungen mit Infektionskrankheiten und daraus resultierende Todesfälle reagieren, da sich dieses Feld ständig verändert. Mithilfe von technologischen und medizinischen Innovationen und angesichts des sozialen Drucks müssen die Politiker:innen Wege finden, ihre Bevölkerung vor gefährlichen Mikroben zu schützen. Dennoch zeigt die fragile Beziehung zwischen Gesundheit und Freiheit, wie hartnäckig Gesundheitsprobleme sein können. Aufgrund des materiellen Versagens des Staats glaubte Präsidentin Sirleaf, ihr Land in den Lockdown versetzen zu müssen. Mit der Ausbreitung der Krankheit entstand ein Riss in der liberianischen Gesellschaft.

Da die Zahl der Erkrankten kontinuierlich stieg, errichtete das Gesundheitsministerium während der Epidemie neue Kliniken, die aber zu ihrer Überraschung angesichts der vielen Todesopfer unter dem Gesundheitspersonal kaum funktionstüchtig waren. In den drei führenden Krankenhäusern in Monrovia war kein Platz mehr, und die neuen Einrichtungen entstanden in Windeseile. Trotz aller Herausforderungen gab es todesmutige Mitarbeitende wie Dr. Mosoka Fallah, der über Infektionskrankheiten forscht und sich für den Einsatz von Kontaktverfolgern in Monrovia einsetzte. Als Experte für öffentliche Gesundheit verfolgte er bei der Arbeit mit einkommensschwachen Bevölkerungsgruppen einen ganzheitlichen Ansatz, indem er sich nicht nur um die Kranken kümmerte und die Ansteckung der Gesunden damit verhinderte, sondern auch Wege fand, Risiken bei der Bestattung der Verstorbenen zu vermindern. Doch diese Arbeit forderte von Dr. Fallah und anderen einen hohen Tribut. Langsam bauten sie Ebolabehandlungszentren auf, in denen sie Erkrankte isolieren konnten, aber die knappen Mittel stellten eine echte Belastung dar. So sagte er dem *Time* Magazine 2014:

> Juli und August waren ziemlich hart für uns. Menschen starben, und wir waren hilflos. Wir konnten einfach nichts dagegen tun. Ich setzte eine Kontakt-

> verfolgerin in einer Familie ein. Die Mutter starb. Die Schwester starb. Die Haushaltshilfe starb. Die Frau starb. Der Vater starb. Und sie [die Kontaktverfolgerin] ging jeden Tag dorthin, um die Kontakte der infizierten Personen zu dokumentieren.[8]

Sein Bericht verdeutlicht, wie schrecklich es war, dass Familien trotz ärztlicher Interventionen alles verlieren konnten.

2014 wurden schon zu Beginn des Ebolaausbruchs in ganz Westafrika Isolationszentren errichtet. Ärzte ohne Grenzen hatte schon seit Langem gute Beziehungen zu verschiedenen Bevölkerungsgruppen in der Region und nutzte diese, um in der Nähe von Monrovia solche Zentren zu eröffnen. Als die Gesundheitsbehörden in den folgenden Monaten versuchten, die Lücke zwischen Ressourcen und Einrichtungen zu schließen, schmiedeten sie Pläne für den Bau weiterer Ad-hoc-Zentren. Ohne die Anwohner:innen zu informieren, wandelte das liberianische Gesundheitsministerium eine Grundschule im Armenviertel West Point in ein Zentrum für Ebolapatient:innen um. Ursprünglich sollten damit die Krankenhäuser entlastet werden, in denen nicht alle Betroffenen isoliert werden konnten. Dennoch machte die Eröffnung des Zentrums die Anwohnenden wütend, weil sie nicht in die Entscheidung miteinbezogen worden waren und auch nicht wussten, wer dort untergebracht wurde. Außerdem ärgerte es sie, dass die Regierung so Ebola in ihr Viertel brachte. Eine Anwohnerin, die damals 52-jährige Christiana Williams, erinnert sich daran, Ebolapatient:innen in der provisorischen Krankenstation schreien gehört zu haben. Andere waren genervt von dieser neuen Krankheit, weil sie die

Gefahr nicht ganz verstanden. In West Point förderte die Vorgehensweise nicht das Vertrauen in die Politik, sondern führte zu Skepsis.

Als ich mit Tolbert Nysenswah sprach, der damals stellvertretender Gesundheitsminister in Liberia war, hob er die positiven Aspekte seiner Arbeit hervor.

> Wir hatten eine Einheit für psychosoziale Unterstützung, Medienarbeit und Labore. Unsere etwas dezentralisierte Reaktion auf Ebola war zunächst ein Top-down-Ansatz. Das bedeutete, dass wir ein Team hatten, das mit kommunalen und zivilgesellschaftlichen Organisationen zusammenarbeitete, bevor die internationale Unterstützung nach Liberia kam.

Dennoch kam das Quarantänezentrum in West Point nicht gut an. Die Anwohnenden reagierten aufgebracht, weil es sich in der Nähe ihrer Wohnhäuser befand. Einige demonstrierten gegen das Zentrum, und andere glaubten, Ebola gäbe es eigentlich gar nicht.

Seit 2020 ist »Lockdown« in all seinen Variationen ein bedeutungsschweres Wort, da es im Kern immer auf eine Art des Eingesperrtseins zurückführt. Als 2014 Ebola ausbrach, war Eindämmung das zentrale Thema, wenn Liberianer:innen im Ausland über die Krankheit sprachen. Erfolgreiche Gesundheitsmaßnahmen setzen voraus, dass alle mitziehen. Aber für diejenigen, die sich normalerweise frei bewegen können, kann das Stillsitzen unerträglich sein. Wer in die Quarantäne gezwungen wird, muss von der Nützlichkeit dieser Maßnahme überzeugt sein, und wer noch nicht infiziert ist, muss sicher sein, die Einschränkungen zu überleben. Als Ebola zu einem internationalen Problem wurde, betonte US-Präsident Barack Obama, dass die Krankheit »sehr effektiv kontrolliert und eingedämmt werden kann, wenn wir uns richtig verhalten«.[9] Nach über 600 bestätigten Ebola-bedingten Todesfällen in Liberia im August 2014 versuchten Politiker:innen auf beiden Seiten des Atlantiks herauszufinden, wie ein Anstieg der Erkrankungen und der Sterblichkeit verhindert werden könnte.

Am 20. August 2014 verhängte Präsidentin Sirleaf eine 21-tägige Quarantäne in West Point, woraufhin viele Leute weder zur Arbeit gehen noch ihr Wohnviertel verlassen konnten. Anwohner:innen kritisierten diese Maßnahme und behaupteten, sich in einem Freiluftgefängnis zu befinden. Die Entscheidung, ein Stadtviertel unter Quarantäne zu stellen und den Notstand auszurufen, beunruhigte viele, und einige humanitäre Hilfskräfte begannen, das Isolationsgebiet als »plague village«, »Seuchendorf«, zu bezeichnen. Die Gesundheitspolitik lässt sich nicht immer in Kriegsmetaphern wiedergeben, aber wenn eine neue ansteckende, todbringende Krankheit ein Land einnimmt, sind die gesundheitspolitischen Maßnahmen immer chaotisch.

Lockdown

Videoaufnahmen von West Point während des Lockdowns bestätigten schnell, wie belastend die Situation war. In einem Clip fiel mir besonders das Wetter auf: grauer Himmel und starker Regen. Abgesehen von den bewaffneten

Polizist:innen, waren die Straßen fast leer. Einige Obststände waren umgestürzt. In einem anderen Video sah ich einen jungen Mann hinter grünen Gitterstäben in der Nähe mehrerer Personen. Er blickte ernst in die Kamera und sagte: »Wir haben von der Regierung erwartet, dass sie uns aufklärt. Das haben wir erwartet. Aber heute Morgen um vier Uhr wurden die Polizei, das Militär und die Einwanderungsbehörde eingesetzt. Sie haben die Leute geschlagen, und das ist nicht richtig.«[10] Wenn sich der Staat gegen die eigenen Bürger:innen richtet, macht sich schnell Enttäuschung breit.

Die Menschen in West Point wollten ihren normalen Geschäften nachgehen, als das Gesundheitsministerium ihre Leben stoppte, um die Krankheit einzudämmen. Der Lockdown rief bei einigen körperliche Angstzustände hervor, da sie nicht wussten, wo sie die Ebola-Infizierten unterbringen sollten. Die Blockade der liberianischen Regierung begann damit, dass das Militär Menschen aus der Region Grand Cape Mount daran hinderte, die Hauptstadt zu betreten. Der Einsatz des Militärs bedeutete, dass Händler:innen ihre Produkte nicht mehr auf den Märkten verkaufen und ihre Kund:innen mit ihren Grundnahrungsmitteln versorgen konnten. Das Gesundheitsministerium hätte alternativ einen differenzierteren Plan entwickeln können, um die Menschen, die im Lockdown nicht arbeiten konnten, mit finanziellen Mitteln zu unterstützen. Ebenso hilfreich wären kostenfreie psychosoziale Angebote gewesen, um Menschen das Gefühl von Isolation zu nehmen.

In West Point, direkt an der Atlantikküste, leben über 70 000 Personen. Die Epidemie ließ das Leben für manche hektisch und laut werden, aber in West Point legte das Militär das Leben vor allem derjenigen lahm, die erst kurz zuvor im Bürgerkrieg vertrieben worden waren und sich jetzt wieder vom Militär im Stich gelassen fühlten. Die Situation führte ihnen erneut vor Augen, wie wenig Kontrolle sie eigentlich hatten.

Die Quarantäne wurde nicht in Eigenverantwortung durchgeführt, sondern genau wie die Sperrstunde durch eine Ebolataskforce durchgesetzt. Die Polizei errichtete Straßensperren und Blockaden für den erzwungenen Lockdown und sorgte kurzzeitig für Ruhe, aber schon bald wurden die Anwohner:innen wütend. Dann wurde das Hafenviertel von Soldat:innen und Polizist:innen in Einsatzkleidung gänzlich abgeriegelt, und die Küstenwache hinderte die Bewohner:innen sogar daran, mit Kanus hinauszufahren.

Für Obstverkäufer:innen bedeutete diese 21-tägige Inkubationszeit, genauso lange kein Einkommen zu haben, und das ohne finanzielle Unterstützung durch den Staat. Diese Einkommenseinbußen gefährdeten das Überleben ihrer Familien. Berichten der Weltbank zufolge hatte Ebola Ende 2014 alle Bereiche der Gesellschaft ins Chaos gestürzt, und die Hälfte der liberianischen Arbeitnehmer:innen hatte keinen Job mehr.[11] Folglich fehlte es Menschen an Lebensmitteln, Würde und Bewegungsfreiheit.

Die Menschen in West Point sahen sich mit einer aktiven militärischen Besetzung konfrontiert. Sie verwiesen auf ihre vulnerable Situation, ausgelöst durch körperliche Gewalt und Lebensmittelknappheit. In diesen Tagen hatten einige Anwohner:innen keinen Zugang zu Essen und staatlichen Beihilfen. Der 27-jährige Davidette Wilson sagte: »Es gibt keinen Ort, an dem wir Brot bekommen können.«[12] Er wies auf seine Verzweiflung angesichts dieser Situation hin. Brot, ein Grundnahrungsmittel, war knapp. Wilsons Schilderung verdeutlicht die grausame Seite des Lockdowns, der so streng durchgeführt wurde, dass die Eindämmung der Krankheit auf Kosten der Versorgung einiger Anwohner:innen ging. Darüber hinaus verwies er auf die Grausamkeit und inhärente Gewalt einer militärisch durchgesetzten Quarantäne, die die Existenz der Betroffenen gefährdet.

Ein anderer erschreckender Bericht zeigt, dass Menschen den Kontakt zu ihrem Netzwerk außerhalb von West Point verloren. Einer der Bewohner, Patrick Wesseh, kritisierte: »Es ist unmenschlich. Sie können uns nicht plötzlich ohne Vorwarnung einsperren. Was sollen unsere Kinder dann essen?«[13] Für Menschen wie Wilson und Wesseh war die Quarantäne eine schreckliche Erfahrung, die ihr Viertel nicht nur räumlich vom Rest der Stadt trennte, sondern ihnen auch vor Augen führte, wie leicht sie aus dem überlebenswichtigen Versorgungssystem herausfallen konnten – das Militär konnte arme Menschen gezielt ausgrenzen.

Auch David Anan lebte in West Point. Der 34-Jährige fragte die bewaffneten liberianischen Soldat:innen: »Bekämpft ihr Ebola mit Waffen?«[14] Anstelle von anderen Methoden der Schadensbegrenzung oder Fürsorge wird im postkolonialen Afrika oftmals das militärische Eingreifen bevorzugt. Aber Liberianer:innen wie Anan bereiteten die vielen Waffen Sorge.

Als die körperlichen und psychischen Folgen der Restriktionen bekannt wurden, verbreitete sich die Meinung, dass die Quarantäne mehr Schaden als Nutzen verursacht habe.

Den Umständen entsprechend begegneten die Menschen aus West Point den Soldat:innen auf die ihnen bestmögliche Weise: Sie rebellierten. Einige schleuderten Steine, stürmten die Stacheldrahtbarrikaden und versuchten auszubrechen, andere schrien, so laut sie konnten. Tagelang gingen sie auf die Straße, um sich, nachdem sie von der Regierung nicht in die Entscheidungen einbezogen worden waren und nur wenig selbst bestimmen konnten, Gehör zu verschaffen. Die Regierung schien nicht in der Lage oder nicht willens zu sein, auf humane Weise zu reagieren.

Am 20. August 2014 drang das Militär in West Point ein und schoss auf die Protestierenden. Es war ein schreckliches Gemetzel, das die staatliche Unterdrückung verdeutlichte. Fotos zeigen eine akute, wenn nicht gar existenzielle Krise. Die bewaffneten Männer gingen davon aus, das Viertel mit ihrem Einmarsch schnell bezwingen zu können, und dass Bestrafung und Waffengewalt für Ruhe sorgen würden. Aber es brach Chaos aus.

Nach zehn gewaltvollen Tagen wurde eine Jugendliche getötet, und die Nachbarschaft trauerte. So grotesk es auch war, die Quarantäne warf einen Schatten auf die Wahrnehmung der Einwohner:innen von West Point. Sie gehörten zu den Machtlosesten im Land und waren auf diesen Ort beschränkt, während *weiße* und nicht-afrikanische Menschen, die an Ebola erkrankten, aus Liberia evakuiert wurden. Dies war ein Hinweis darauf, dass die Bewertung der öffentlichen Gesundheit und die Reaktion nicht nur auf wissenschaftlichen Erkenntnissen beruhte, sondern auf dem »geschätzten Wert eines Lebens«, wie die Wissenschaftlerin Adia Benton es ausdrückt.[15] Die Vorgehensweise der liberianischen

Regierung zeigt, welch geringen Wert sie dem Leben von Afrikaner:innen aus der Abeiter:innenklasse zumaß.

Lockdowns wie der in West Point basieren nicht auf Evidenz. Sie sind eine institutionelle Maßnahme, um Gruppen mit wenig Macht zu kontrollieren. Als die Quarantäne beendet wurde, ging es nicht nur um dieses Stadtviertel, Liberia oder Westafrika, sondern um die Vorstellung, dass die Leben armer Afrikaner:innen ohne faire Entschädigung gestört und eingeschränkt werden könnten. Auch in anderen Ländern in der Region wurden Lockdowns verhängt. Und irgendwann beschränkten Länder im Globalen Norden die Einreise aus Liberia, Guinea und Sierra Leone, was diese politisch isolierte.

Die Quarantäne wurde zu einem zentralen Streitpunkt, da nicht nur die Reisefreiheit von Afrikaner:innen eingeschränkt wurde, sondern einkommensschwache Bevölkerungsgruppen während des Krankheitsausbruchs anders als andere behandelt wurden. Die Journalistin Clair MacDougall schloss: »Der Exodus der Regierungsmitglieder gibt den Bürger:innen das Gefühl, dass die Reichen und Mächtigen die Armen sich selbst überlassen. Viele Expats, die mit NGOs oder internationalen Unternehmen ins Land gekommen waren, wurden evakuiert, und ihre großen Wohnungen, in denen rund um die Uhr Strom und fließend Wasser vorhanden sind, stehen nun leer.«[16] Aus globaler Perspektive stellte MacDougall die eigensinnige Politik und die Doppelmoral in Liberia infrage. Wer erhält eine gute Gesundheitsversorgung und die Möglichkeit, sich frei zu bewegen, und wer wird gezwungen, sich zu isolieren und ohne Geld, Bewegungsfreiheit und Existenzgrundlage auszukommen?

Der Ebolaausbruch in Liberia 2014 hat gezeigt, dass eine Quarantäne nicht ausreicht. Der Spezialist für Infektionskrankheiten, Amesh Adalja, schrieb: »Während entschlossenes Handeln erforderlich ist, um Ebola und andere Krankheiten zu bekämpfen, dient die Quarantäne an Orten mit Menschen ohne Anzeichen einer Infektion nicht ihrer Eindämmung, sondern fördert ihre Ausbreitung.«[17] Abgesehen davon, dass es der Quarantäne in West Point an einer wissenschaftlichen und moralischen Grundlage fehlte, wurde den über 70 000 Bewohner:innen unterstellt, mit Ebola infiziert zu sein. Die Lage war ernst und empörend, da bereits bestehende strukturelle Ungerechtigkeiten verstärkt wurden.

Der Lockdown verwandelte West Point nicht nur in feindliches Gebiet, er war auch ein deutliches Beispiel für das, was die Philosophin Lauren Berlant als »langsamen Tod« bezeichnet.[18] Das Leben von armen Menschen in Liberia wurde zeitweise unterbrochen und durch die Abrieglung ihres Viertels begrenzt, während Menschen mit mehr Ressourcen die Einschränkungen überwinden konnten.

Im August 2014 bezeichnete die WHO die Situation in Westafrika – nicht Ebola – als gesundheitliche Notlage mit internationaler Tragweite. Das heißt, die Region und nicht die Krankheit selbst wurde als Risiko eingestuft, obwohl es mittlerweile auch Fälle in Italien, Spanien, Großbritannien und den USA gab. Das anfängliche Missmanagement beim Ausbruch des Ebolavirus und der Lockdown in West Point verbanden Gesundheitsmaßnahmen mit Militarisierung, was nicht dazu beitrug, die Wunden der liberianischen Gesellschaft zu heilen. Die kurzzeitigen Maßnahmen hatten wenig mit dem Lebenszyklus der Mikrobe zu tun. Hätten sich die Gesundheitsbehörden an historischen Beispielen orientiert, hätten sie vielleicht gezieltere und wirksamere Maßnahmen ergreifen können.

Die Entdeckung des Ebolavirus

Bevor Dr. Pierre Piot in den 1970er-Jahren in Zentralafrika stationiert wurde, arbeitete er in einem Antwerpener Labor, das jahrhundertealte Infektionskrankheiten analysierte. Als er am 29. September 1976 eine mikrobielle Probe erhielt, waren er und seine Kolleg:innen überrascht von der »neuen, bösen ansteckenden Krankheit an einem fernen, gottverlassenen Ort«.[19] Piot sah in dem Virus eine drastische Veränderung. Diese Krankheit war, nach seinem Wissen, gefährlicher als Gelbfieber. Zunächst suchte er nach »neuen Lösungen, die Leben retten würden«. Also reiste er zum Ursprungsort des Virus, nach Yambuku in der Demokratischen Republik Kongo.

Die ersten Berichte stammten von flämischen Missionar:innen und Ärzt:innen im Kongo: Patient:innen hatten Nasenbluten, hohes Fieber und schreckliche Kopfschmerzen. Einige waren komatös und kaum noch am Leben. Piot war kein Experte auf dem Gebiet, aber er war entschlossen, dieses neuartige Virus zu entschlüsseln und eine Heilungsmethode zu finden. Als Piot sich 30 Jahre später an die Reise zurückerinnert, erwähnt er auch die Maßnahmen, die bestimmte Gruppen ergriffen, um das Virus abzuwehren: »Etwa die Hälfte der Dörfer hatte Absperrungen errichtet, um den Bewegungsradius von Menschen in Quarantäne zu kontrollieren.«[20] Es ist normal, sich vor Gefahren schützen zu wollen, und als diese Menschen sahen, wie ihre Nachbar:innen ihre Vitalität und Kraft verloren, taten sie alles Nötige, um zu überleben. Piots Enthusiasmus bei der Beschäftigung mit diesem neuartigen Virus ist bemerkenswert, aber er war nicht der einzige Forscher, den die Krankheit interessierte.

Kongolesische Mikrobiologen wie Dr. Jean-Jacques Muyembe-Tamfum waren frühe Zeugen des Ebolaausbruchs im Jahr 1976 und reagierten ebenso überrascht. Im Auftrag des Gesundheitsministeriums, »dorthin zu gehen und die Situation zu beurteilen«, reiste Dr. Muyembe-Tamfum nach Yambuku. Zuerst dachte er, es würde sich um Typhus handeln.[21] Er wandte sich dorthin, wo Dorfbewohner:innen in Massen starben, um der Ursache auf den Grund zu gehen und die Patient:innen mit den wenigen verfügbaren Mitteln zu behandeln. Als er ankam, stellte er erstaunt fest, dass ein Großteil des medizinischen Personals im Krankenhaus von Yambuku abwesend war. Von den Anwesenden nahm er Blutproben: »Mir fiel sofort auf, dass die Einstichstellen stark bluteten, als ich die Spritze aus den Armen der Menschen zog. Meine Finger und Hände waren mit Blut verschmiert.«[22] Dr. Muyembe-Tamfum schloss sich schließlich mit europäischen Ärzt:innen zusammen, die vor Ort stationiert worden waren, um das Virus zu erforschen. Obwohl er 1976 der erste Mikrobiologe war, der Ebolapatient:innen und den Verlauf der Erkrankung beobachtete, wurde Dr. Piot und Dr. Guido van der Groen einige Monate nach der Entnahme ihrer ersten Blutproben die Entdeckung des Ebolavirus zugeschrieben.

Piot erkannte, dass die Erkrankung über das hinausging, was das Auge sehen konnte, und begann Mikroben zu sammeln, um zu sehen, wie sie sich in Überlebenden vermehrten.

Wissenschaftler:innen wie Dr. Piot waren fasziniert von den Besonderheiten des Ebolavirus. Als die Krankheit zum ersten Mal auftrat, standen nur wenige Mittel zur Analyse der physiologischen Grundlagen dieses hämorrhagischen Fiebers zur Verfügung. Es gab weder eine genetische Sequenzierung noch eine wirksame Behandlung zur Bekämpfung der Krankheit. So sehr sich Dr. Piot auch bemühte, direkt mit den Patient:innen zu arbeiten, indem er ihre Symptome beobachtete und sie versorgte, stellte er fest, dass die hohe Sterblichkeitsrate es erschwerte, den Krankheitsverlauf zu dokumentieren. Damals wie heute bestand die Aufgabe darin, die Übertragung der Krankheit zu verhindern. Das bedeutete, den Menschen einen sicheren, komfortablen Ort zum Ausruhen zu bieten und ihre erschöpften Körper mit Flüssigkeit und Nährstoffen zu versorgen.

Epidemien entstehen auf unterschiedliche Weisen. In einigen Fällen mutiert ein Virus, in anderen springt es von einem tierischen Wirt auf menschliche Träger:innen über. Obwohl Erreger mit zoonotischem Ursprung oft missverstanden werden, entstehen sie in der Regel einfach dadurch, dass das betreffende Tier, sei es eine Hauskatze oder ein kleines Insekt, in der Nähe des Menschen lebt. Die Wissenschaftlerin Donna Haraway beschreibt diese enge Beziehung wie folgt: »Die Tierrechtsbewegung basiert nicht auf einer irrationalen Verleugnung der Einzigartigkeit des Menschen, sondern auf der klaren Erkenntnis einer sehr realen Verbundenheit, die quer zu dem diskreditierten Bruch zwischen Natur und Kultur verläuft.«[23] Ohne eine differenzierte Auseinandersetzung kann das Missverständnis, die Entstehung von Ebola hätte mit der angenommenen Primitivität Afrikas zu tun und nicht mit der engen, wechselseitigen Beziehung zwischen Menschen und Tieren, nicht aufgeklärt werden.

Wie bei vielen neuen Infektionskrankheiten teilten zahlreiche Menschen detailreich ihre Erfahrungen mit Ebola. Wissenschaftler:innen wussten anfangs nur wenig über die Krankheit. Außenstehende nehmen Krankheiten oft ganz anders wahr als Betroffene. Diese Wissenslücke kann weitreichend und verheerend sein. In der Hoffnung, ihre Wirkweise zu verstehen, versuchen Forscher:innen, das Genom von Viren zu entschlüsseln. Für Molekularbiolog:innen bezieht sich das Diktum, dass der Genotyp den Phänotyp beeinflusst, in der Regel auf voll ausgebildete Lebewesen, was der Vorstellung widerspricht, dass unser genetisches Material und Umweltfaktoren unsere Haarfarbe, Größe oder Augenform prägen. Viren sind zwar weitaus weniger komplex als Säugetiere, haben aber auch beobachtbare Merkmale, deren genetische Information die Eigenschaften, die sie ausdrücken, offenbaren kann. Die Entschlüsselung des Ebolagenoms hat unser Verständnis der Evolution von Organismen nachhaltig geprägt. Bis 2013 wurde das Genom von fast 30 Ebola-Virusstämmen sequenziert, und Wissenschaftler:innen lernten viel über die Widerstandsfähigkeit des Erregers.[24] Einer der faszinierenden biologischen Aspekte dieser Untersuchung war die Visualisierung des Virus, um zu verstehen, warum und wie der Erreger so zerstörerisch wirkt.

Die Folgen des Kolonialismus

Die Geschichte und unsere nationalen Mythen prägen, wie wir auf Katastrophen reagieren und später den Wiederaufbau angehen. 2014 offenbarte die Ebolaepidemie in Liberia, Guinea und Sierra Leone die Verletzlichkeit dieser postkolonialen Gesellschaften. Epidemien manifestieren sich nicht nur als biologische Krankheiten, sondern spiegeln auch die bestehenden sozialen Probleme wider, die in diesem Fall tief in der vergessenen Geschichte der betroffenen Länder verwurzelt sind. In Westafrika können derartige Krankheitsausbrüche nicht unabhängig von der Beziehung zu Europa und den USA, aber auch nicht nur im Zusammenhang mit dem Imperialismus betrachtet werden. Europa und Nordamerika nehmen auf unterschiedliche Weisen Einfluss in (West-)Afrika, wie ihr anhaltendes, wenn auch nicht immer eindeutiges politisches Engagement und die wirtschaftliche Ausbeutung zeigen. Die historisch wichtigen Befreiungsmomente haben weder die Methoden noch den Kern des Kolonialismus beseitigt.

In Zusammenarbeit mit der American Colonization Society (ACS) kamen im 19. Jahrhundert viele Menschen afrikanischer Herkunft, die zuvor in der Versklavung in den USA und der Karibik arbeiten und leben mussten, nach Liberia. Die ACS glaubte, dass freie Schwarze Menschen »zurück nach Afrika« in ihre »Heimat« gehen könnten. Ob die karibischen und afroamerikanischen Personen, die finanziell dabei unterstützt wurden, in Liberia einzuwandern, überhaupt dort herkamen, ist unklar. Nun fanden sie sich in einer Gesellschaft wieder, in der sie weder willkommen waren noch als Verwandte betrachtet wurden. Kürzlich in die Freiheit entlassene Afroamerikaner:innen gehörten keiner der lokalen ethnischen Gruppen an und sprachen auch keine der indigenen Sprachen. Ihre Ansiedlung führte aber vor allem zu Ressentiments, weil einige von ihnen von westlichen Mächten mit den Mitteln ausgestattet worden waren, um die lokale Bevölkerung zu unterdrücken und zu beherrschen.

Der wohlhabende Afroamerikaner Joseph Jenkins Roberts ließ sich in Liberia nieder und wurde später der erste Präsident des Landes. Unter seiner politischen Führung mussten Teile der lokalen Bevölkerung zum Christentum konvertieren, und der innerafrikanische Versklavungshandel wurde fortgeführt. Folglich kam es zu politischen Spannungen zwischen afroamerikanischen Siedler:innen und vertriebenen Afrikaner:innen. Während der Unruhen ergriff eine kleine Elite die Macht. 1847 erlangte Liberia seine Unabhängigkeit und behauptet daher, die älteste afrikanische Republik zu sein. Die Geschichte Liberias ist im Vergleich zu seinen Nachbarländern gerade deshalb außergewöhnlich, weil das Land als Republik relativ immun gegen europäische Herrschaftsbestrebungen war. Als sich die europäischen Länder 1884 während ihres »Wettlaufs um Afrika« auf der Berliner Konferenz trafen, um den afrikanischen Kontinent unter sich aufzuteilen, blieb Liberia offiziell unabhängig. Inoffiziell regierte die Schwarze US-amerikanische Elite jedoch nicht allein. Die meiste Zeit beeinflussten externe Akteur:innen die liberianische Politik. Angeblich waren die USA gar nicht in alle internen Streitigkeiten in Liberia involviert, aber zahlreiche Anhaltspunkte sprechen dagegen. Sie beteiligten sich an der Errichtung wichtiger Institutionen. Ob es sich um das

Lend-Lease-Programm handelte, bei dem Liberianer:innen die USA bei der Lieferung von Waffen an das Vereinigte Königreich unterstützten, oder um den Bau von zwei Flughäfen in Liberia durch die USA. Die US-amerikanischen außenpolitischen Interessen haben die Infrastruktur und das Militär des Landes geprägt.

Der britische Historiker Stephen Ellis argumentiert in *The Mask of Anarchy*, dass die internen Unruhen in Liberia nicht nur die Schuld der USA waren. Aber in einigen Fällen erließen die Nachkommen afroamerikanischer Siedler:innen Gesetze, die zur Folge hatten, dass Indigene Liberianer:innen für multinationale Konzerne arbeiten mussten. Ein Beispiel dafür ist die Hüttensteuer von 1925, durch die Liberianer:innen finanziell belastet wurden, was einige Betroffene zwang, Jobs bei internationalen Unternehmen wie Firestone Tire Company anzunehmen. Ellis erklärt, dass die US-amerikanische Politik in den 30 Jahren der Regierungszeit von William S. Tubman, von 1944 bis 1971, Finanzmittel nutzte, die sie »durch ausländische Konzessionen generierte, um in Afrika erstmals ein Parteiensystem zu errichten, während viele andere westafrikanische Länder noch nicht ihre Unabhängigkeit erreicht hatten«.[25] Diese sogenannte »Politik der offenen Tür« fachte den Konflikt zwischen den US-amerikanischen Siedler:innen und der Indigenen Bevölkerung weiter an, der bereits seit fast 100 Jahren schwelte.

Als der Konflikt richtig zutage trat, folgten ein Militärputsch und zwei Bürgerkriege – einer zwischen 1990 und 1997 und der zweite zwischen 1999 und 2003. Das Gesundheitssystem litt stark unter den Bürgerkriegen, und die meisten Einrichtungen konnten nicht einmal mehr eine Grundversorgung gewährleisten. Wie überall waren die Arbeiter:innen in Liberia von den verkrusteten sozialen Strukturen, die eher von Herkunft als Verdienst geprägt sind, erschöpft und mussten nach den militärischen Konflikten erst wieder zur Ruhe kommen. Die Bürgerkriege in Liberia und im Nachbarland Sierra Leone zwangen Millionen von Menschen, Zuflucht in Geflüchtetenlagern zu suchen, die oft am Rand von Städten entstanden.

Als Ellen Johnson Sirleaf 2005 zur liberianischen Präsidentin gewählt wurde, war sie die erste Frau an der Spitze eines afrikanischen Landes. Das änderte jedoch wenig an der politischen Zerrissenheit und der hohen Verschuldung des Landes. Nach zehn Jahren Bürgerkrieg bestanden innere Konflikte, und es kam zu Haushaltskürzungen und erhöhten Sicherheitsmaßnahmen. Die Präsidentin investierte mehr Geld in das Militär und die Polizei, und das Gesundheitssystem wurde stark kontrolliert.

Vor dem Hintergrund von Sparmaßnahmen und politischem Misstrauen versuchte die neue Regierung unter Sirleaf aber auch, die Nation zu heilen und die Verantwortlichen für die vergangene Gewalt zur Rechenschaft zu ziehen. Bündnisse sollten helfen, das politische Trauma zu lindern. Deshalb wurde 2005 eine Wahrheits- und Versöhnungskommission gegründet, die die moralischen Vergehen während des letzten Bürgerkriegs aufdecken und bearbeiten sollte. Überlebende bekamen nun zwar eine Plattform für die Aufarbeitung der Vergangenheit, aber zur Heilung brauchte Liberia mehr, als diese politischen Prozesse leisten konnten.

Nach dem Bürgerkrieg musste das gesamte Gesundheitssystem in Liberia wieder aufgebaut werden – genau wie andere soziale Sicherungssysteme. Es war vor allem deshalb so herausfordernd, schwangere oder krebskranke Menschen lückenlos gut zu versorgen, weil das medizinische System darniederlag. 2007 gab das liberianische Ministerium für Gesundheit und Soziales 100,5 Millionen Dollar für das Gesundheitswesen aus, was 10,8 Prozent des BIP entsprach und trotzdem nicht reichte, um mehr Krankenhäuser und Kliniken in den Städten und auf dem Land zu bauen.[26] 2010, einige Jahre vor dem Ebolaausbruch, befand sich Liberia auf Platz 162 von 168 auf dem Index der menschlichen Entwicklung (HDI), das heißt, im weltweiten Vergleich waren dort die Lebenserwartung und das durchschnittliche Einkommen sehr gering. Derartige Wohlstandsindikatoren rufen meistens weniger starke Gefühle in uns hervor als akute Krisen wie ein Krankheitsausbruch.

Die Auseinandersetzung mit Ebola gerade in Liberia soll die Epidemie nicht als einen Ausnahmezustand oder etwas typisch Afrikanisches darstellen. Stattdessen soll klar werden, dass alle Menschen weltweit irgendwann einmal eine Epidemie miterleben. In seinem bahnbrechenden Buch *Die Pest* schrieb Albert Camus über die Wiederkehr von Epidemien:

> Jeder weiß, dass Seuchen wiederkommen, aber es fällt schwer daran zu glauben, wenn sie immer aus heiterem Himmel über einen hereinbrechen. Es hat auf der Welt genauso viele Pestepidemien gegeben wie Kriege. Und doch treffen Pest und Krieg die Menschen immer unvorbereitet.[27]

Camus wollte damit nicht die zyklische Natur von Krankheiten oder die Krise, die sie unweigerlich hervorrufen, betonen, sondern zeigen, dass unser Schock genauso vorhersehbar ist wie die Epidemie selbst. Wenn wir eine Epidemie erleben, wird uns ihr gesamtes Ausmaß noch lange begleiten.

Die wichtige, oft unterbezahlte Arbeit von Mitarbeitenden im Gesundheitswesen bleibt bei einem Krankheitsausbruch möglicherweise unsichtbar, aber sogar scheinbar unbedeutende Aufgaben können extrem wichtig sein. Auf dem Höhepunkt der Ebolaepidemie von 2014 beauftragte das liberianische Gesundheitsministerium eine Task Force mit der Nachverfolgung der Krankheitsausbreitung. Schon bald war klar, dass Liberia Hilfe benötigen würde, um diese Arbeit zu stemmen. Nach monatelangen Gesprächen unterstützten die Weltgesundheitsorganisation, die US-Gesundheitsbehörde CDC und Action Contre la Faim die lokalen Kontaktverfolger:innen dabei, Menschen, die mit dem Ebolavirus in Kontakt gekommen waren, zu identifizieren, in Listen einzutragen und zu beobachten.[28] Ihre Aufgabe war es, in ihren Bezirken Kranke und Sterbende zu finden, ob sie nun in einer gemütlichen Ecke in ihrem Zuhause lagen, wo ihre Familie für sie sorgen konnte, oder fest entschlossen und zielstrebig weiterhin zur Schule gingen. Die Kontaktverfolger:innen hatten den Auftrag, die Ebolainzidenz und die Übertragungsraten niedrig zu halten.

Unter bestimmten Umständen – insbesondere bei akuten, neuen Pandemien – ist die Kontaktverfolgung eine wirksame Maßnahme, doch bei zu hohen Fallzahlen und Personalmangel stößt die Methode an ihre Grenzen.[29] Außerdem sind sich Wissenschaftler:innen nicht immer über die Vorgehensweise der Kontaktverfolgung einig. In einem Artikel für das Journal *African Health Sciences* argumentieren Shrivastava Saurabh und Shrivastava Prateek, dass die Rückverfolgung von Kontakten während des Ebolaausbruchs 2014 eine wirksame Strategie für das Gesundheitspersonal war, da sie »letztendlich darauf abzielte, die Zeitspanne bis zur Erkennung und Behandlung einer Infektionskrankheit zu verkürzen und somit das Übertragungsrisiko zu verringern«.[30] Egal, was Menschen von der Kontaktverfolgung halten, die Mitarbeitenden des liberianischen Gesundheitswesens verdienen Lob. Sie griffen ein und verhinderten die Verbreitung des Virus, indem sie Menschen, die potenziell mit Ebola in Kontakt gekommen waren, genau beobachteten. Das Problem war nur, dass es nicht genügend gesundes medizinisches Personal gab.

Liberia war nicht das einzige Land, das von der Epidemie betroffen war. Der Ebolaausbruch wurde durch einige strukturelle Probleme befeuert. Der Sozialanthropologe Mike McGovern stellt fest:

> Die menschengemachten Ursachen beginnen damit, dass die drei am stärksten betroffenen Länder und ihre Geberländer in der Vergangenheit zu wenig in den Gesundheitssektor investiert haben. Außerdem wurde das nationale Gesundheitspersonal bedauerlicherweise nicht ausreichend unterstützt, als klar wurde, dass viele Menschen starben, weil es an Informationen und grundlegender Schutzausrüstung wie Latexhandschuhen fehlte.[31]

Die eingeschränkte Handlungsfähigkeit des liberianischen Gesundheitssystems war nicht die Schuld einer einzelnen Person oder Institution. Mehrere Gründe führten laut Adia Benton und Kim Yi Dionne zu der schlechten Versorgungslage: »Das Erbe des transatlantischen Sklavenhandels, des Kolonialismus und der Strukturanpassungsprogramme wirkten sich auf das politische, soziale und wirtschaftliche Umfeld aus und damit auch auf die schnelle Verbreitung des Ebolavirus und die Reaktion auf die Krise.«[32] Vertreibung und militärische Interventionen haben in westafrikanischen Gesellschaften nachhaltige Spuren hinterlassen und den Landraub vorangetrieben.

Diese historisch gewachsenen Ungerechtigkeiten sind keineswegs bloß abstrakte Erzählungen; vielmehr zeigen sie, wie Teile der Gesellschaft durch Sparmaßnahmen unter Druck geraten. Eine Krankheit ist nicht nur ein Kampf zwischen einem Menschen und einer Mikrobe. Allan Brandt und Martha Gardner erklären, »die Beziehung zwischen öffentlicher Gesundheit und Medizin ist von Spannungen, Feindseligkeiten und in einigen Fällen sogar von Krieg geprägt«.[33] In Liberia und in benachbarten Ländern gibt es zwar zu wenige Krankenhäuser, aber letztendlich sind es die sozialen Bedingungen und die ausbeuterischen Verhältnisse, die zu einer ungleichen Betroffenheit während der Epidemie führten. Nicht nur der Tod ist demütigend, sondern auch die Akzeptanz der anhaltenden Ungleichheiten. Ibrahim Abdullah und Ismail Rashid stellen fest: »Ebola war nicht einfach nur eine tödliche Viruserkrankung, sondern die Manifestation des Neoliberalismus, der in den schwächsten Gesellschaften der Welt verheerende Folgen hatte.«[34] Krankheiten können unendlich kompliziert sein, aber in erster Linie fordern sie uns auf, nuancierte, gerechte Lösungen zu finden.

Politiker:innen erlebten bald, wie eine neuartige Krankheit das medizinische Personal in Westafrika daran hinderte, ihrer Arbeit nachzugehen. Während der zweiten Ebolawelle im Dezember 2014 wurden Mediziner:innen davon überrascht, dass die Krankheit sich nicht eindämmen ließ. Margaret Chan, die damalige Direktorin der Weltgesundheitsorganisation, sagte: »Eine alte Krankheit bringt in einem neuen Kontext Überraschungen mit.«[35] Ein paar Monate zuvor schienen die Ebolafälle zurückzugehen, aber als das Virus wiederkam, war es unerbittlich.

Die Überwachung von Krankheiten ist ein Grundpfeiler öffentlicher Gesundheitsmaßnahmen weltweit. Zur öffentlichen Gesundheitsversorgung gehört die Gesundheitsförderung durch präventive oder akute Maßnahmen, aber die zum Teil drastischen Schritte dienen auch der Festigung der nationalen Souveränität. Als 2014 die Ebolaepidemie ausbrach, zeigte sich die Katastrophe nicht nur in Form von Leid oder verlorenen Menschenleben. Viele Liberianer:innen standen der Vorgehensweise ihrer Regierung skeptisch gegenüber. In einer Umfrage von Y Care International gaben 60 Prozent der Befragten an, dass sie dem Gesundheitspersonal und den Maßnahmen gegen Ebola nicht vertrauen.[36] Teilweise fehlte es an medizinischer Versorgung, da die meisten Gesundheitszentren geschlossen waren und sich selbst Unternehmen der Grundversorgung und ganze Stadtteile im Lockdown befanden. Misstrauen kam auch auf, wenn hilfesuchende Menschen zurückgewiesen wurden. Ein Mitarbeiter des Gesundheitswesens berichtete in der Y-Care-Umfrage, dass seine Einrichtung nicht in der Lage war, alle Hilfesuchenden aufzunehmen: »Manchmal sind die Leute enttäuscht und wütend auf uns, wenn sie Kranke herbringen, die wir nicht behandeln können. Sie glauben uns nicht, wenn wir sagen, dass wir nicht alle Fälle behandeln können.«[37] Wenn sie vorher Vertrauen in das System hatten, schwand dieses mit der Abweisung und machte der Enttäuschung Platz.

Politiker:innen und Wissenschaftler:innen bemerkten, dass Kontakteinschränkungen und das Verbot, Ebolaleichen zu berühren, nicht gut aufgenommen wurden. Der Tod verursachte einen Bruch zwischen dem Gesundheitspersonal und den Trauernden. Präsidentin Sirleaf brachte damals ihr Unbehagen zum Ausdruck: »Tote nicht zu berühren, sich die Hände zu waschen und Kranke allein zu lassen – das war ungewohnt für uns und entsprach weder unserer Tradition noch unserer Kultur.«[38] Die Skepsis gegenüber den medizinischen Maßnahmen ist ohne die Möglichkeit, sich auszutauschen und zu diskutieren, kaum zu überwinden. Dr. Jean-Jacques Muyembe-Tamfum, der 1976 zu den ersten Ebolaforschenden gehörte, erkannte, dass kulturelle Bestattungspraktiken nicht einfach verboten werden sollten. Auch die Isolation aus medizinischen Gründen konnte von den Betroffenen als Affront wahrgenommen werden, denn, so Muyembe-Tamfum, »wenn wir ihre Leichen beschlagnahmen, verletzen wir ihre Seelen«.[39] Muyembe-Tamfum zufolge sollte eher für die Sicherheit im Umgang mit den Erkrankten und Verstorbenen gesorgt werden, mit Handschuhen und Schutzausrüstung, damit Angehörige ihre Überzeugungen leben und Abschied nehmen konnten, ohne selbst eine Erkrankung zu riskieren.

Die Skepsis ist unabdingbarer Bestandteil wissenschaftlichen Arbeitens – Menschen können die Gültigkeit von bestimmten Forschungsprojekten mit anderen Theorien oder neuen Beweisen infrage stellen. Nicht nur Liberianer:innen standen damals dem Ebolavirus skeptisch und misstrauisch gegenüber. Viele Betroffene, die dringend Hilfe benötigten, hatten keinen Zugang zu den wenigen verbliebenen medizinischen Einrichtungen. Der Anthropologe Paul Farmer verwies dahingehend auf bestehende Defizite in der humanitären Hilfe in Westafrika. In den Köpfen der Enteigneten und Unterversorgten verfestigte sich daher die Vorstellung, dass ihnen ihre Lebensgrundlage entzogen wurde, weil eine unsichtbare Seuche zu Unterernährung und Tod führte. Ärzt:innen gaben verzweifelt ihr Bestes, aber die westliche Medienberichterstattung über Ebola in Westafrika führte nicht zu der internationalen Unterstützung, die notwendig gewesen wäre.

Öffentliche Gesundheitsmaßnahmen helfen oft gegen Fehlinformationen, aber für die Bewohner:innen von West Point lag bei der medizinischen Versorgung das Problem darin, nicht gesehen und respektiert zu werden. Da das Virus so neu war und sie der Regierung nicht vertrauten, stellten einige Menschen die Krankheit an sich infrage. Ihr Misstrauen war nicht abstrakt, es wurde durch die staatlich angeordnete Quarantäne verstärkt.

Quarantänepolitik

Eine Quarantäne trennt: Mit Absicht wird die Bewegungsfreiheit von bestimmten Personen eingegrenzt, oder sie werden ganz aus der Gesellschaft ausgeschlossen. Ihre bisher angenommene Freiheit wird beschnitten, was ihr Verständnis über gängige gesellschaftliche Grundannahmen zunichtemachen kann. Das Wort beschwört biblische Bilder von Aussätzigen herauf, die ausgestoßen und in Kolonien abgeschottet wurden. Die Quarantäne kann eine Strategie sein, um die Kontrolle über die Verbreitung einer ansteckenden Krankheit zu erlangen. In ihrer einfachsten Form ist sie ein Versuch, schwache oder indisponierte Personen aus dem öffentlichen Blickfeld zu befördern. Geoff Manaugh und Nicola Twilley beschreiben in *Until Proven Safe*, was bei der Quarantäne auf dem Spiel steht: »Eine Quarantäne erfolgreich umzusetzen kann eine logistische Herausforderung sein, aber die Logik dahinter ist ganz einfach: Vielleicht ist etwas Gefährliches in dir, etwas Ansteckendes, das kurz davor ist, auszubrechen.«[40] Sie thematisieren in ihrem Buch, wie Menschen sich anstecken, aber auch wie sie Vorkehrungen gegen mögliche Gefahren treffen. Zum Schutz des Einzelnen vor bösen und unberechenbaren Mikroben, die sich im Körper unkontrolliert vermehren.

Die Geschichte der Quarantäne ist weder einmalig noch klar umrissen, vielmehr besteht sie aus einer Reihe von politischen Maßnahmen, die sich über die Zeit hinweg entwickelt haben. Natürlich wurden Quarantänemaßnahmen sowohl gelobt als auch kritisiert. Das Wort »Quarantäne« lässt sich auf das italienische *quaranta giorni* zurückführen, »einen Zeitraum von 40 Tagen«, der während der Pest eingeführt wurde und Schiffen für eben diesen Zeitraum das Anlegen im Hafen verbot. Diese Maßnahme wurde erstmals in Venedig umgesetzt und bezog sich eher auf christliche Opferriten – das 40-tägige Fasten – als auf ein wissenschaftliches Verständnis über den Lebenszyklus von Mikroben. In Venedig wurden im 16. Jahrhundert die Häuser von Menschen, die an der Pest erkrankt waren, mit Holzkreuzen gekennzeichnet, um potenzielle Besucher:innen darüber zu informieren. Aus epidemiologischer Sicht kann eine Quarantäne einen physischen Schutz vor Krankheiten bieten, indem Menschen bei einem Ausbruch voneinander getrennt werden. Aber eine Quarantäne zu verhängen ist gar nicht so einfach. Menschen oder Güter von bestimmten Orten fernzuhalten oder zu verbannen benötigt Disziplin. Trotzdem wurde die Quarantäne bereits seit Jahrhunderten zur Abwehr von Krankheiten eingesetzt – schon lange bevor Menschen den Zusammenhang zwischen Infektionskrankheiten und Keimen erkannten.

Quarantänemaßnahmen verstärken die Grenzen, die wir Menschen künstlich erschaffen haben. Als Australien und Kanada im Oktober 2014 Reisebeschränkungen für Guinea, Liberia und Sierra Leone verhängten, fragte die WHO, die sich weltweit gegen Krankheiten engagiert, nach ihrer Begründung. Schließlich hatte sich die Weltgesundheitsorganisation 1948 gegründet, um die Bekämpfung von Infektionskrankheiten zu bündeln. Sie folgte damit auf die International Sanitary Conference, deren Wurzeln bis ins 19. Jahrhundert zurückreichen, und sollte einen Schritt weitergehen, um Krankheiten auf globaler Ebene zu regulieren oder zu verhindern. Die WHO entwickelt evidenzbasiert Vorsichtsmaßnahmen und sah keinen Grund für Reisebeschränkungen für drei westafrikanische Länder. Aber die Empfehlungen der WHO sind nicht verpflichtend. Wissenschaftler:innen betonten damals ebenfalls, dass die Länder des Globalen Nordens keinen Grund hätten, Reisebeschränkungen zu verhängen. Die Ebolafälle in Nordamerika zeigten, dass Patient:innen behandelt werden konnten und mit einer angemessenen Versorgung nur eine geringe Wahrscheinlichkeit bestand, dass sie starben. Ein Großteil der Ebolapatient:innen blieb in Westafrika, wo die Sterblichkeitsrate bei 60 Prozent lag, aber einige wurden in den USA behandelt, wo deutlich weniger starben.

Dr. Timothy Uyeki und seine Kolleg:innen beobachteten: »Bei Ebolapatient:innen, die in den USA oder in Europa behandelt wurden, waren eine engmaschige Überwachung und eine umfassende unterstützende Pflege erforderlich, die intravenöse Flüssigkeitszufuhr, die Korrektur von Elektrolytanomalien, künstliche Ernährung sowie Intensivpflege bei Atemwegs- und Nierenversagen umfasste. 81,5 Prozent der Patient:innen, die diese Pflege erhielten, überlebten.«[41] Obwohl nur wenige Nordamerikaner:innen und Europäer:innen, die Ebola hatten und außerhalb Westafrikas behandelt wurden, starben, schürten die Medien im Globalen Norden die Angst vor der Krankheit und legten nahe, dass Westafrika mit Reisebeschränkungen belegt werden sollte.[42]

Neben den Reisebeschränkungen mussten weitere Maßnahmen berücksichtigt werden. Laut Dr. Reena Pattani, Ärztin an der Universität von Toronto, starben Menschen aus einem bestimmten Grund an der Krankheit: »Es wird schmerzlich deutlich, dass das Risiko, an der Ebolaviruserkrankung zu sterben, an Orten mit mangelhaften Versorgungssystemen am höchsten ist, weil es an Gesundheitsinfrastruktur, notwendiger Ausrüstung und geschultem Personal mangelt.«[43] Es gibt also verschiedene Interpretationsmöglichkeiten der Situation, die praktische und moralische Fragen bezüglich der Quarantäne und der Herausforderungen, denen die Länder sich bei der Regulierung einer medizinischen Notlage ausgesetzt sahen, aufwerfen. Wir könnten uns auf die Rolle der WHO konzentrieren, die damals als internationale Institution auf die Evidenz der Eboaübertragung verwies – die Krankheit wird durch direkten Kontakt mit Blut und anderen Körperflüssigkeiten von einer Person auf die nächste übertragen, was bei einer Flugreise sehr unwahrscheinlich ist.

Vielleicht bin ich prüde, aber ich tausche nur selten Blut, Speichel oder Fäkalien mit anderen Passagieren im Flugzeug aus. Wahrscheinlich dachten Kanada und Australien bei ihrem Einreiseverbot für Menschen aus Guinea, Sierra Leone und Liberia nicht daran, *wie* Körperflüssigkeiten ausgetauscht werden, sondern dass die Gesundheitsversorgung, *falls* es passierte, herausfordernd werden könnte. Anders gesagt: Sie nutzten ihre Staatsgewalt, um möglichen Problemen, die durch eine Infektion mit Ebola entstehen könnten, vorzubeugen. Die Sorge dieser Länder ist berechtigt, aber sie ließe sich besser beheben, wenn Ländern mit niedrigem Einkommen mehr Ressourcen zur Verfügung stünden. Diese Argumentation konnte also genutzt werden, um Grenzen zu schließen. Aber aus Erfahrung wissen wir, dass Reiseverbote bei Infektionskrankheiten, die nicht durch Tröpfcheninfektion übertragen werden, keine Eindämmung bewirken, vor allem nicht in Ländern mit schlechten Gesundheitssystemen. Stattdessen werden betroffene Länder isoliert, und den dort lebenden Menschen wird vermittelt, sie und nicht die Krankheit seien gefährlich.

Das Ebolavirus schadet dem Körper ungemein, es legt ihn geradezu lahm. Wer erkrankt, wird möglicherweise von anderen verurteilt, die »Mitleid ausdrücken, aber auch Verachtung«.[44] Verabscheut zu werden ist nicht leicht zu ertragen – auf psychologischer Ebene nimmt Abscheu Einfluss auf die Entscheidung, ob Personen ausgegrenzt werden. Genau das passierte mit den Bewohner:innen von West Point und den Westafrikaner:innen, denen die Einreise in bestimmte Länder untersagt wurde.

Quarantäne ist nicht gleich Quarantäne. Einige gelten als selbstverständlich, als allgemeine Maßnahme für alle, wie etwa im Hafen von Venedig im 14. Jahrhundert. In anderen Fällen werden nur bestimmte Bevölkerungen ausgeschlossen. In Liberia wurden die Sanktionen nicht nur als Momentaufnahme wahrgenommen, sondern als Machtdemonstration und generelle Verachtung von Westafrikaner:innen. Das heißt, wir können uns fragen, inwiefern sich die Quarantänen unterscheiden, was wir aus den Unterschieden lernen können und wie durch sie verschiedene Modelle staatlicher Kontrolle Ausdruck finden (auf nationaler Ebene oder von außen auferlegt).

2014 zeigte die Ebolakrise den Menschen in Westafrika, dass den liberianischen Politiker:innen die Sicherheit wichtiger war als die gesundheitliche Versorgung. Bei den Restriktionen ging es weder nur um Ausgrenzung noch um die Untermauerung bestehender Machtgefälle. Es lohnt sich, die Notwendigkeit der Isolation zur Eindämmung von Ebola in Liberia zu hinterfragen. Hat diese Politik Leben gerettet? Grundsätzlich lässt sich fragen, warum Hilfsorganisationen bei einer Gesundheitskrise das Militär einsetzen. In den Anfangstagen der Ebolaepidemie wurden in Liberia wiederholt Waffen eingesetzt, was ein schwerer Eingriff in das Leben ganz normaler Menschen war, aber auch für die Haltung spricht, dass die Betroffenen als krank betrachtet wurden, im physischen und übertragenen Sinne, und in Quarantäne weniger ansteckend seien. In *Pandemic: Tracking Contagions, From Cholera to Ebola and Beyond* schreibt die Journalistin Sonia Shah über die Cholera: »Der Mensch kann natürlich die Mikrobe sein, aber nur bis zu einem bestimmten Punkt.«[45] Sie weist darauf hin, dass sich immer wieder Mikroorganismen in unserem Körper ansiedeln, in der Hoffnung, sich zu vermehren und zu mutieren, neue Nachkommen zu produzieren und das Überleben ihrer Verwandten zu sichern. Aber ihre Lebensfähigkeit hat Grenzen – ohne einen Wirt sind sie nicht lange lebensfähig oder in der Lage, sich zu verbreiten.

Auf dem Höhepunkt des Lockdowns in Liberia mussten sich die Verantwortlichen mit den Zusammenstößen zwischen Zivilist:innen und dem Militär auseinandersetzen – mit den sozialen Dimensionen dieses Vorgehens und damit, wie die Geschichte des Landes nun wieder Thema wurde und so Menschen an den Maßnahmen zweifeln ließ. Dass der Ausnahmezustand ausgerufen und Menschen kontrolliert und eingeschränkt wurden, kann als kollektive Bestrafung betrachtet werden, vor allem wenn das Leben zum Stillstand kommt und bestimmte Verhaltensweisen sanktioniert werden. Als ich mit Tolbert Nyenswah, dem ehemaligen stellvertretenden Gesundheitsminister, sprach, erinnerte er sich daran, dass die militärischen Interventionen der Regierung, um die Quarantäne und die Sperrstunde durchzusetzen, die

»frische Erinnerung« an die brutale Gewalt des Bürgerkriegs wieder aufleben ließen. Bei den hektischen Bestrebungen, die Ausbreitung der Krankheit einzudämmen, waren die Maßnahmen vor allem ein Versuch, mit der Tatsache umzugehen, dass die Krankenhäuser nicht alle Erkrankten versorgen konnten.

Die dystopische Stimmung hatte nicht nur mit Ebola selbst zu tun, sondern mit den Einschränkungen, dem Einsatz des Militärs und dem unter den Bürger:innen weitverbreiteten Gefühl, sich selbst überlassen zu sein. Für die Liberianer:innen, die mit harten Maßnahmen konfrontiert wurden, war die Situation eindeutig: Ihre Freiheit lag nicht in ihrer Hand. Die weltweite Panik führte zu ihrer Vernachlässigung. In den Nachbarländern sah es ähnlich aus. Die Wissenschaftlerin Dr. Adia Benton erklärt, dass die militärischen Interventionen in Sierra Leone zu einem Krieg zwischen der Bevölkerung und dem Virus führten, bei dem das Militär gestärkt und das Gesundheitssystem vernachlässigt wurde. Laut Benton liegen dieser Vorgehensweise Sparpläne und neokoloniale Denkweisen zugrunde. Am 9. September 2014 bat die liberianische Präsidentin Sirleaf die USA um militärische Unterstützung. Daraufhin schickte Präsident Barack Obama 3000 Soldaten nach Liberia, die eigentlich neue Krankenstationen für Ebolaerkrankte errichten und bei Logistik und Transport helfen sollten. In Wirklichkeit beschwor die Militärpräsenz entlang der liberianischen Grenze und in Stadtvierteln wie West Point die Geister des Bürgerkriegs herauf.

Als die Ebolatodesfälle zunahmen, entspann sich das übliche Krankheitsausbruchsnarrativ: Die Krankheit taucht auf und verbreitet sich. Wissenschaftler:innen versuchen, die geografische Ausbreitung der Krankheit nachzuverfolgen und Krankheitsträger:innen zu identifizieren. Nach einer massiven Gesundheitskampagne kann die Krankheit eingedämmt werden. Nach den ersten Ebolafällen in Europa und Nordamerika veranlassten westliche Regierungen, dass Flüge aus Westafrika vorläufig eingestellt wurden. Menschen, die in Westafrika lebten, wurde die Einreise in mehrere Ländern des Globalen Nordens untersagt. Da es zu diesem Zeitpunkt noch keinen Impfstoff gegen Ebola gab, beanspruchte die Krankheit viel Aufmerksamkeit und belastete damit das Gesundheitssystem, weil zu wenig Zeit für die Bewältigung anderer Krankheiten blieb. Die liberianische Präsidentin betrachtete die Eindämmung als einzigen Weg, um der Krankheit Einhalt zu gebieten.

Die Epidemie war kräftezehrend, aber aus anderen Gründen, als Menschen im Globalen Norden dachten. Die Situation offenbarte, wie sehr Theorie und Praxis in der globalen Gesundheitsversorgung auseinanderklafften: Nationale Regierungen vermissten Solidarität, auch wenn nur wenige Patient:innen in Behandlung starben. Das war das eigentliche Problem, mit dem Liberia zu kämpfen hatte: Die Bevölkerung wurde als gefährlich oder vielmehr als ansteckend betrachtet und deshalb in ihrer Notsituation allein gelassen.

Der Lockdown in West Point und die Reisebeschränkungen für drei westafrikanische Länder sind nicht einzigartig. Dennoch brachten sie viele Aspekte der Geschichte Liberias zum Vorschein – die Gespenster des US-amerikanischen Einflusses, ein unterversorgtes öffentliches Gesundheitssystem und die Erinnerung an den Bürgerkrieg –, die sich in der

Entscheidung widerspiegelten, wer eingeschränkt wurde und wer weiterhin das Land verlassen konnte. Beim Ebolaausbruch ging es nicht nur um ein einzelnes afrikanisches Land, sondern um die vielschichtigen Dimensionen der Fragen, wer reisen darf, wer geschützt wird und wer ein Mitspracherecht bekommt. Trotz allem verbreitete sich Ebola unvermindert weiter, füllte die Krankenhäuser und ließ etliche Menschen verzweifelt zurück.

Jeden Tag sterben Menschen, das gehört in einer Welt, in der Mikroben in der Überzahl sind, dazu. Ob aber Patient:innen die Ebolawelle 2014 überlebten, hing stark von ihrem Zugang zu einer angemessenen Versorgung und sauberem Wasser ab. Nicht nur die Reisebeschränkungen richteten Schaden an. Stereotype Darstellungen von Liberianer:innen führten zu falschen Annahmen und Sensationsmache.

Affenfleisch – die Fixierung auf ein Vorurteil

Bei meiner Internetrecherche zur Ebolaepidemie stellte ich fest, dass einige Journalist:innen wie besessen von Affen sind – vor allem im Zusammenhang mit Afrika und Afrikaner:innen. Berichte in westlichen Medien machten sich die Unwissenheit des europäisch-amerikanischen Publikums zunutze, um mit schockierenden Informationen zum Weiterschauen zu animieren. Ein Video beginnt in Liberias Hauptstadt Monrovia, im Hintergrund ist der Liedtext »Ebola-Town; don't touch your friends« zu hören. Dann geht es mit einer Frage aus dem Off los. Eine tiefe Stimme spricht eine Gruppe Männer an: »Habt ihr Angst vor Ebola?«

Zwei Männer in kurzärmeligen Shirts, die Kaugummi kauen, sagen gleichzeitig: »Nein.«

Andere Leute sagen: »Es gibt kein Ebola in Liberia.«[46]

Der Beitrag wurde 2014 von Vice Media produziert. Kaj Larsen, der verantwortliche Journalist, dessen Stimme aus dem Off zu hören war, interessiert sich für eine Sache: Hat Affenfleisch zur Verbreitung von Ebola beigetragen? In gewisser Weise handelt es sich um eine legitime Frage. Aber wie sie gestellt wurde, war moralisch zweifelhaft.

Im Juli 2014 verbot die liberianische Regierung die Jagd und den Verkauf von Wildfleisch, Bushmeat genannt, aus Sorge, dass Ebola sich darüber verbreiten könnte. Wer damit entdeckt wurde, konnte ins Gefängnis kommen. Larsen wusste, dass das Forestry Department den Auftrag hatte, Hausdurchsuchungen durchzuführen und Bushmeat zu beschlagnahmen, also fragte er mehrere lokale Wissenschaftler:innen, ob das angebracht sei. Im Gespräch mit Dr. Jospeh Fair, einem Virologen am Liberianischen Institut für Biomedizinische Forschung, fragte Larsen, ob das Zusammenleben mit nicht domestizierten Tieren zur Verbreitung des Virus beitragen würde. Dr. Fair antwortete, dass Menschen und Tiere sich schon immer gemeinsam entwickelt hätten und Ebola zwar auch über Fleisch, aber hauptsächlich durch andere infizierte Menschen übertragen würde.

In einer Studie im Journal *Social Science and Medicine* legten Forscher:innen ihre Vermutung dar, dass das Bushmeat-Verbot in Sierra Leone das Misstrauen gegenüber einkommensschwachen und ländlichen Bevölkerungsgruppen geschürt haben könnte. Die Autor:innen argumentierten, dass Fleisch zwar oft ein Risiko für Zoonosen darstellt, das

Verbot aber in diesem Fall »im Widerspruch zu den Erfahrungen der genannten Gruppen stand, die das Fleisch der Wildtiere ohne besondere Probleme konsumierten«.[47] Während dieser Krankheitswelle und auch danach widerlegten wissenschaftliche Erkenntnisse Larsens implizite Annahme, die immer wieder einen Zusammenhang zwischen Ebola und Affenfleisch herzustellen versuchte. Die Fachleute überzeugten den Journalisten nicht – Sensationsmeldungen schienen ihn weitaus mehr zu begeistern.

In dem Video scheint Larsen den Verzehr von Bushmeat von vornherein fragwürdig zu finden, obwohl er versucht, Meinungen von Liberianer:innen einzuholen. In einem Gespräch kommt der charismatische Journalist Imanoel Nagbe zu Wort, der breit lächelt und ein violettes T-Shirt trägt: »Es gibt dieses Gefühl in Liberia, dass es Ebola gar nicht gibt.« Mit einem schiefen Grinsen behauptet er, dass die Warnung vor dem Ebolavirus eine Lüge der Regierung sei, um an Geld zu kommen. Während die Kamera läuft, führt Nagbe Larsen zu einem belebten Markt, auf dem Frauen ihre Produkte, darunter auch Fleisch, verkaufen. Ein Mann in einem roten Hemd mit einem Megafon und einem Tamburin läuft in den Gängen auf und ab. Auch Larsen, Nagbe und die Kamera bahnen sich ihren Weg über den Markt und richten den Blick auf eine Gruppe liberianischer Frauen, die Fleisch verkaufen.

Nagbe und Larsen gehen zu den Frauen, und Nagbe fragt sie: »Hat euch das Fleisch irgendwelche Probleme bereitet?«

Eine Frau antwortet: »Nein.«

Eine andere Frau verlässt ihren Stand und mischt sich in das Gespräch ein. Auch sie sieht kein Problem in dem Fleisch, als sie bestätigt: »Meine Kinder und ich haben es [Bushmeat] selbst gegessen.«

Die Menschen auf dem Markt sind überzeugt davon, kein Ebola zu haben. Sie wirken fit und gesund. Sie sind weder peinlich berührt, noch sind sie zurückhaltend, wenn sie nach ihrem Gesundheitszustand gefragt werden. Bei einer anderen Begegnung begleitet Larsen eine Gruppe von Männern im Zentrum von Monrovia. Sie geben offen zu, dass sie Bushmeat lieben, und beschließen, vor laufender Kamera etwas zu essen. Einer der Männer hält das tote Tier, und etwas Flüssigkeit schießt heraus. Larsen schaut angewidert und krächzt: »Ich werde mit Ebola angesteckt.« Als Nächstes fragt Larsen den Mann, ob er glaube, dass es Ebola gibt. Die anwesenden Männer sind sich einig: Sie glauben nicht daran. Sie räumen ein, dass Menschen mit Ebola laut der Regierung an hämorrhagischem Fieber leiden, aber da sie Bushmeat essen, ohne krank zu werden, zweifeln sie an der Existenz der Krankheit. An ihnen zeigt sich, wie sehr Alltagserfahrungen und öffentliche Gesundheitsinformationen auseinanderklaffen.

Das Video endet mit einer Warnung von Larsen: »Irgendwann wird ein Mensch irgendwo – wahrscheinlich in Afrika – einen Affen mit einer noch nie dagewesenen Krankheit essen. Es könnte Super-Ebola oder eine neue Form von AIDS sein, und laut [Dr.] Joseph [Fair] könnte dieses Virus ein Drittel der Bevölkerung töten. Es geht nicht um Krankheiten, die wir kennen, sondern um die, die wir noch nicht kennen.«

In seiner Warnung empört sich Larsen nicht nur über das Fleisch, sondern über die Menschen selbst. Er ist entsetzt angesichts ihrer Skepsis gegenüber Ebola. Eigentlich sehen wir nur ein paar Menschen, wie sie vor laufender Kamera essen. Zwar durften sie auch ihre Meinung sagen, aber zum Schluss – so scheint es mir – verunglimpft der Journalist sie. Es könnte so wirken, als seien diese VICE-Videos eine Ausnahme oder besonders krass. Aber stattdessen zeigen sie repräsentativ, mit welchem Sensationshunger über Liberianer:innen und Ebola berichtet wurde. Reporter:innen erzählten eine erwartbare Geschichte, die ein abwertendes Bild von Westafrikaner:innen reproduziert, indem einige Menschen zu Wort kommen, die die Existenz der Krankheit leugnen.

Im Mittelpunkt dieser Videos stehen die nordamerikanischen Vorurteile gegenüber Afrikaner:innen, die in diesem Fall über den Fleischkonsum in Liberia zum Ausdruck gebracht werden. Das erinnert an William Ian Millers Konzept des »Ekels«, bei dem die Menschen Grenzen in Bezug auf das eigene Leben behaupten oder erkennen und moralische Grenzen zum Ausdruck bringen.[48] Ekel ist eine Emotion, die wir alle kennen; sie prägt unsere Beziehungen, unser Verhalten und unser Begehren. Aber die Macht, bestimmte entmenschlichende Aussagen oder Bedenken über eine Gruppe zu äußern und zu verbreiten, ähnelt dem alten Dünkel, afrikanische Verhaltensweisen würden Krankheiten verbreiten.

Die Bilder, die den Gesundheitsdiskurs prägen, nehmen nicht nur Einfluss auf die Politik, sondern auch auf die öffentliche Wahrnehmung. Das VICE-Video befriedigt die Schaulust des Publikums, das zeigen die hohen Klickzahlen: Wie Larsen die Überzeugungen einiger Mitglieder der liberianischen Gesellschaft präsentiert, ist wenig subtil oder ausgeklügelt. Die visuelle Darstellung bringt auf unangenehme Weise Fehlinformationen und gelebte Erfahrungen zusammen – und lässt die Frage der Erzählhoheit entstehen. In ihrem Buch *Über Fotografie* liefert Susan Sontag eine etwas willkürliche, aber gründliche Abhandlung über Bilder und wie sie in verschiedenen Kulturen ihre Bedeutungen erhalten. »Fotografieren heißt, sich das fotografierte Objekt anzueignen«, schreibt Sontag, »es bedeutet, sich in eine bestimmte Beziehung zur Welt zu setzen, die wie Erkenntnis – und damit wie Macht – anmutet.«[49] Mir scheint, Larsen stellt sich in der Tat über die Menschen und setzt sich nicht damit auseinander, wie sie zu ihren Überzeugungen oder ihrem Misstrauen gekommen sind.

Was genau hat die VICE-Dokumentation erreicht? Sollte sie als Appell dienen, die Gesundheitsversorgung zu verbessern, oder bereits existierende Vorurteile bestätigen? Hat sie dazu beigetragen, Liberianer:innen über medizinische Zusammenhänge aufzuklären oder die Ängste von Amerikaner:innen, dass Ebola über Bushmeat übertragen wird, zu schüren?[50] Dieser Fokus auf den Fleischkonsum hat rassistische Untertöne, und die Darstellungspraxis fördert rassistische Denkweisen. Bushmeat wird zu einem Problem gemacht, obwohl in den USA Vergleichbares gegessen wird – aber dort wird es Wild genannt.

In Karikaturen aus dem Jahr 2014 wurde die eingeschränkte Bewegungsfreiheit der Westafrikaner:innen aufs Korn genommen. In einem satirischen Beitrag für die *New York Times* zeichnete Patrick Chappatte eine schlichte, aber eindrucksvolle Karte von Afrika. Die Grenzen des Kontinents sind mit Zeltplanen abgesteckt. In ihrem Innern sitzen zwei kranke Menschen vor einem Ebolaschild, neben ihnen tragen zwei Menschen in medizinischer Schutzkleidung eine Leiche weg, zwei weitere beobachten die Leute außerhalb der Grenze, die rufen: »Ihr seid in Quarantäne [...] zu eurem besten.« Vermutlich repräsentieren sie den Westen, dessen Vertreter:innen sich selbst zu Expert:innen und Retter:innen aufschwingen, die Instruktionen für den Umgang mit der Krankheit geben, denen sie selbst nicht Folge leisten würden. Die Botschaft ist klar, auch wenn hier etwas Spott mitklingt: Afrikaner:innen müssen in dem eingegrenzten Gebiet bleiben.

Chappattes Kommentar, der inhaltlich viele Gemeinsamkeiten mit anderen karikaturistischen Illustrationen hat, zwingt uns, unsere Annahmen über Mobilität zu hinterfragen. Infizierte wurden mit dem Ebolaschild in Westafrika positioniert. Die tote Person wird von Menschen in medizinischer Schutzkleidung weggetragen. Eine weitere Person liegt bewusstlos am Boden, und eine Frau und ein Kind stehen in Gedanken versunken in der Nähe des medizinischen Personals. Das Virus befindet sich innerhalb der Grenzen Afrikas – dargestellt in Form von braunen Zelten –, während die nicht betroffenen Beobachter:innen außerhalb des Kontinents bleiben und die Quarantäne der Betroffenen verkünden. Die Afrikaner:innen bleiben in dem eingegrenzten Gebiet, und die anderen, die sich selbst zu Expert:innen und Retter:innen aufschwingen, geben Instruktionen für den Umgang mit der Krankheit, denen sie selbst nicht Folge leisten würden.

Die Zeichnung stellt verschiedene Aspekte des behördlichen Umgangs mit der Krankheit und die internationale

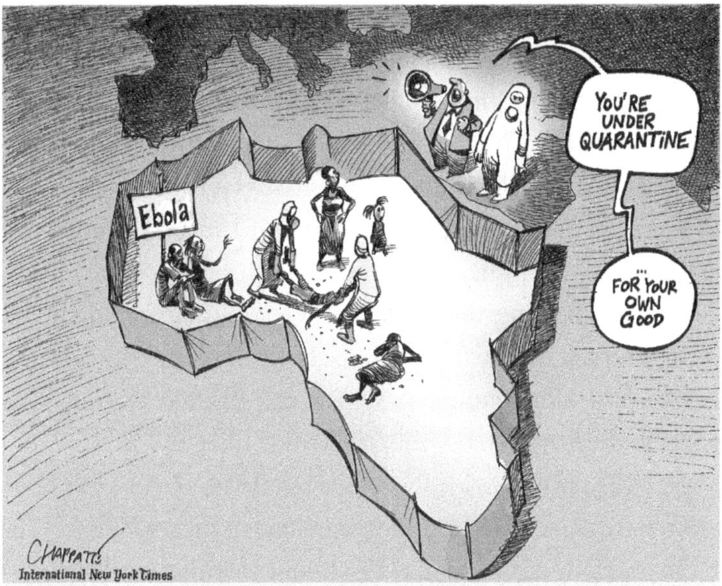
Ebola
YOU'RE UNDER QUARANTINE
... FOR YOUR OWN GOOD
CHAPPATTE
International New York Times

Abbildung 3: Umgang mit Ebola, Patrick Chappatte, New York Times[52]

Reaktion darauf in ein wenig schmeichelhaftes Licht. Nicht die Wissenschaft, sondern die Angst bestimmt die Entscheidungen der Bevölkerung und der Politik, so wie es auch in der realen Welt oft der Fall ist. Daher fallen Antworten auf akute Krisen oft willkürlich und widersprüchlich aus: Ganze Länder werden mit Reisebeschränkungen belegt, medizinisches Personal wird dem Tod ausgesetzt, ungetestete Medikamente werden auf umstrittene Weise eingesetzt (oder eben nicht), Mitarbeiter:innen von Hilfsorganisationen werden nach ihrer Rückkehr in die Heimat zwangsweise isoliert, und das Militär wird zu zweifelhaften Zwecken eingesetzt.

Lockdown – noch einmal

»Es gab keine angemessenen sanitären und hygienischen Einrichtungen, kein Wasser und viele andere Dinge auch nicht«, sagte Tolbert Nysenswah, »also mussten wir unser gesamtes Wasser-, Sanitär- und Hygieneteam zur Unterstützung reaktivieren. Ich kümmerte mich um die Infektionsprävention und -bekämpfung und gab dem Gesundheitspersonal die nötige Schutzausrüstung, Handschuhe, Desinfektionsmittel, Chlor und alles andere.« Als ich mit Tolbert Nysenswah sprach, äußerte er sich selbstbewusst über die Notfallvorsorge während des Ebolaausbruchs 2014. 2015 wurde er stellvertretender Gesundheitsminister; in dieser Zeit half er beim Aufbau des National Public Health Institute of Liberia. 2017 wurde er zum Generaldirektor des Instituts ernannt. Während des Ebolaausbruchs 2014 arbeitete ein Notfallteam aus Klinikärzt:innen und Mitarbeitenden des öffentlichen Gesundheitswesens an der Diagnostik und den Versorgungsketten. Sie taten alles, um die Belastung für die Länder zu verringern, die Schwierigkeiten hatten, auf die Krise zu reagieren.

Als Präsidentin Sirleaf einen Investitionsplan für das Gesundheitswesen entwickelte, bedeutete dies laut Nysenswah, dass die Gesundheit verstärkt überwacht, weitere Gesundheitseinrichtungen errichtet und die Zahl der Ärzt:innen erhöht wurde. Die grundlegende Gesundheitsversorgung in Kliniken ist zwar kostenlos, aber es gibt kein flächendeckendes Angebot in Liberia. Sogar in staatlichen Einrichtungen kann es passieren, dass Patient:innen bis zu 40 Prozent der Kosten selbst tragen müssen.

Fast alles, was Nysenswah mir erzählte, bezog sich auf den Lockdown, die Dynamiken im Gesundheitssystem und die Kontroverse über Quarantäne und Mobilität. Doch schon in den ersten Tagen der Ebolawelle erkannten Mitarbeitende von Hilfsorganisationen ein Dilemma: Die Abriegelung eines Stadtviertels würde die Krankheit kaum verschwinden lassen. Deshalb rief diese Entscheidung eine Welle von Protesten hervor und zwei daraus folgende Reaktionen, die die Gesundheit und Sicherheit aller gefährdeten.

Für Nysenswah war »der Lockdown ein Fehler. Und die Regierung hat diesen Fehler zugegeben. Es war ein Fehler. Meiner Meinung nach waren die Initiativen am wirkungsvollsten, die die Menschen einbezogen und sich direkt an sie richteten.« Er sagte mir, dass das Gesundheitsministerium das erst spät nach dem Ausbruch der Krankheit erkannt habe. Daraufhin wurden keine Lockdowns mehr verhängt, sondern kommunale Gesundheitsförderungsprogramme ausgedehnt, und in einigen Fällen erhielten Menschen einen Ausgleich für den Lohnausfall während des Krankenhausaufenthalts. Doch es stellt sich die Frage, wie die Bevölkerung einbezogen werden kann, wenn sie dem öffentlichen Gesundheitswesen nicht vertraut. Als Nysenswah über den Wechsel von einer patient:innenzentrierten zu einer partizipativen Gesundheitsversorgung sprach, um die Unzulänglichkeiten des Systems bezüglich marginalisierter Gruppen zu beheben, schwang Sorge in seinen Worten mit.

Im Mai 2015 erklärte die WHO Liberia für Ebola-frei. Diese Ankündigung wurde jedoch mehrfach widerrufen, als erneut Fälle auftraten. Am Ende der Ebolawelle waren Guinea, Liberia und Sierra Leone die drei am stärksten betroffenen Länder. Ein Jahr später riegelte die Regierung in Sierra Leone mehrere Bezirke ab, in der Hoffnung, die Gesundheitsversorgung, den Handels- und Dienstleistungssektor in Ebola-freien Gebieten zu schützen. Die Krankheitswelle dauerte zweieinhalb Jahre und führte zu fast 30 000 bestätigten Ebolafällen und zu über 11 000 Todesfällen. Die unmittelbaren Auswirkungen waren besonders für Liberia erschütternd. Von den westafrikanischen Ländern hatte Liberia mit fast 5000 Toten die meisten gemeldeten Todesfälle zu beklagen. Einige Mitarbeitende von Hilfsorganisationen gehen jedoch davon aus, dass die Zahl noch höher ist. Der Unterschied zwischen Leben und Tod in dieser Zeit hatte mehr mit den Ungleichheiten in den Gesundheitssystemen als mit der Krankheit selbst zu tun. Außerhalb Westafrikas gab es etwa 30 Fälle und 15 Todesfälle.

Die Epidemie offenbarte gravierende Lücken auf allen Ebenen des öffentlichen Gesundheitssystems: Nationale Regierungen erwiesen sich als verwundbar und unvorbereitet auf Katastrophen mit derartigem Ausmaß, und die Interventionen der WHO wurden wegen ihrer Wirkungslosigkeit scharf kritisiert. Zwar gründete sich in Liberia zu dieser Zeit das National Public Health Institute, und Mitglieder der Afrikanischen Union schlossen sich für die Gründung von Africa CDC (Center for Disease Control and Prevention) zusammen. Aber als es 2014 zum Ausbruch von Ebola kam, bemängelten Berichterstatter:innen die fehlenden Behandlungsmöglichkeiten, die auch das Kalkül in der Medikamentenproduktion seitens der Pharmaunternehmen widerspiegelte. Der Finanzreporter James Surowiecki schrieb:

> Für sie [Pharmaunternehmen] ist es reizvoll, sich auf die Krankheiten von wohlhabenderen Menschen (vor allem im Globalen Norden) zu konzentrieren, da diese sich die Produkte leisten können. Für sie ist es reizvoll, Medikamente herzustellen, die viele Leute verwenden. Und für sie ist es außerdem reizvoll, Arzneimittel herzustellen, die Menschen langfristig einnehmen müssen – wie Cholesterinsenker.[52]

Was Surowiecki feststellt, ist nicht völlig neu und verkompliziert auch nicht den Blick auf die widersprüchlichen Prioritäten von Pharmaunternehmen, die sich eher von Profit als von gutem Willen leiten lassen. Nichtsdestotrotz bieten Impfstoffe Schutz und können Leben retten. Ist es europäischen und US-amerikanischen Wissenschaftler:innen ebenso wichtig, afrikanische Leben zu retten, wie die in ihren eigenen Ländern? Wahrscheinlich nicht. Aber was passiert, wenn sie es versuchen? Seit Januar 2023 gibt es zwei zugelassene Impfstoffe, Ervebo und Abeno, die gegen das Zaire-Ebola-Virus wirken. Obwohl die Entwicklung von Impfstoffen immens wichtig ist, sollte über die bloße Prävention hinaus dennoch auch analysiert werden, wie eine qualitativ hochwertige Gesundheitsversorgung für alle gewährleistet werden könnte.

Die Wirkung des Lockdowns in West Point war begrenzt, vor allem da diese Maßnahme zunächst nicht mit der Errichtung neuer Krankenhäuser, Praxen oder der Ausbildung von zusätzlichem Personal einherging. Offensichtlich gab es kein Allheilmittel für das Virus, und das größte Problem war, dass die Krankheit immer wieder auftauchte. Der Historiker Dr. Emmanuel Akyeampong von der Harvard University stellte fest: »Die meisten Krankheiten, die es im Jahr 1900 gab, sind wieder da, mit Ausnahme der Pocken. Entscheidende Umweltveränderungen wie die globale Erderwärmung und Veränderungen in der Landnutzung haben höher gelegene und kühlere Gebiete Afrikas, die zuvor malariafrei waren, in Malariagebiete verwandelt.«[53] Dr. Akyeampong verwies auf eine Tatsache, die auch heute noch zutrifft: Solange die Klimakrise voranschreitet, werden wir mit wiederkehrenden, ansteckenden Seuchen leben. Nicht das Fleisch, das wir essen, ist das Problem, sondern die Erde, die wir Menschen unbewohnbar machen.

Wie viele Menschen im Public-Health-Sektor musste ich mich mit den begrenzten Möglichkeiten von Hilfsorganisationen und ihrer Rolle im Globalen Süden auseinandersetzen, die in Ländern wie Liberia wie selbstverständlich dazugehören. In Notfällen wie einer Epidemie können ihre Einsätze zunächst sehr nützlich sein, aber da sie nicht alle Leistungen anbieten können, stoßen sie an Grenzen. Letztendlich besteht das Hauptproblem darin, dass diese Organisationen nicht helfen, die strukturellen Gründe hinter den Krankheiten zu lösen. Vielleicht müssen wir über Restriktionen hinausdenken und überlegen, wie eine universelle Gesundheitsversorgung weltweit aussehen könnte.

1938 schrieb der deutsche Dramatiker Bertolt Brecht in seinem Essay »Die Hoffnung der Welt«: »Alle, die über die Mißstände nachgedacht haben, lehnen es ab, an das Mitleid der einen mit den anderen zu appellieren. Aber das Mitleid der Unterdrückten mit den Unterdrückten ist unentbehrlich. Es ist die Hoffnung der Welt.«[54] Dieses Mitleid fehlte einigen westlichen Regierungen und Medien, als die Reiseeinschränkungen für westafrikanische Länder in Kraft traten.

Der Ebolaausbruch im Jahr 2014 in Liberia erzählt die Geschichte eines Landes, das eine Epidemie überstand. Die Bewohner:innen waren der Krankheit in einem unterfinanzierten Gesundheitssystem ausgesetzt und mussten gleichzeitig miterleben, wie die Eindämmungsmaßnahmen internationaler Autoritäten sie als Afrikaner:innen weiter an den Rand drängten. Der liberianische Staat erkannte letztendlich, dass die Quarantäne gescheitert war. Eigentlich sollte das öffentliche Gesundheitssystem für Kranke und Erschöpfte wie ein Rettungsring auf dem offenen Meer sein. Einige Pflegekräfte und Ärzt:innen berichteten allerdings kritisch über ihre Erfahrungen bei der Versorgung von Ebolapatient:innen und forderten mehr Ressourcen. Dies hervorzuheben führt zu der Frage, wie und warum sich diejenigen, die sich äußerten, an der Durchführung des Lockdowns beteiligt hatten.

Ein Jahr, nachdem er sich von seiner Ebolaerkrankung erholt hatte, stellte Dr. Ireland fest: »Mitarbeitende im Gesundheitswesen waren größtenteils unterbezahlt und schlecht vorbereitet.« In Liberia bahnte sich die Krankheit ihren Weg durch die Krankenhäuser und das unterfinanzierte Gesundheitssystem und tötete mehr als 150 Ärzt:innen und Pflegepersonen. Dr. Ireland war sich über den schmalen Grat zwischen Leben und Tod während einer Pandemie bewusst und wurde daran erinnert, dass »Liberia die Gesundheitsprobleme angehen muss, die während der akuten Ebolaepidemie vernachlässigt wurden«.[55]

Epidemien, auch die, die wir schon kennen, zwingen das medizinische Personal zur Reflexion über alle Aspekte der Pflege.

6

ENDLOS – COVID-19

> Verstecke Schwierigkeiten, Misserfolge und Fehler nicht. Sprich nicht von leichten Siegen […] Aus Erfahrung wissen wir, dass dieser alltägliche Kampf, dieses Ringen mit uns selbst, mit unseren eigenen Schwächen […] am schwierigsten ist.
>
> Amílcar Cabral

Für Millennials wie mich war 2020 eine lähmende Erfahrung, ein Dilemma, das unsere Chance auf Sicherheit und Wohlstand verringerte, ähnlich wie 2008 während der globalen Finanzkrise. Da ich wusste, dass ich nicht allein war, begann ich, verschiedene Menschen zu kontaktieren – Menschen, die im weitesten Sinne zu meinem Netzwerk gehörten, aber auch darüber hinaus – um herauszufinden, wie die Erfahrung sie veränderte. Ich interessierte mich besonders für Mitglieder der vulnerabelsten Gruppen in Deutschland. Wie konnten Menschen, die bereits aus anderen Gründen soziale Isolation erlebten, während der Covid-19-Pandemie Kraft und Liebe finden? Ich wollte herausfinden, was uns verbindet und was uns heilt. Deshalb blieb ich ein Jahr lang mit verschiedenen dieser Menschen in Kontakt und sprach mit ihnen über den Lockdown, ihr Leben und die Herausforderungen, die sie meistern mussten.

»Dann ist es die Trauer um diese verstorbenen Andersgemachten, die einige von uns zum ersten Mal in Einklang mit den Lebenden bringt«, schrieb Claudia Rankine 2015 in ihrem Essay »The Condition of Black Life Is One of Mourning«.[1] In dem Text thematisiert sie den verfrühten Tod von Afroamerikaner:innen, heutzutage und in der Geschichte. Als ich den Essay 2020 noch einmal las, fühlte ich die Trauer, die Rankine beschrieb, und spürte, wie Wut in mir aufstieg. Ich erkannte nämlich, dass Rassismus gegenüber Schwarzen Menschen und Grausamkeiten gegenüber Menschen afrikanischer Herkunft nicht ausschließlich US-amerikanische Phänomene waren. Anderen ging es ähnlich: Westafrikaner:innen, die Opfer von profitorientierten Europäer:innen wurden; Schwarze Menschen, die in kleinen Booten das Mittelmeer überquerten; Afroeuropäer:innen, die in Deutschland lebten; Menschen afrikanischer Herkunft, deren Menschlichkeit in vollem Umfang anerkannt wurde. Ich wollte verstehen, inwiefern der Ausbruch der Coronapandemie vulnerable Gruppen noch stärker einschränkte.

Im Folgenden teile ich Auszüge aus den Gesprächen mit drei Schwarzen Personen, die in unterschiedlichen Teilen von Deutschland leben, darunter eine Sexarbeiterin, eine Asylsuchende und eine Krebsüberlebende. Die Geschichten, die die drei Frauen mit mir teilten, klangen vertraut. Covid-19 vergrößerte ihre soziale Isolation. Sie verbrachten die Pandemie relativ abgeschottet und erlebten wachsende wirtschaftliche

Unsicherheit, Erkrankung und Trauer. Sie trugen tiefe Wunden mit sich, deren Gewicht ihre Schultern, Rücken und Herzen bedrückte. Der Schmerz strahlte aus, wenn sie sich abmühten, um ihre Miete zahlen zu können, ihre Gesundheit zu schützen, und ihre Angst vor Ansteckung wuchs. Meine Gespräche mit Rose, Sandra und Ava sind beendet, aber ich habe sie nochmals gelesen, um herauszufinden, wie sie als Teil der Pandemie nacherzählt werden können.

In den ersten anderthalb Jahren der Covid-19-Pandemie zeichneten unsere Gespräche einen umfassenden und komplexen Eindruck vom Leben Schwarzer Menschen in Deutschland nach. Sie spiegelten vorhandene oder fehlende Macht, Privilegien und die erlebten Ungerechtigkeiten von Menschen wider, deren Identität durch ihre Eigenheiten erkennbar ist. Diese Diskussionen fanden Anklang, weil sie über die anonymen Nachrichtenberichte der ersten beiden Jahre der Pandemie hinausgingen. Sie thematisierten stattdessen die Einschränkungen, ohne dabei Würde und Schönheit aufzugeben. Einige unserer Gespräche dauerten ewig, andere verliefen schnell. Manchmal ging es mir und meinen Gesprächspartner:innen nicht so gut, aber durch das Vertrauen, das wir uns in dieser unsicheren Situation entgegenbrachten, konnten wir während der Pandemie unseren Austausch aufrechterhalten. Es reicht nicht, die Erfahrungen dieser Frauen als Teil einer umfassenderen Geschichte der Einschränkung oder Isolation zu erzählen. Ihr Leben war eine ständige Auseinandersetzung mit dem akuten Schmerz während der Pandemie und dem generellen Bedürfnis, als Schwarze Personen in Deutschland glücklich zu sein. Ich verbrachte die Zeit damit, den sehr persönlichen Geschichten von Fremden zu lauschen, die für ihr eigenes Wohlergehen enorme Anstrengungen auf sich nahmen.

Sexarbeit ist Arbeit

Rose[2] ist eine Sexarbeiterin in ihren Vierzigern aus Großbritannien, die seit Jahren in Deutschland Dienstleistungen für Einzelpersonen und größtenteils queere Gruppen anbietet. Der Rückzug in die Häuslichkeit während der Covid-19-Pandemie veränderte ihr privates und berufliches Leben und ließ sie über ihren verlorenen Zugang zu ihrem Herkunftsland nachdenken. Rose wurde im Osten von London geboren und wuchs in einem mehrheitlich *weißen* Vorort auf. Sie bedauerte, dass sie ihre Familie während der Pandemie nicht besuchen konnte. Ihre Eltern kamen aus der Karibik und waren die Ersten aus ihren Familien, die sich in England niederließen. Ihre Großmutter befahl ihrem Vater, die Karibik zu verlassen, doch der, so sagte sie, »schrie und schlug um sich […] als Junge von einer kleinen Insel, der lieber auf dieser Insel bleiben wollte, versuchte er in Großbritannien zu überleben«. Wie so viele Menschen aus der Karibik zogen Roses Eltern nach England, studierten und trugen zum Wohlstand des Landes bei, das ihr eigenes kolonisiert hatte.

Roses Kindheit war nicht nur glücklich verlaufen, aber sie hatte den Eindruck, in Großbritannien viele Möglichkeiten gehabt zu haben. Nach ihrer Ausbildung zur Köchin packte sie das Fernweh, und sie verbrachte Zeit in Frankreich und in Deutschland. Als sie von rassistischen und frauenfeindlichen

Vorfällen während ihres ersten Aufenthalts in Deutschland erzählte, fragte ich sie, warum sie jetzt in diesem Land, in dem sie derartig verletzend diskriminiert worden war, lebte. Für sie war das kein Ausschlusskriterium, weil Deutschland ihr andererseits sehr viel bot:

> Ich wollte all das sein, was ich in der Welt meiner Kindheit nicht hatte sein können – einer Welt, die nicht divers, nicht integrationsfreundlich, nicht inklusiv war. Ich wollte einen Ort finden, der so war. Und ich stellte fest, dass du deine Welt, dein Universum, selbst gestaltest. Wenn du dich an einem Ort wohlfühlen möchtest, umgib dich mit Leuten, die ähnlich denken wie du.

In Berlin gibt es viele Orte, an denen Menschen ihre Kinks ausleben können – ob es sich nun um Exhibitionismus oder Queer-Play-Partys handelt. Aber es gibt nur wenige Orte, an denen Sicherheit garantiert werden kann, und noch weniger für People of Color, die mit ihrer Sexualität experimentieren wollen. Rose wollte einen fantasievollen Raum schaffen, um Lust und Einvernehmlichkeit zusammenzubringen, einen Zufluchtsort für sexpositive Menschen, die nicht marginalisiert bleiben, sondern ihre Lust ins Zentrum stellen wollten.

Die britische Philosophin Iris Murdoch hatte nie ein Problem damit, über Sex zu sprechen. In ihrem Roman *The nice and the good* stellt sie fest: »In Bezug auf Sex erleben die meisten von uns Wendepunkte.« Als ich Rose das erste Mal in ihrem Kink-Studio in Berlin sah, wirkte sie in Bezug auf die Gestaltung eines sicheren und sinnlichen Raumes selbstbewusst. Das war im Januar 2020. Rose lud mich und eine Kollegin – eine Filmemacherin – zu sich ein, damit wir ihre Arbeit für einen kurzen Dokumentarfilm festhalten konnten.

Der kühle Winternachmittag, an dem wir Rose besuchten, war grau und stürmisch. Als wir das große Studio betraten, ließ ich meinen Blick durch den Raum schweifen. Die Wände waren in einem roten Erdton gestrichen und mit bunten Stoffen dekoriert, auf dem Boden lagen Seile und Gurte, die eher an ein Cross-Fit-Studio erinnerten als die lustvollen Aktivitäten, für die sie bestimmt waren. Meine Kollegin und ich wollten eines wissen: Inwiefern brachte ihr ihre Kink-Praxis Freude?

Konnte sie ihrer Seele freien Lauf lassen? War es ein Gefühl von Romantik oder Ganzheitlichkeit?

Anstatt uns eine Antwort zu geben, zeigte sie sie uns. Mithilfe einer weiteren Person führte sie vor, wie ihr Kink-Studio zu einem Ort wurde, an dem Menschen, egal mit welchem Hintergrund, loslassen und sich ausdrücken konnten.

Zehn Minuten lang genossen sie mithilfe des Seils leichte Berührungen, führten intime Fesselungen durch, saßen auf dem Boden und umarmten sich mit geschlossenen Augen. Mit jedem Augenblick wurde ihr Lächeln ein wenig breiter, ein Grinsen, das in purer Euphorie mündete. Dieser Raum bot Menschen die Möglichkeit, kreativ mit ihren Körpern zu arbeiten, in welcher Form auch immer. Hier konnten Menschen unter Roses Anleitung die Kraft einer lustvollen Bindung erleben. Unser Treffen fand zwei Monate vor dem ersten bundesweiten Lockdown statt, und Rose war zu diesem Zeitpunkt noch dankbar, Menschen einen Raum anbieten zu können, in dem sie eine Atempause erleben konnten.

Menschen wie Rose spiegeln in ihrem Handeln Erkenntnisse des Schwarzen Feminismus wider. In ihrem bahnbrechenden Essay »Vom Nutzen der Erotik als Macht« plädiert Audre Lorde für die Entfaltung des Eros: »Die Macht des Erotischen in unserem Leben zu erkennen, kann uns die Energie für echte Veränderungen in der Welt geben, anstatt das immer selbe trostlose Drama mit wechselnden Figuren hinzunehmen.«[3] Die Erotik war ein zentrales Element in Roses Leben gewesen, aber dann traten die ersten Covid-19-Fälle in Deutschland auf, und die Welt kam zum Stillstand.

Im Oktober 2020 erzählte Rose mir, dass sie in den Überlebensmodus zurückgefallen war, der oft zur Wiederholung von Verhaltensmustern führt, die durch Traumata entstanden sind. Sie hatte gerade erst eine befreundete Person durch einen Suizid verloren und versuchte Freud:innen zu finden, indem sie sich den Dingen zuwandte, die ihre Lebensgeister weckten. Sie fragte: »Was kann ich für mich selbst tun? Worin kann ich schwelgen?« Sie nutzte diese Zeit, um online Gesangsunterricht zu nehmen und bei einem japanischen Bondage-Workshop mitzumachen, der sich an queere Femmes richtete. Das waren ihre Bewältigungsstrategien für ihren »emotionalen kuratorischen Prozess«, wie sie es nannte.

Sieben Monate nach Beginn der Pandemie war die Begeisterung, die sie an jenem Januarnachmittag zum Ausdruck gebracht hatte, fast verschwunden. Sie runzelte die Stirn, als wir uns online unterhielten, und erinnerte mich daran, wie wenig Platz es für Gruppen gibt, die sich die Freiheit nehmen, intime Berührungen auszutauschen. Wegen des Lockdowns wandte sich Rose wie so viele kink-positive Menschen dem

Internet zu. Sie kannte Websites wie OnlyFans oder Backpage, aber sie und ihre Community nutzten andere Foren, die versuchten, Lust zu dekolonisieren und eine antirassistische Haltung einzubringen. Es waren virtuelle Räume, die die Grenzen der Lust erweiterten. Für viele Sexarbeiter:innen, die ihre körperliche Arbeit nun nicht mehr persönlich verrichten konnten, wurde die digitale Welt ein wichtiger Ort, um Tipps austauschen und über die Branche nachzudenken. Rose und ihre Kolleg:innen hatten in den ersten Monaten der Pandemie weniger Arbeit und mussten mit finanziellen Einbußen zurechtkommen. Aber dann fing Rose an, Online-Workshops durchzuführen, was zunächst herausfordernd war, aber mit der Zeit immer besser funktionierte. Sie stellte fest, dass sie sich langsam an den Lockdown gewöhnte. »Ich hatte die Chance, bewusster zu entscheiden, was ich mache und was ich nicht mache. Ich bin offen dafür, diese Arbeit online zu machen.«

In Deutschland konnte sie gewissen Ungerechtigkeiten, denen Schwarze, asiatische und andere marginalisierte Menschen im Gesundheitssystem in Großbritannien ausgesetzt sind, entkommen. Nicht nur die Daten waren erschütternd, sondern auch die harte Herangehensweise des damaligen Premierministers Boris Johnson, dessen Gesundheitsmaßnahmen die Privilegierten auf Kosten der Schwächsten schützten. Andrew Gregory schrieb 2022 im *Guardian*: »Da es keine speziellen Maßnahme gab, um zu erforschen, inwiefern sich Rassismus in den letzten zwei Jahren auf das Leben von Millionen von Briten ausgewirkt hat, sind viele Menschen verärgert, und ein halbes Dutzend Sprecher:innen der betroffenen Communitys äußern sich besorgt.«[4] Unter diesen Umständen wollte Rose es nicht riskieren, Corona zu bekommen – weder von Liebhaber:innen noch von Klient:innen. »Ich vermisse es, meine Freund:innen zu treffen. Nicht die Art von Verbindung spüren zu können, die Körperlichkeit ermöglicht, hat negative Auswirkungen für mich.«

Im März 2020 wurden in Deutschland als Maßnahmen gegen die Verbreitung von Covid-19 Schulen geschlossen und Verbote für große Versammlungen und Prostitution verhängt. Das Virus wirkte sich also direkt auf die Arbeit von Rose und den schätzungsweise 500 000 Sexarbeiter:innen des Landes aus. Vor dem Ausbruch der Pandemie hatte es einige gesetzliche Maßnahmen gegeben, um Sexarbeit für diejenigen, die sich ihr freiwillig verschrieben, sicherer zu machen. Im Jahr 2001 verabschiedete die deutsche Regierung das sogenannte Prostitutiertenschutzgesetz, das sexuelle Handlungen gegen Geld entkriminalisierte und die Sexarbeiter:innen schützen sollte. Sie konnten beim Staat Ansprüche geltend machen, wenn sie nicht angemessen entlohnt oder an ihrem Arbeitsplatz ausgebeutet wurden. Und zum ersten Mal konnten sie ihren Beruf offenlegen, wenn sie sich um Zugang zum öffentlichen Gesundheitswesen, zum Arbeitslosengeld und zur Rentenversicherung bemühten. Im Jahr 2017 wurde die Regelung in Kraft gesetzt und um einige verbindliche Auflagen erweitert –, um tatsächlich durch das Gesetz geschützt zu werden, müssen sich Sexarbeiter:innen beim Staat registrieren lassen, sich obligatorischen medizinischen Untersuchungen unterziehen und die Lizensierung für ihre Tätigkeit jährlich erneuern.

Die Erfahrungen von Sexarbeiter:innen in Deutschland unterscheiden sich deutlich von denen in den meisten anderen

Ländern der Welt, einschließlich der USA, wo Sexarbeit illegal ist oder starken Einschränkungen unterliegt (nur in Teilen von Nevada ist sie legal). Rose wollte ihre Tätigkeit in Deutschland ausüben, nicht nur weil das legal ist und im Vergleich zu Großbritannien relativ problemlos ging, sondern auch wegen des Zugangs zu einer Community und einer professionalisierten Branche. Sie fühlte sich durch die Menschlichkeit derjenigen, die dieselben Erfahrungen machten wie sie, gestärkt. Sie freute sich über einen Raum, der sich bemühte, Queers, Frauen, Immigrant:innen und andere marginalisierte Gruppen zu integrieren. Aber es war nicht immer einfach, die Community mitzugestalten.

»Sexueller Ausdruck hat mit Fürsorge zu tun. Das verlangt Empathie«, sagte mir Rose. Die Pandemie lehrte sie, über die Komplexität der Gesellschaft nachzudenken. Aber vor allem wurde ihr in dieser Zeit der Kampf um Anerkennung wieder bewusster, den sie und Menschen, die ihr ähneln, schon immer geführt haben.

Rose schreckt nicht vor den materiellen Realitäten bestimmter Berufe zurück, wenn sie darüber nachdenkt, wie unterschiedlich die Menschen in ihrem Umfeld die Covid-19-Pandemie interpretierten. Ihr war klar, dass ihr Wechsel auf eine Online-Plattform auch eine Frage des Überlebens war. Sie erklärte mir: »Manche Menschen haben keine andere Wahl, weil sie kein Geld oder nicht genug Unterstützung bekommen. Sie müssen tun, was sie tun müssen, um ihre Miete zu bezahlen und Essen auf den Tisch zu bringen.« Im Winter 2021 infizierten sich einige Menschen in ihrer Wohngemeinschaft mit Covid-19, und alle mussten sich isolieren. Rose versuchte, rücksichtsvoll und bedacht zu handeln. Sie war frustriert, als ein Mitbewohner sich nicht an die Regeln hielt, auf die die Wohngemeinschaft sich geeinigt hatte, weil seine Beziehungsperson zwar einen positiven Coronatest hatte, es ihr aber »gut ging«.

Im Frühling 2021 war Rose verzweifelt. »Ich fühle mich in engen Räumen nicht wohl, und damit meine ich nicht nur den physischen, sondern auch den mentalen, emotionalen und spirituellen Raum.« Aber es war auch nicht schwer zu erkennen, dass »die Welt eine schlechte und entwürdigende Perspektive auf Sex an sich hatte«. Als ich sie fragte, ob sie jemals wieder nach Großbritannien ziehen würde, antwortete sie sofort: »Nein.« Sie gab zu verstehen, dass »das Vereinigte Königreich, so wie es jetzt aussieht und in welche Richtung es sich zu entwickeln scheint, kein Ort ist, an den ich gehen möchte«. Dabei ging es nicht nur um sie, sondern auch um ihre Familie:

> Ich sehe meine Brüder, drei kluge, junge Männer, die um Jobs und ums Überleben kämpfen müssen. Sie existieren einfach nur. Und das ist es, was ich hinter mir gelassen habe. Ich will nicht nur existieren. Ich will leben. Ich will mich selbst nähren, auf mich selbst aufpassen und mehr Freiheit haben. Und das hat mich in Berlin überrascht. Ich habe in Deutschland mehr Zugang zu Dingen als in Großbritannien.

Im Herbst 2021 nahm das öffentliche Leben in Deutschland langsam wieder Fahrt auf. Restaurants öffneten, die Leute tranken ihr Bier wieder in der Kneipe, die Clubs waren wieder von Freitagabend bis Montagmorgen voll. Die Stadt wurde lebendiger, und auch Sexarbeiter:innen nahmen ihre Arbeit wieder auf. Rose wirkte munter und wollte ihre Arbeit noch stärker politisieren, denn sie erkannte, dass noch mehr getan werden müsste. Sie war überzeugt davon, dass Sexarbeit überall legal sein sollte, damit »Menschen die Bedeutung und den Wert ihrer eigenen Körper anerkannten«. Doch als die Coronamaßnahmen gelockert wurden, wollten einige eine umfassendere Botschaft senden, und Rose betonte mir gegenüber entsprechend:

> Sexarbeit ist Arbeit, und diese Arbeit macht Freude. Menschen können spielen, Rollen und Fantasien entwickeln und diese ausleben. Niemand scheint die Tatsache anzuerkennen, dass Sexarbeit teils Körperarbeit, teils Therapie, teils kreativer Prozess und teils Lust ist.

Auch während der Pandemie gab es Menschen, die Sexarbeit in Anspruch nehmen wollten. Sie sehnten sich nach sinnlichen Begegnungen jenseits von virtuellen Flirts – den Blick einer anderen Person auf dem U-Bahnsteig einzufangen oder einen Arm zu streifen. Manche wollten den Schweiß von potenziellen Liebhaber:innen auf ihrer Haut spüren, an ein Bett gefesselt werden, an ihren Zehen lutschen oder in tiefer Intimität unendlich lange kuscheln.

Rose stellte immer wieder fest, dass die Eindämmung von Epidemien nicht-weiße Menschen pathologisiert, die oft für die Verbreitung der Krankheit verantwortlich gemacht werden, obwohl sie durch die von der Mehrheit auferlegte Isolation anfälliger gemacht werden. Sexarbeiter:innen machen die zuvor genannten Erfahrungen möglich. Sie übernehmen

Verantwortung für Kinks – online und offline. Sie helfen den Menschen, die Angst vor bestimmten sexuellen Fantasien zu überwinden; sie tragen dazu bei, die Fähigkeit der Menschen zu vertiefen, sich auf eine neu entdeckte Offenheit einzulassen.

Zuflucht finden

Im August 2021 besuchte ich Sandras[5] Flüchtlingslager im ländlichen Brandenburg zum ersten Mal. Es war ein milder Berliner Sommertag, weder zu heiß noch schwül. An diesem Tag hatte der Himmel einen grauen Schleier. Ich fuhr mit dem Zug aus Berlin hinaus und tauchte in die Monotonie der deutschen Landschaft ein. Vor dem Zugfenster flog unscheinbares Flachland vorbei, nur hin und wieder tauchten einzelne Sümpfe, Bauernhöfe oder Siedlungen auf.

Wegen des strikten Covid-19-Lockdowns, der umfassende Kontaktbeschränkungen beinhaltete, konnte ich Sandra Anfang des Jahres nicht besuchen. Nun war die erste Gelegenheit, die Fahrt nach Brandenburg zu unternehmen. Vorherige Versuche hatte ich wegen eines nationalen Bahnstreiks verschieben müssen. Die überlasteten und unterbezahlten Bahnmitarbeitenden hatten offenbar eine bessere Bezahlung gefordert. Wie die meisten, die systemrelevanten Tätigkeiten nachgehen, verlangten sie nach einer würdevolleren Behandlung: Sie wollten dafür entschädigt werden, härter für weniger arbeiten zu müssen. Für Asylbewerber:innen, die wie Sandra in ländlichen Regionen in Flüchtlingsunterkünften untergebracht waren, schrumpfte die Welt mit dem Lockdown erheblich. Sie fühlte sich einsam und hoffte, dass ihr Asylgesuch anerkannt würde und sie sich eine dauerhafte Existenz in Deutschland aufbauen könnte. Der Covid-19-Lockdown verlangsamte viele Asylverfahren, da viele Verwaltungsmitarbeitende im Homeoffice reduzierte Stunden arbeiteten. Asylbewerber:innen mussten häufig länger auf eine Entscheidung warten.

Als ich gerade erst nach Deutschland gezogen war, dachte ich, die deutsche Asylpolitik sei menschlich. Im Vergleich zu den USA, wo ich geboren wurde, und Großbritannien, wo mein Partner geboren wurde, zeigte sich Deutschland durch die Aufnahme einer großen Zahl von Geflüchteten im Jahr 2015 recht offen. 2022 gab es in Deutschland 3,3 Millionen Geflüchtete und Exilant:innen; insgesamt lebten 11,8 Millionen Ausländer:innen in Deutschland. Seit 2017 bin ich eine von ihnen. Aber ich wusste, dass sich meine Migration deutlich von den Erfahrungen von befreundeten Asylbewerber:innen und Migrant:innen aus dem Globalen Süden unterschied. Auch der Lockdown war (in seiner Form) grundlegend anders für mich. Aber ich wollte verstehen, wie es anderen Migrant:innen erging.

Der lachsfarbene Bahnhof wirkte ebenso erbärmlich wie die trostlose Umgebung. An eine Wand war der Schriftzug »Meth Schlampe« gesprüht worden. Als ich aus dem Zug stieg, sah ich die große Uhr, die über der Eingangstür des Bahnhofs hing. Neben dem Bahnsteig befand sich links oben ein großes Schild mit der Aufschrift »Bahnhofsgebäude zu verkaufen«. Rechts unten befand sich ein weiteres Schild mit der Aufschrift »Historischer Leerstand«. Es wies darauf hin, dass dieser Ort an einer historischen Strecke zwischen Dresden und Berlin lag. Als ich durch die Straßen schlenderte, sah ich Werbeplakate für die bevorstehende Bundestagswahl. Silvio Wolf von der Alternative für Deutschland, der einflussreichsten rechten Partei seit dem Zweiten Weltkrieg, verkündete seine Botschaft: »Gleicher Lohn für gleiche Arbeit; Ost/West«. Als Werkzeugmechaniker rühmte er sich damit, »bodenständig« zu sein. Auf der Website der AfD schaute ich mir die Inhalte seiner Wahlkampagne genauer an. Er behauptet, »Die Altparteien erzählen den Bürgern seit Jahren, AfD-Mitglieder und AfD-Politiker seien ›Nazis‹, würden gegen das Grundgesetz agieren und nicht weltoffen sein. Sollten die Bürger nicht selbst hinterfragen, ob sich ihre Heimat durch die Politik der Altparteien zum Positiven oder vielmehr zum Negativen verändert hat?«.[6] Es war nicht klar, welche Politik er genau meinte, aber 2013, als sich die AfD formierte, wollte sie, dass Deutschland weniger Geflüchtete aufnimmt und straffällig gewordene Migrant:innen abschiebt. Ihr Hauptanliegen bestand darin, die Migration zu stoppen.

Das, was in der Stille dieser Stadt mitschwang, schnürte mir die Luft ab.

Als ich mich auf den Weg zu Sandras Flüchtlingslager machte, kam ich an einem frisch abgeernteten Weizenfeld vorbei. Ich sah keine Traktoren oder Anzeichen von anderen Menschen und bemerkte, dass außer mir niemand auf den Straßen unterwegs war. Ich lief weiter und fragte mich, wie es wohl wäre, mitten im Winter, wenn es schon um 15 Uhr dunkel wird, hier spazieren zu gehen. Fühlte Sandra sich an diesem Ort sicher? Ich ging an einer Reihe von Geschäften vorbei, und wie in den USA rauchten schwarz gekleidete Kids auf dem Parkplatz Zigaretten.

2020 gab es in Deutschland zwei Lockdowns. Wie in anderen EU-Ländern wurden die Grenzen für ausländische Besucher:innen beim ersten Mal ganz geschlossen und beim zweiten Mal stark reglementiert. Während des ersten Lockdowns gehörten Geflüchtete zur am stärksten gefährdeten Gruppe. In ihren Unterkünften teilten sie sich Badezimmer und Küchen, was das Social Distancing schier unmöglich machte. Sie konnten sich gar nicht vollständig an die Coronamaßnahmen halten.

Sandra war noch nicht zurück, als ich das Flüchtlingslager erreichte. Ihr Deutschkurs an der Volkshochschule überzog die Zeit. Vom Eingang aus hatte ich einen guten Blick auf das Gelände um das Gebäude herum. Ich sah ein etwa siebenjähriges Mädchen beim Seilspringen, ihr Pferdeschwanz hüpfte im Takt. In ihrer Nähe, neben dem Basketballplatz, saßen zwei Frauen mit Kopftuch an einem schlichten Gartentisch. Sie unterhielten sich und genossen die Sommerbrise.

Als Sandra ankam, strahlte sie. Das letzte Mal hatten wir uns im vergangenen Winter in Berlin gesehen, direkt bevor sie im Krankenhaus operiert werden sollte. Diesmal hatte sie ihre Haare zu einem Zopf geflochten und ihre Unterrichtssachen dabei: einen Rucksack, eine Wasserflasche und ein Handy. »Ich bin so aufgeregt, endlich Deutsch zu lernen«, sagte sie. Ich war verblüfft. »Warum konntest du das nicht schon früher machen?«, fragte ich. »Meine Sozialarbeiterin musste das Verfahren erst genehmigen, da nicht klar war, ob mein Asylantrag genehmigt werden würde. Aber da es nun ganz gut aussieht, habe ich die Erlaubnis bekommen, Deutschunterricht zu nehmen«, antwortete Sandra. Wir gingen Richtung Eingang, und ich sah ein Schild, auf dem »Schützen wir uns« stand. Ich hielt Ausschau nach anderen Schildern, alle waren auf Deutsch. Keines war auf Arabisch, Farsi, Paschtu oder Englisch – den Sprachen, die die meisten der Bewohner:innen sprachen. Sandra erzählte mir, dass sie erst jetzt endlich in der Lage war, einige der Schilder zu verstehen.

»Wie lange bleiben Sie hier?«, erkundigte sich der Wachmann. »Nur für ein paar Stunden«, antwortete ich. »Geben Sie mir Ihren Ausweis«, forderte er. Ich reichte ihm stattdessen meine deutsche Aufenthaltskarte. Nachdem wir das Besuchsprotokoll unterschrieben hatten, gingen wir durch den Korridor. Die Leuchtstoffröhren flackerten ein wenig. Vor einigen Türen lagen Fußabtreter und Schuhe. Wir kamen an der Gemeinschaftsküche mit zwei Kochgelegenheiten und am Gemeinschaftsbad vorbei. Als wir in Sandras Zimmer ankamen, schaltete sie das Licht ein. Hier bewahrte sie ihre wertvollsten Gegenstände auf: eine üppige Weinpflanze, zwei Stühle, einen großen Teppich und ein bequemes Sofa. Nach einem Jahr, in dem wir viele Gespräche geführt hatten, konnte ich endlich sehen, wo Sandra die meiste Zeit des Covid-Lockdowns verbracht hatte.

Weltweit müssen Geflüchtete und Asylsuchende unter Bedingungen leben, die sie anfällig für ansteckende Krankheiten machen – etwa beengte Wohnverhältnisse oder prekäre Arbeitsbedingungen. Viele von ihnen haben wenig Vertrauen in den Staat und kaum Zugang zum öffentlichen Gesundheitssystem. Sie versuchen, in ihren Unterkünften zurechtzukommen, die nicht für längere Lockdowns ausgelegt sind. In einer Studie von 2021, die sich mit Flüchtlingslagern in Griechenland befasste, stellten Forscher:innen rückblickend fest, dass das Covid-19-Ansteckungsrisiko in überfüllten Unterkünften deutlich höher war. Selbst wenn es den Asylsuchenden und Geflüchteten möglich war, Kontakt mit anderen zu vermeiden, konnten viele Hygienemaßnahmen nicht umgesetzt werden.

Sandra wurde Mitte der 1970-er-Jahre in Kenia geboren, wuchs dort auf und migrierte 2019 nach Deutschland. »Ich rannte um mein Leben«, sagte sie, als sie von ihrer Flucht aus Kenia sprach. Da Sandra sich in Kenia nicht mehr sicher fühlte, schien eine Flucht die einzige Möglichkeit zu sein, auch wenn sie ihre beiden Töchter zurücklassen musste. Ihre Entscheidung war das Ergebnis einer komplizierten Situation: Ihre Familie war zerrissen, sie war unverheiratet, und der Tod ihres Vaters wirkte sich negativ auf ihren Status innerhalb ihrer ethnischen Gruppe aus. Ihre Entscheidung, unverheiratet zu bleiben, obwohl sie zwei Kinder hatte, führte in ihrem Dorf zu Empörung.

Den ersten Monat verbrachte Sandra in Berlin. Sie musste mehrmals operiert werden. Als sie ankam, wurde sie auf Tuberkulose untersucht, da Afrikaner:innen angeblich häufiger an dieser Krankheit litten. Das Röntgenbild war eindeutig: Sandra hatte keine Tuberkulose. (Die Prävalenz von Tuberkulose ist in Ländern mit niedrigem und mittlerem Einkommen im Durchschnitt höher als in Ländern mit höherem Einkommen. Aber was bedeutet das? Im Jahr 2016 schätzte die Weltgesundheitsorganisation, dass es in Kenia 169 000 Tuberkulosefälle gab. Zu dieser Zeit lebten über 50 Millionen Menschen in Kenia. Wir sollten zwar versuchen, die Übertragung von Krankheiten wie Tuberkulose zu verhindern, aber statistisch gesehen war es unwahrscheinlich, dass Sandra die Krankheit hatte.) Die Ärzt:innen führten jedoch umfassende Untersuchungen durch, da sie vermuteten, dass noch etwas anderes nicht in Ordnung sein könnte – also schauten sie auch ihre Gebärmutter an. Zunächst stand die Vermutung im Raum, sie könnte Krebs haben. Mehrere Wochen setzte Sandra sich mit der Möglichkeit eines nahen Todes auseinander. Die sterilen Untersuchungsräume und der Berg an Papierkram in deutscher Sprache belasteten sie. Einige Ärzt:innen erklärten ihr auf Englisch, was vor sich ging. Aber nur die wenigsten.

Schließlich erhielt Sandra eine Diagnose: Sie hatte Endometriose, das heißt um ihre Gebärmutter hatte sich Gewebe gebildet. Im November 2019, fünf Monate nach ihrer Ankunft in Deutschland, rieten ihr die Ärzt:innen zu einer Operation. Sandra hatte Schmerzen im Unterleib, was ein häufiges Symptom bei Endometriose ist, und sie nahm an, die Operation würde die Schmerzen lindern. In ihrer Krankenakte, die sie mir später zeigte, stand, was gemacht worden war: »Transversale Laparotomie, Hysterektomie mit Salpingektomie [...] keine Laparoskopie, aber die Patientin hatte postoperativen Flüssigkeitsverlust über die Niere.« Als Sandra nach der Operation aufwachte, fühlte sie sich lethargisch. Erst später stellte sie fest, dass sie keine Gebärmutter mehr hatte. Mit einer lakonischen Antwort ließ ihr Chirurg wenig Raum für eine ausführliche Erklärung. Den Ärzt:innen zufolge wurde die Gebärmutter entfernt, weil sie »beschädigt war«. Monatelang schien alles aus den Fugen zu geraten, und sie fand keine Worte für ihr Leid: Sie hatte keine Gebärmutter mehr und wusste nicht, warum. Sandra klagte: »Der Arzt hätte mich beschützen oder sich um mich kümmern sollen. Es war nicht seine Aufgabe, mich zu beschädigen. Wäre ich Deutsche, hätte er mir wohl kaum die Gebärmutter entfernt.« Als das Land im März 2020 in den Lockdown ging, musste Sandra einen Weg und die Mittel finden, um sich in einer fremden Sprache gegen diesen Vorfall zu wehren.

Erst als sie Kontakt zu einer Gruppe geflüchteter Frauen fand, fühlte sie sich weniger isoliert. Sie traf nicht nur Menschen, die wussten, wie es sich anfühlte, das bisherige Leben hinter sich zu lassen, sondern konnte mit ihnen auch auf Englisch kommunizieren. Sie halfen ihr, einen Therapieplatz, rechtlichen Beistand und damit etwas Ruhe zu finden. Das Frauennetzwerk konnte ihr auch sagen, wo sie Gewürze kaufen und sich die Haare machen lassen konnte. Eine Zeit lang konnte sie die Vergangenheit hinter sich lassen und herzlich lachen.

Aber im März 2020 wurden die wöchentlichen Treffen dieser Gruppe unterbrochen. Während des Lockdowns organisierten sie Online-Meetings oder trafen sich in Berlin, sobald Treffen wieder erlaubt waren. Sandra musste sich ab diesem Moment mit dem Ort arrangieren, an dem sie untergebracht worden war – dieser ostdeutschen Kleinstadt, in der die Menschen enttäuscht von der Welt waren.

Auf dem Höhepunkt des Lockdowns hatten fast alle Geschäfte geschlossen. Nur Supermärkte durften noch öffnen. Die meisten Menschen in Sandras Flüchtlingslager waren vorsichtig und hielten sich ausschließlich in der Nähe ihrer eigenen Familie auf. Sie benutzten die Küche einzeln und hielten Abstand, wenn sie konnten. Wenn sie doch mal zusammenkamen, dann draußen, um die Übertragungsgefahr der Krankheit zu verringern. Sandra blieb zunächst in der brandenburgischen Kleinstadt, aber irgendwann, nach einem Gespräch mit einer Freundin, sagte sie: »Ich bin so einsam.« Also besuchte sie im Winter 2020 an Weihnachten eine Freundin.

Nachdem sie kurzzeitig ihre Verbindung zu Berlin verloren hatte, stellte sie fest, wie sehr sie die Stadt liebte. In Berlin konnte Sandra bessere Ärzt:innen finden und andere Afrikaner:innen treffen. »Ich habe jetzt einen Anwalt in Berlin, der sich um meinen Fall kümmert.« Als ich in ihrem Zimmer saß und warmen Kamillentee trank, sprachen wir darüber, wie andere Menschen in dem Flüchtlingslager mit der Pandemie zurechtkamen. Als 2021 der Impfstoff verfügbar wurde, lehnten viele die Impfung ab. Einige glaubten, dass sie dadurch nicht mehr schwanger werden könnten. Die Sprachbarriere tat ihr Übriges. Selbst als die Sozialarbeiter:innen arabisch- und englischsprachige Ärzt:innen in die Einrichtung brachten, hatten die Menschen kein Vertrauen zu ihnen. Warum wollten sie ihnen diese Spritze geben, aber nicht über ihr Asylverfahren entscheiden? Sie wollten wissen, was genau vor sich ging. »Ich kann es ihnen nicht verübeln«, bemerkte Sandra, nachdem sie einen Schluck Tee getrunken hatte, »denn wir sind geflüchtet und haben viel durchgemacht.«

Wie Menschen auf ein Impfangebot reagieren, hängt von ihrem Vertrauen ab. Im Oktober waren laut einer Studie im Journal *Nature Medicine* 70 Prozent der Deutschen bereit, sich mit einem sicheren und wirksamen Vakzin gegen Covid-19 impfen zu lassen. Dr. Jonathan Kennedy, der an der Queen Mary University zu globalen Gesundheitsfragen forscht, stellte fest, dass größeres Misstrauen gegenüber

Impfstoffen mit steigenden Populismusraten korrelierte und politische Veränderungen Leute zweifeln lassen. Im April 2020 vertrauten in Großbritannien 57 Prozent der Bevölkerung den Covid-19-Informationen der Regierung, im August desselben Jahres waren es nur noch 45 Prozent. In den USA passierte Ähnliches. Teilweise lag es am Missmanagement der Regierung, teilweise an der unverhältnismäßig starken Betroffenheit von Schwarzen Menschen und People of Color.

Sandra hilft es, mit ihren Töchtern zu sprechen. Als Asylbewerberin in Deutschland zu leben, weit weg von der Familie, bedeutet, dass sie sich in einem Schwebezustand befindet. Während sie darauf wartet, einen offiziellen Status zu erhalten, sterben geliebte Menschen in Kenia. »Von Europa aus kann ich nichts tun.« Und sie ist nicht die Einzige, der es so geht. Verlust gehört zum Leben der Menschen im Flüchtlingslager. Die Pandemie hat die Zahl der Todesfälle erhöht, aber die eingeschränkte Bewegungsfreiheit in ihrer Unterkunft nimmt ihnen die Möglichkeit, ihre Trauer zu verarbeiten.

Im Sommer 2021 begann Sandra, sich wohler zu fühlen. Es wurde einfacher für sie, hin und wieder nach Berlin zu fahren, und ihre Sachbearbeiterin war optimistisch, dass sie dorthin verlegt werden könnte. Da sie nun regelmäßig in der Hauptstadt in ärztlicher Behandlung war, fühlte sich das Leben besser an: »Meine Ärzt:innen tun ihr Bestes und sagen mir, dass ich es schaffen werde.« Das war alles, was Sandra wollte: dass ihre Ärzt:innen ihr Bestes taten.

Einige von uns überleben nicht

Die britische Autorin Deborah Levy schrieb einmal: »Um Schriftstellerin zu werden, hatte [ich] lernen müssen, anderen ins Wort zu fallen, den Mund aufzumachen, ein bisschen lauter, dann noch lauter, schließlich aber nur mit meiner eigenen Stimme zu sprechen, die gar nicht laut ist.«[7] Wenn Sprechen zum literarischen Handwerk gehört, stach Avas[8] Stimme hervor. »Ich will das Schweigen brechen«, sagte sie. »Das ist gut für mich. Es gibt bestimmt viele Brüder und Schwestern, die über ihre Erfahrungen mit Krebs sprechen wollen, aber in der Schwarzen Community haben wir dafür keine Gruppen.«

Ava hätte gern eine Gruppe für Menschen afrikanischer Herkunft, die den Krebs überlebt haben. Menschen, die den gleichen Prozess wie sie durchlaufen haben, die die Medikamente, die Übelkeit, die Müdigkeit und den Rassismus kennen. Sie würde sich gern mit anderen Menschen treffen, die wissen, was es bedeutet, zu überleben, und sie verstehen. Als sie ihre Brustkrebs-Diagnose erhielt, lebte sie in Frankfurt. Während des ersten Jahres ihrer Chemotherapie kannte sie keine anderen Schwarzen Menschen, die ebenfalls mit dieser Krankheit kämpften. Als afrodeutsche Frau diese lebensbedrohliche Krankheit durchzumachen war eine merkwürdige Erfahrung für sie, aber sie war stolz, überlebt zu haben.

Ava hatte eine materiell abgesicherte Kindheit und wuchs in zwei verschiedenen Ländern auf. Die ersten sechs Jahre ihres Lebens verbrachte sie in Niger, umgeben von der Familie ihres Vaters. Danach verließ sie mit ihrer Mutter und ihrer Schwester das Land, wusste aber nicht, dass ihre

Familie vor einer Diktatur floh. Seyni Kountché, ein Militärdiktator, der 1974 einen Staatsstreich anführte, hatte zunächst die Verfassung außer Kraft gesetzt und dann die politische Opposition verboten, um für »Recht und Ordnung« zu sorgen. Da Avas Mutter Deutsche war, konnte die Familie in Europa leben.

Der Umzug nach Deutschland war schwierig für Ava. Im ersten Jahr lebten sie in der Nähe von Stuttgart auf dem Land. Obwohl Ava ihre deutschen Großeltern noch nie vorher getroffen hatte, bemerkte sie die Spannungen. Als Ava älter wurde, erfuhr sie, dass ihre Großeltern Nazis gewesen waren und sich von ihrer Mutter distanziert hatten, als sie einen afrikanischen Mann – Avas Vater – heiratete. Als ihr Vater ihnen nach Deutschland folgte, zogen sie nach Göttingen, wo er studierte. Dort wurde ihr Vater Teil einer Hochschulgruppe von und für afrikanische Studierende und stand in Kontakt mit vielen multinationalen afrikanischen Familien. In Göttingen erlebten Ava und ihre Familie in ihrem Umfeld eine Akzeptanz, zu der ihre Großeltern nicht in der Lage waren.

»Wenn du deine Schmerzen verschweigst«, sagte die Schriftstellerin Zora Neal Hurston einmal, »werden sie dich töten und behaupten, dass du es genossen hast.« Ava weigerte sich zu schweigen und lehnte die Stereotype ab, die Schwarze Frauen falsch darstellen und ihnen schaden. Mythen können ein Bild von dem prägen, das nur wenige Menschen tatsächlich begreifen können. Aber den Mythos von der starken Schwarzen Frau kann Ava nicht mehr hören. Michele Wallace verdeutlicht das in ihrem 1979 erschienenen Buch *Black Macho and the Myth of the Superwoman*, in dem sie erklärt, dass Schwarze Frauen seit der Bürgerrechtsbewegung als derartig unerschütterlich betrachtet werden, dass ihnen damit Schmerz oder Schwäche abgesprochen werden.[9] Obwohl Ava Wallace nicht zitierte, lag es ihrer Meinung nach an diesem Narrativ, dass Schwarze Frauen sich nicht verletzlich zeigen dürften und oft nicht die Fürsorge erhielten, die sie brauchten.

Von Februar bis April 2020 unterzog sich Ava einer Chemotherapie, die sich, so erzählte sie mir, schrecklich anfühlte. Die meisten Menschen, die eine Chemotherapie machen, werden darüber aufgeklärt, dass diese ihr Immunsystem schwächen kann. Wenn Menschen Erkältungen bekommen, schützen ihre weißen Blutkörperchen sie normalerweise vor Keimen, sodass nichts Schlimmeres passiert. Während einer Chemotherapie werden jedoch die meisten Zellarten im Körper angegriffen – obwohl sie auf bösartige Zellen abzielt –, und die Zahl der weißen Blutkörperchen nimmt ab. Im Extremfall kann eine Infektion zu einer Sepsis führen, einem lebensbedrohlichen Zustand, bei dem die Lunge, der Darm und andere Organe aufhören zu funktionieren. Covid-19 war also ein großes Risiko für Ava, da selbst eine leichte Infektion ihr schwaches Immunsystem gefährden konnte. Die Pandemie stellte für sie ein großes Risiko dar. Sie organisierte ihren Tagesablauf so, dass sie große Gruppen mied.

Die Schriftstellerin Yaa Gyasi schreibt: »Einige bezeichnen die Ereignisse im Juni 2020 [Proteste nach der Ermordung von George Floyd] vielleicht als eine ›Abrechnung mit dem Rassismus‹, aber in einem Land, in dem es in einem Zeitraum von 100 Jahren einen Bürgerkrieg und eine Bürgerrechtsbewegung gab, wäre es irgendwann sinnvoll zu fragen, wie lange diese Abrechnung dauert. Wann, wenn überhaupt, werden wir fertig abgerechnet haben?«[10] In Gyasis Worten klingt mit, dass eine Abrechnung mit dem Rassismus vielleicht nie wirklich stattfinden wird, und angesichts der Welle anti-Schwarzer Gewalt im Sommer 2020 in den USA drückten viele Schwarze Menschen – von Minneapolis bis Paris – auf dem Höhepunkt der Coronapandemie ihre Liebe und Unterstützung für Schwarzes Leben aus.

Wie viele Schwarze Menschen in Deutschland war Ava erschüttert, als sie das Video von George Floyds letzten Atemzügen sah. Obwohl sich Rassismus in Deutschland anders äußert, wusste sie, dass er nicht nur in den USA ein Problem ist. Gern hätte sie ihrer Trauer gemeinsam mit anderen öffentlich Ausdruck verliehen. Doch aufgrund ihres geschwächten Immunsystems blieb sie zu Hause, weil sie befürchtete, sich mit dem neuartigen Coronavirus anzustecken.

Zu Beginn des ersten Covid-19-Lockdowns war Ava sehr vorsichtig. »Für mich sind die strengeren Regeln, wie zum Beispiel die Maskenpflicht in öffentlichen Verkehrsmitteln, besser. Ich gehöre zu einer Risikogruppe und fühle mich so im öffentlichen Raum wohler. Ich habe das Gefühl, dass mehr Menschen verstehen, wie man sich rücksichtsvoll in der Öffentlichkeit bewegt. Die meisten Leute tragen Masken.« In Deutschland wurde die Regierung für ihre erfolgreichen Gesundheitsmaßnahmen gelobt, auch wenn nach dem Anstieg der Fälle im Herbst am 2. November 2020 eine landesweite Quarantäne ausgerufen wurde, die viele Bereiche des Lebens zum Stillstand brachte. Ab dem 27. Dezember 2020 hat das Robert Koch-Institut die deutsche Impfkampagne dokumentiert und dabei festgestellt, dass in der ersten Verteilungswoche durchschnittlich 40 000 Impfungen pro Tag vorgenommen wurden. Für viele von uns, die zuvor auch bei kalten Temperaturen unzählige Spaziergänge unternommen haben, fühlte sich der Impfstoff wie eine Befreiung aus der Isolation an. Aber die seit dem Herbst 2020 regelmäßig stattfindenden Demonstrationen ebbten nicht ab. Es war schwierig, die deutschen Bürger:innen davon zu überzeugen, sich impfen zu lassen, vor allem weil eine wachsende Minderheit behauptete, die Impfstoffe seien schädlich. Einige Skeptiker:innen sahen sie als Teil einer größeren Verschwörung der Regierung, während andere der Regierung schlicht misstrauten. Die Journalistin Katrin Bennhold berichtete, wie viele QAnon-Anhänger:innen sich unter dem Banner der Querdenker:innen finden ließen. Sie behaupteten, Masken nützen nichts und seien »unmenschlich«.[11]

Avas Auseinandersetzung mit ihrer Krebsprognose und -behandlung verdeutlichte ihr, was ihr Körper durchgemacht hatte: Ihre Abgeschlagenheit glich einem Marathonlauf, und sie musste ihrem Körper und ihren täglichen Aktivitäten viel Zeit einräumen. Als die Covid-19-Zahlen in Deutschland im Herbst 2020 stiegen, schätzte sie sich glücklich: Ihr Arbeitgeber erlaubte ihr, da sie immungeschwächt war, weiterhin zu Hause zu arbeiten. Sie war hin- und hergerissen, ob sie das Angebot annehmen sollte, aber als die ersten Kolleg:innen positiv auf Covid-19 getestet wurden, entschied sie sich für die Isolation. Ava informierte eine Kollegin über ihre Symptome – obwohl sie erst Mitte 20 war, war sie ständig außer Atem. Was wäre passiert, wenn sie krank geworden wäre? Es machte ihr nichts aus, noch länger zu Hause zu bleiben.

Aufgrund ihrer Krebsbehandlung hatte sich Ava bereits daran gewöhnt, sich zu Hause zurückzuziehen.

Nach ihrer Krebsdiagnose schrieb Audre Lorde über ihre andauernden körperlichen und emotionalen Schmerzen. Sie wollte unbedingt überleben, aber es war ein Kraftakt, der sich wie Kriegsführung anfühlte. »Frauen mit Brustkrebs sind ebenfalls Kriegerinnen. Ich selbst war im Krieg und bin es noch. Und desgleichen jede Frau, der eine oder beide Brüste abgenommen werden mußten, weil sie Krebs hatte – eine Krankheit, die auf dem besten Wege ist, die größte Seuche unserer Zeit zu werden.«[12] Ava hat eine andere Lebensgeschichte als Lorde, aber was sie gemeinsam haben, ist das Leben mit den Folgen von Brustkrebs in Deutschland. Nachdem sie jahrelang in den USA gegen Brustkrebs gekämpft hatte, verbrachte Lorde in den 1980er-Jahren einige Zeit in Deutschland, vor allem in Berlin, und knüpfte dort Kontakte zu afrodeutschen Frauen. Lorde fand Halt und erkannte das Schöne, indem sie ihr Leben minutiös dokumentierte, Heilungskreise abhielt und enge Freund:innenschaften mit Aktivist:innen und Schriftsteller:innen pflegte. Sie ging nicht davon aus, bald zu sterben: »Für mich sind meine Narben ein ehrenhaftes Zeichen der Erinnerung daran, daß ich in diesem kosmischen Krieg gegen Strahlenverseuchung, tierische Fette, Luftverschmutzung, McDonalds ›Hamburger‹ und Roten Farbstoff Nr. 2 zum Opfer werden könnte; aber noch hält der Kampf an und noch nehme ich an ihm teil.«[13]

Im ersten Jahr der Covid-19-Pandemie waren Krebspatient:innen wie Ava vorsichtig und machten sich Gedanken über die Risiken. Die Sorgen von Menschen, die auf eine Operation oder eine Chemotherapie warteten, waren begründet:

Was, wenn sie während ihres Krankenhausaufenthalts mit dem Virus in Kontakt kämen? In Remission zu leben und ihren Alltag zu meistern – U-Bahn zu fahren, ins Büro zu gehen, Lebensmittel einzukaufen –, konfrontierte Ava mit Gefahren. Jeden Tag musste sie zwischen ihrer Gesundheit und dem möglichen Kontakt mit anderen Menschen abwägen. Nachdem sie monatelang geschlossene Räume gemieden hatte, war sie stolz auf sich. Sie belohnte sich mit Verabredungen zu Spaziergängen, sogar mitten im kalten deutschen Winter. Sie entschied sich, wieder am Leben teilzunehmen. Als der Impfstoff in Deutschland eingeführt wurde, zögerte sie zunächst, sich impfen zu lassen. Sie war skeptisch: Hatte er langfristige Nebenwirkungen? Wirkte er wirklich? Wegen ihrer Krebserkrankung und ihres fragilen Gesundheitszustands hatte sie bereits 2019 in Isolation gelebt. Sie sprach mit einem Arzt über ihre Ängste. Nach mehreren Gesprächen fasste sie Vertrauen, denn ihr Arzt war der Meinung, dass der Impfstoff das Risiko einer Infektion oder schwerer Symptome stark verringern würde. Ihre Zuversicht wuchs.

»Ich denke, es ist besser, einen gewissen Schutz zu haben, als zu Hause zu bleiben oder in der Öffentlichkeit Menschenmengen durch Zickzacklaufen zu meiden.« Sie wollte Kontrolle über ihren Körper und ihren Geist erlangen und beschloss, sich impfen zu lassen. Danach war Ava entspannter und eher bereit, an öffentlichen Veranstaltungen teilzunehmen. Sie machte sich weniger Sorgen. Obwohl sie jeden Monat zur Kontrolluntersuchung ging, hatte sie Angst, der Krebs könnte zurückkommen. *Was, wenn die Covid-Fälle stiegen und sie eine Krebsbehandlung bräuchte? Was, wenn das Virus mutierte?* Am meisten vermisste Ava ihre Yogastunden, und irgendwann entschied sie, wieder hinzugehen, da das Studio große Fenster hatte und sich gut lüften ließ.

Für Krebsüberlebende gibt es viele Gründe, auf ihre Gesundheit zu achten, gerade weil der Schatten des Todes jedes Mal auftaucht, wenn ihr Körper sich scheinbar auflöst. Während der Coronapandemie sind die Ängste von vielen stärker geworden. Bei Ava hat die Pandemie-Erfahrung zu neuen Perspektiven geführt. Im Herbst 2021 sprachen Ava und ich noch einmal über den Mythos der starken Schwarzen Frau. »Nicht alle können etwas mit den Geschichten der Überlebenden oder Held:innen anfangen. Nicht alle Schwarzen Menschen müssen resilient sein. Wer erzählt die Geschichten derjenigen, die nicht überlebt haben?« Der Covid-19-Lockdown hatte Ava Akzeptanz beigebracht. Sie konnte einfach existieren und musste sich nicht mehr ständig nur um ihr Überleben kümmern.

Coronahochzeit

2020 stürzte ich mich auf die Berichterstattung über Covid-19, das neue Coronavirus. Die Symptome waren alarmierend: Geruchs- und Geschmacksverlust, Kurzatmigkeit, das Gefühl, die Lunge würde kollabieren, und vorzeitiger Tod. Ich tat alles, um mich nicht anzustecken, und verließ mich auf das, was ich kontrollieren konnte: wie ich mein soziales Leben gestaltete und dabei Kontakte vermied. Mein Partner, ein Akademiker, der mittlerweile als freier Autor arbeitete, und ich blieben zu Hause. Aber die Situation war herausfordernd und von meiner Wohnung aus schwer mitanzusehen. Manchmal fühlten wir uns wehmütig und verzweifelt. Wir litten unter Einsamkeit und Nostalgie. In den eigenen vier Wänden bleiben zu müssen machte uns Angst, verunsicherte uns, und wir unternahmen alles, um der Langeweile zu entkommen: Wir vernetzten uns im Internet. Die Pandemie entwickelte ein Eigenleben, nicht wegen ihrer biologischen Eigenschaften, sondern wegen der Reaktionen, die sie bei meinen Nachbar:innen hervorrief, und ihrer Wirkung auf die deutsche Gesellschaft, die mit dem von der Regierung verhängten Lockdown zurechtkommen musste. Covid-19 offenbarte uns etwas: Die Geschichte kann ein dunkler Spiegel der Gegenwart sein.

Es war, gelinde gesagt, erschütternd, mitzuerleben, wie allgegenwärtig gesundheitsbezogene Ungerechtigkeiten unter marginalisierten Gruppen sind, und gleichzeitig das Geschrei von Menschen zu hören, die der Wissenschaft »skeptisch« gegenüberstehen und offenbar wenig Rücksicht auf das Leben anderer nehmen. Abgesehen von der offensichtlichen Fremdenfeindlichkeit des ehemaligen und jetzigen US-Präsidenten, der Covid-19 als »China-Virus« bezeichnete, war die völlige Verharmlosung der Folgen einer Erkrankung ein rassistisch kodierter Akt, wie die unverhältnismäßig hohe Sterblichkeitsrate bei nicht-weißen Menschen in Ländern wie den USA und Großbritannien zeigte – dort werden Daten über rassistische Ungerechtigkeiten dokumentiert und sichtbar gemacht.

Für viele Schwarze US-Amerikaner:innen wie mich ging die Angst vor einer Covid-19-Infektion mit rassistischen Ungerechtigkeiten einher, die ich auf meinem Computerbildschirm verfolgte. In Städten im Mittleren Westen wie Detroit und Milwaukee, aber auch in ländlicheren Regionen wie Alabama und Louisiana starben überproportional viele Schwarze Menschen am Coronavirus. Eine Studie ergab, dass in Chicago, wo 30 Prozent der Bevölkerung Schwarz sind, 70 Prozent aller Todesfälle durch das Coronavirus auf diese Gruppe entfielen. Diese Statistiken waren erschreckend und erinnerten mich daran, warum ich die USA 2017 verlassen hatte, um den dortigen Einschränkungen zu entkommen und mir in einem anderen Land ein neues Leben aufzubauen.

Die Pandemie beschleunigte mein Erwachsenwerden. Im August 2020 heiratete ich spontan meinen Partner. Wir reisten kurzfristig nach Kopenhagen, das Las Vegas Europas, und ließen uns trauen. In Berlin hatten wir die starre deutsche Bürokratie kennengelernt, die langen Verfahren, zu denen sogar im einfachsten Fall immer noch ein Gang zur Post, ein deutscher Stempel und ein Beamter gehörte, der mit Vergnügen seine Macht ausüben und unsere Identität überprüfen würde. In Dänemark fiel der ganze, manchmal angsteinflößende Papierkram weg.

Wir planten also in einem anderen Land zu heiraten, in einer Stadt, die 500 Kilometer entfernt von unserer Wahlheimat lag. Um eine Heiratserlaubnis zu erhalten, scannten wir unsere britischen und US-amerikanischen Pässe, füllten einen Online-Antrag aus, zahlten eine Gebühr und warteten auf eine Antwort. Ein paar Tage später erhielten wir eine verschlüsselte E-Mail. Wir saßen bei meinem Partner auf dem Sofa, und er öffnete kurzerhand das Dokument – zum Glück war es kein Spam. Wir durften heiraten.

Meine Eltern konnten nicht kommen, da US-Amerikaner:innen zu dieser Zeit nicht nach Europa einreisen durften. Die Eltern meines Partners entschieden sich wegen einiger logistischer Hürden gegen die Reise. Damals musste, wer aus anderen europäischen Ländern nach Dänemark einreiste, eine sechstägige Reservierung für eine Unterkunft vorlegen – eine Coronamaßnahme. Und obwohl es Sommer war und wir uns weitestgehend im Freien aufhalten konnten, herrschte noch große Angst vor Versammlungen. Schon die Idee war mit Schuldgefühlen verbunden, da es so viele Berichte über Superspreader bei Hochzeiten und Partys gab, bei denen sich die Braut, der Bräutigam, Verwandte oder Gäste ansteckten und sogar starben. Letztendlich wurde unsere Hochzeit eine schlichte Angelegenheit, an der weder Verwandte noch Freund:innen teilnahmen.

Zu zweit bezeugten wir unsere Liebe in einer dänischen Behörde. Als wir die siebenstündige Zugreise von Berlin nach Kopenhagen antraten, hatte ich gerade meine zweite IVF-Behandlung hinter mir, und meine wilden, ungebändigten Hormone waren mir deutlich ins Gesicht geschrieben. Die Reise gab mir Halt, aber die Ungewissheit nagte an mir. Hinter der Grenze wurden wir nach unseren Pässen und Nachweisen eines negativen Coronatests gefragt, was in diesem Sommer in Westeuropa zum Alltag gehörte.

Wegen der Sechs-Tage-Regel in Dänemark begannen wir unsere Reise mit vier Übernachtungen in einer kleinen Hütte in den Wäldern bei Vejby, 50 Kilometer nördlich von Kopenhagen. Nur 200 Meter von der Nordsee entfernt, erholten wir uns in dem bewaldeten Tal, grillten saisonales Gemüse, wanderten an der felsigen Küste entlang und genossen unsere Zeit in dem schläfrigen Dorf. Mein zukünftiger Mann schwamm sogar in dem eiskalten Wasser des Kattegats, wo Nord- und Ostsee aufeinandertreffen. Für jemanden, der in

Nordengland aufgewachsen ist, war das nichts, prahlte er. An diesem verlängerten Wochenende, in diesem kleinen Ort am Meer, konnten wir die Pandemie, die uns sozial so isoliert hatte, einen Moment lang vergessen. Wir genossen die Natur, konnten uns kurzzeitig uneingeschränkt und fast so unbeschwert wie vor der Pandemie fühlen.

Wenige Tage später bereiteten wir uns in Kopenhagen auf unsere Hochzeit vor. Vernünftige, vorausplanende Menschen hätten Eheringe dabeigehabt. Ich bin impulsiv und freiheitsliebend, und mein Partner ist, was Mode und Accessoires betrifft, oft etwas chaotisch und unorganisiert. Also machten wir uns erst am Tag vor der Hochzeit auf, Ringe zu kaufen, die zu unserem kurzfristigen Vorhaben und unserem Budget passten. Wir fanden einen etwas zu kleinen Ring für meinen Partner in einem Secondhand-Shop, aber mir gefiel keiner, und ich entschied mich, einen türkisen Ring zu verwenden, den ich dabeihatte. Die ganze Zeit erhielten wir Anrufe und Nachrichten von unseren Liebsten, die uns an diesem wichtigen Tag gratulieren wollten.

Bringt es Unglück, am Tag vor der Hochzeit beglückwünscht zu werden? Würde ich ohne Gäste auf dem Standesamt so wirken, als wäre ich mit meinem Partner durchgebrannt?

Diese Fragen schwirrten mir durch den Kopf, unbestimmte Zweifel, die mehr mit meinen generellen Ängsten als mit irgendeinem realen Grund zu tun hatten.

Wenn es uns an irgendetwas fehlte, dann höchstens an den üblichen Formen und Ritualen. Als wir uns in unserer Unterkunft auf die Zeremonie vorbereiteten, verbrachten wir nicht nur die Nacht zusammen, sondern zogen auch unsere

Hochzeitskleider vor den Augen des anderen im obersten Stockwerk einer winzigen Loftwohnung in der Stadt an. Mein Partner machte sich schick und nutzte Feuchtigkeitscreme für sein Gesicht, so wie ich es ihm gezeigt hatte – vor allem weil er Angst hatte, dass seine Haut viel früher als meine altern würde. Ich saß währenddessen auf dem 50er-Jahre-Stuhl und schminkte mich mit Foundation, Eyeliner, Wimperntusche und Lippenstift. Als ich meine Leggins anzog, verlor ich das Gleichgewicht, und einige der Kunstbände, die in der Wohnung standen, kippten um. Er trug einen perfekt sitzenden dunkelblauen Anzug und ich ein silberfarbenes Kleid von einer kamerunischen Designerin aus Berlin, in dem ich mich intergalaktisch und aufgebauscht fühlte. Wir gingen sanft miteinander um, blieben ruhig und waren zufrieden.

Fünfzehn Minuten, bevor wir zum Kopenhagener Rathaus aufbrachen, begann ich zu bluten. Mir entgleisten die Gesichtszüge. Zwei Wochen zuvor waren mir in einer Kinderwunschklinik zwei meiner mit dem Sperma meines Partners befruchtete Embryonen in die Gebärmutter eingesetzt worden. Dies war unser zweiter Versuch, mit Unterstützung ein Kind zu bekommen, und ich hatte gedacht, diesmal würde es klappen. Als mein Partner mich in den Arm nahm, konnte ich die Tränen nicht mehr zurückhalten. Sie strömten über mein Gesicht und verschmierten meine Schminke. Aber ich hatte nur wenig Zeit zum Trauern und musste schnell den Hebel umlegen. Die Hochzeit sollte den Weg für das gemeinsame Leben mit meinem Mann ebnen. Wir hatten sechs Pandemie-Monate zusammengewohnt, uns gemeinsam allen Widrigkeiten gestellt und uns in den schwierigsten Momenten der Isolation Halt gegeben.

Als wir an diesem milden Sommertag im Kopenhagener Rathaus ankamen, schien die Sonne für uns und fünf andere Paare und ließ unsere Haut im Licht strahlen. Wir wollten unbedingt unsere Liebe in einem zehnminütigen Ritual an diesem Ort mit kunstvollen Fresken und vergoldeten Statuen besiegeln. Ich musste nicht zum Altar schreiten oder ein Gelübde aufsagen. Stattdessen forderte uns der Standesbeamte – ein korpulenter Mann mit einem Engelsgesicht – auf, unsere Namen zu bestätigen. Was wir taten, bevor er mit der Zeremonie fortfuhr. Er las uns ein dänisches Liebesgedicht vor und bat uns dann, die Heiratsurkunde zu unterzeichnen. Mein Partner reagierte schnell und unterschrieb bereitwillig, dass er mich zur Frau nehmen würde. Aber ich bin ein unentschlossener Mensch und zögerte kurz. Lange genug, um nachzudenken, aber nicht so lange, dass es unangenehm wurde. Ich blickte in sein Gesicht, sah sein Lächeln und kritzelte meine ausladende Unterschrift auf das Formular. Kurz darauf beglückwünschte uns der Beamte. Mittlerweile raste mein Herz so schnell, dass ich meinen Partner küssen musste, um es zu beruhigen.

Waren wir wirklich verheiratet? Warum strömte plötzlich so ein Glücksgefühl durch meinen Körper?

Es verblüffte uns beide, dass unsere Eheschließung uns so sehr bewegte, obwohl sie durch das Virus beeinträchtigt worden war. Die Vorsichtsmaßnahmen bedeuteten, dass wir dieses Ritual nicht mit Familie und Freund:innen begehen konnten. In Zeiten von Covid-19 fand eine möglichst »sichere« Hochzeit intim zu zweit mit zwei maskentragenden Standesbeamten statt.

Wir liefen den ganzen Tag Hand in Hand durch Kopenhagen, trugen unser Lächeln und unsere Ersatzeheringe zur Schau, und Fremde gratulierten uns. Unsere Freude begeisterte und interessierte andere Menschen, was uns erstaunte, da so etwas im wilden Berlin, wo Menschen stolz unverheiratet in offenen Beziehungen leben, nicht passieren würde. Unser Hochzeitstag in Dänemark war völlig anders als das Leben, das wir in den vergangenen Monaten geführt hatten: Wir wurden mit öffentlichen Zuneigungsbekundungen überschüttet. Wir hatten Glück. An diesem Tag im Sommer 2020 konnten wir die Schwere der Pandemie kurzzeitig vergessen. Wir dachten nicht an die Menschen, die aufgrund von Vorerkrankungen besonders gefährdet waren, und auch nicht an das medizinische Versagen der US-amerikanischen Regierung. An diesem Tag waren wir frei, und geheiratet zu haben, fühlte sich wie ein Widerspruch zwischen unserer gewohnten Welt und der nun gänzlich veränderten an.

Obwohl es uns im ersten Jahr der Coronapandemie vergleichsweise gut ging – wir konnten unserer Arbeit von zu Hause aus nachgehen, hatten eine Wohnung und waren relativ jung und gesund –, hatte der Lockdown uns erschöpft und emotional ausgehungert. Wir hatten uns so sehr an unseren kleinen sozialen Kreis, Social Distancing und Isolation gewöhnt, dass wir uns kaum noch an die unbändige Freude, die uns zusammengebracht hatte, erinnern konnten.

Im Frühjahr 2020 war ich aus meiner großartigen und chaotischen Wohnung in einer alten Leiterfabrik, in der ich mit deutschen und europäischen linksorientierten Mitbewohner:innen lebte und viele Partys feierte, zu meinem Partner in eine Berliner Standardwohnung gezogen. Ich trauerte meinem früheren Leben mit unzähligen Menschen nach. In dieser Zeit fehlten mir die Verbindung zu anderen Feminist:innen, mit denen ich Kunstausstellungen organisiert hatte, das ausgelassene Tanzen auf queeren Techno-Partys bis spät in die Nacht und die besten Falafel-Sandwiches der Stadt. Mein damaliger Stadtteil, Neukölln, ist für viele Außenseiter:innen zu einem Zufluchtsort geworden. Aus Neukölln wegzuziehen hinterließ eine Lücke in meinem Leben. Mein Partner trauerte seinem Singleleben nach und musste sich an eine übermütige, chaotische Mitbewohnerin gewöhnen – an mich. Ich verlor einige Freundschaften. Er vermisste seine Familie. Wir betrauerten unsere vergangenen Leben, auch wenn wir unser Zusammensein schätzten. Unser Hochzeitstag erinnerte uns trotz des zweiten missglückten IVF-Versuchs an unsere Liebe und unsere Freude, die wir in Kopenhagen öffentlich ausleben konnten.

Ich habe die Zeilen aus Paulo Coelhos *Der Alchimist* verinnerlicht: »[W]enn wir edler zu sein versuchen, als wir es von Natur aus sind, [wird] auch alles um uns her edler [...W]enn wir lieben, wollen wir stets edler werden, als wir sind.«[14] Unserer Liebe frei und öffentlich Ausdruck zu verleihen war in den vergangenen Monaten nicht möglich gewesen. Kontakte mit anderen zu verringern hatte letztlich zur sozialen Isolation geführt, und ich hatte vergessen, wie sich diese Art der Freiheit anfühlte. Nicht nur ich befand mich in einem Wechselbad der Gefühle von Verlust über Trauer, Euphorie und Enttäuschung. Viele Freund:innen in New York, London, Paris und Istanbul fühlten sich ähnlich zerrissen und betroffen. Wir waren angespannt, weil die Welt, wie wir sie kannten, in etwa so beständig war, wie ein Kleinkind in der Entscheidung für oder gegen ein bestimmtes Spielzeug.

Rückzug in die Natur

Im Sommer 2021 hielt ich mich an einer grünen Steilküste auf, an der sich der Wald ans Meer schmiegt. Am Himmel schienen die Wolken so niedrig vorüberzuziehen, dass ich dachte, ich könnte sie berühren. Ich ging an jenem Nachmittag schon seit zwei Stunden an der französischen Mittelmeerküste inmitten von unzähligen immergrünen Sträuchern und stacheligen Kakteen spazieren. Langsam gewöhnte ich mich an die Biegsamkeit der Wacholderstämme, die aus dem staubig-braunen Boden hervorlugten. Selbst wenn ich geistesabwesend auf das Meer starrte oder mich das Summen der Mücken störte, lenkte ich meine Aufmerksamkeit auf die Umgebung und ihre wunderbaren Details. Hinter jedem Strauch schwirrten Insekten, vor jedem Stein lagen trockene Blätter. Obwohl ich allein unterwegs war, wurde ich durch die Geräuschkulisse der Möwen an die Lebendigkeit um mich herum erinnert. Als ich im zweiten Coronajahr an der französischen Küste entlanglief, raubte mir die schwüle, warme Luft den Atem, und ich war ganz benommen von dem salzigen Geruch des Meers.

Ich fühlte mich, als wäre ich aus einem Gefängnis ausgebrochen. Hier konnte ich freier, uneingeschränkter Gedanken fassen. Die Calanque-Küste zwischen Marseille und Cassis besteht aus schmalen, tiefen Buchten, die durch fluviale Erosion gebildet wurden. Ihre geologische Besonderheit sind die unzähligen unterirdischen Höhlen und Flüsse. Mein Weg führte mich an blau-grünen Wasserlöchern und grünen Sträuchern vorbei, die zwischen den zerklüfteten Felsvorsprüngen nestelten. Ich war wie verzaubert von diesem geheimnisvollen Ort, an dem die Schönheit den feinen Klang von Bescheidenheit und Zugänglichkeit annahm und sich um mich herum verbreitete. Hier konnte ich Luft holen: natürlich, tief und heilend. Innerlich durchströmten mich alle möglichen Gefühle, und trotzdem zogen die hell leuchtenden Wolken mich magisch an. Mehr als alles andere gab mir die Umgebung Raum, um mich meiner Geschichte zu stellen: Ich wanderte als Person haitianischer Herkunft durch das ländliche Frankreich in vollem Bewusstsein, dass der Reichtum und das Landschaftsbild in diesem Land auf der Ausbeutung meiner Vorfahr:innen beruhte. Ich kannte die Geschichte und war trotzdem gefesselt von der zerklüfteten Natur um mich herum. Ich fragte mich, wie ich zur Erhaltung und Verbesserung der Erde beitragen könnte.

Ich wohnte vorübergehend in Cassis, einer kleinen Stadt, die einst für ihren Fisch, ihren Wein und ihre Kalksteinbrüche bekannt war, heute aber eher als touristisches Reiseziel gilt. Ich hatte ein Aufenthaltsstipendium bekommen, das mir Raum und Zeit gab, neben dem Wechselspiel der Wellen zu lesen und zu schreiben. In unmittelbarer Nähe der kosmopolitischen Stadt Marseille, in der Menschen maghrebinischer, westafrikanischer und karibischer Herkunft leben, hatte ich erwartet, mehr Menschen of Color auf meinen Wanderungen zu begegnen. Marseille war mir als Ort im Kopf geblieben, der viele Schwarze Schriftsteller:innen inspiriert hatte, die Quais des Vieux Port zu skizzieren oder das ruchlose Nachtleben zu beschreiben. Claude McKays posthum veröffentlichter Roman *Romance in Marseille* fängt den Puls der Stadt ein: »Alle *Jazz Hounds*, die in den Großstädten der Erde die Hölle losbrechen ließen, wurden vom Allmächtigen hierher gerufen, um ihn zu empfangen. Die Heiligen stolzierten herum, die Engel flatterten mit ihren Flügeln, es war eine Attraktion.«[15] McKays Marseille war ein Treffpunkt für die Subalternen und die Freizügigen. Aber mit der Calanque und anderen nahe gelegenen Naturgebieten hat sein Werk nichts zu tun. Selbst wenn sich afrokaribische Menschen wie Claude McKay in Frankreich aufhielten und der Natur eigentlich sehr nahe waren, hatten sie oft keinen Zugang zu ihr. Ihr Radius begrenzte sich auf einige Viertel im Stadtzentrum.

Als ich im Sommer durch die Calanques spazierte, genoss ich die Geräuschkulisse der Natur und erfreute mich an den kleinen Unterschieden in der Flora. Dennoch fühlte es sich auch wie eine Belastung an, die einzige Schwarze US-Amerikanerin zu sein, die durch diese europäische Landschaft stapfte, atmete und voranschritt. Selbst wenn ich es genoss, nahm ich Widersprüche wahr, fühlte mich fehl am Platz und missverstanden. Und dennoch befreite ich mich in gewisser Weise von den digitalen Heiligtümern der Pandemie, wenn ich mich gegen ein weiteres Online-Meeting und für einen Moment der Stille in der Natur entschied.

In der Natur bemerkte ich, wie emotional belastend die Pandemie-Jahre waren und wie viel unverarbeitete Trauer ich in mir trug.

Die afroamerikanische Historikerin Keeanga-Yamahtta Taylor verweist in ihrem Essay »The Black Plague« auf »diese makabre Tatsache, dass Afroamerikaner:innen mit größerer Wahrscheinlichkeit gesundheitliche Vorbelastungen haben, die das Coronavirus besonders tödlich machen«.[16] Diese Ungerechtigkeiten – ob sie nun durch Covid-19 oder Polizeigewalt sichtbarer wurden – belasteten mich ständig. Bevor ich nach Cassis ging, war mir nicht klar gewesen, wie viele Emotionen ich unterdrückt hatte. Ich trug das Gewicht des kollektiven Verlusts und der Überlebensschuld – und beides drängte mich dazu, so viel wie möglich zu schreiben. Es fühlte sich an, als ob ich mich selbst zum Scheitern verurteilen würde. An manchen Tagen dachte ich darüber nach, was es bedeutet, als Arbeiter:in zu schreiben, aus einer prekären Position heraus oder sogar aus der Perspektive der Seelen der Schwarzen.

Die Coronajahre haben viele motiviert, neue Wege zu finden, sich mitzuteilen oder sich zu entziehen. 2022 beschlossen mein Partner und ich, eine säkulare Pilgerreise anzutreten und Teile des Jakobswegs zu laufen. Acht Tage lang wanderten wir durch Südfrankreich und übernachteten im Zelt. Wir gewöhnten uns schnell einen Rhythmus an, standen vor dem Morgengrauen auf, tranken ungenießbaren Instantkaffee und ergaben uns dann unserem Schweiß in der Hitze. Wenn wir Glück hatten, konnten wir uns nachmittags unter ein paar Pinien von der Hitze erholen. Doch meist war die Landschaft dürr, extrem trocken, die Ortschaften waren verlassen, staubig und voll von altem Laub. Dennoch herrschte eine Lebendigkeit, Blätter raschelten, andere Wandernde grüßten uns, und Kühe bekundeten lautstark ihre Unzufriedenheit über unsere Anwesenheit. Ich fühlte mich von der Hitze zwar eingeschränkt, aber unter dem offenen Himmel auch herrlich frei.

Wir waren Pilger und drangen in die tiefsten, laubbedeckten Winkel der Natur ein, die wirkten, als wäre hier die Zeit stehen geblieben. Wir wanderten über Bergkämme und durch Täler und freuten uns, wenn uns hohe Baumkronen von der Sonne abschirmten. Vor allem, wenn es steil hinauf ging, konnte ich mich von der Weite und der Besonderheit der Umgebung verzaubern lassen. Wir sind nicht religiös, aber wir hielten uns an die Askese der Frommen. Wir übten Verzicht, hauptsächlich indem wir alles, was wir brauchten, auf dem Rücken trugen. Jeder Schritt erinnerte uns an das, was uns fehlte und was wir brauchten, um unser Leben zu bestreiten. Wenn wir unser Zelt an einem Flussufer oder in einem Wald aufschlugen, versorgten wir uns gegenseitig, nicht nur mit Nahrung, sondern auch mit unseren Worten für die Berge, Wälder und Bäume, über das Menschsein allgemein. Mich trieb die Frage um, ob meine körperliche Anstrengung zu Transzendenz führen könnte – würde ich einen höheren Bewusstseinszustand erreichen, wenn meine Knie schmerzten?

Beim Wandern dachte ich über unsere Verbindung zueinander nach. In der sengenden Hitze im ländlichen Frankreich fragte ich mich, was wir der Erde schuldig waren. In ihrem einflussreichen Buch *Primate Visions* fragt Donna Haraway: »Welche Form nimmt die Liebe zur Natur in einem bestimmten historischen Kontext an? Für wen und zu welchem Preis?«[17] Diese Fragen machen deutlich, dass unsere Verbindung zur Natur – oder deren Fehlen – kein willkürliches Ereignis ist, sondern mit den vergangenen und gegenwärtigen Umständen zusammenhängt, die unsere Realität ausmachen. Die Liebe zur Umwelt ist laut Haraway zeit- und ortsabhängig und wird dadurch bestimmt, wie Menschen ihre Beziehung zur Natur wahrnehmen und, in gewisser Weise, wie das Herz auf die Menschen reagiert. Während der Wanderung fühlte ich mich dazu gedrängt, über mich selbst, meine Resilienz und die Pandemie nachzudenken. Ich erinnerte mich an Familienmitglieder, die der Tod mir genommen hatte, und an Freund:innen, von denen ich mich distanzieren musste. Ich fühlte mich frei, ließ mich von der Landschaft berühren und setzte mich damit auseinander, wie es wäre, mit Leichtigkeit durch die Welt zu gehen. Ich konnte mich wieder mit mir selbst vertraut machen und die Freiheit des Schreibens wiederfinden, die ich gesucht hatte.

»Sobald man sich in einer anderen Zivilisation wiederfindet«, sagte Baldwin, »ist man gezwungen, seine eigene zu hinterfragen.«[18] Egal, wo wir lebten, Schwarze US-Amerikaner:innen konnten der kollektiven Trauer nach dem Mord an George Floyd nicht entkommen. George Floyd, ein Schwarzer Mann, wurde von einem *weißen* Polizisten in Minneapolis ermordet. Die Trauer war nicht nur mit seinem Tod durch die Hand eines Polizisten verbunden, sondern auch mit den überproportional hohen Covid-19-Todesfällen und der wirtschaftlichen Ausbeutung, durch die viele Menschen afrikanischer Herkunft unterbezahlt oder verschuldet sind. Abgesehen von einem Studienkredit in Höhe von 140 000 Dollar hält mich das kollektive Trauma Schwarzer Menschen von den USA fern.

Das staatliche Gefängnissystem der USA betrifft auch meine Familie. Im Jahr 2014 wurde mein Bruder – der an Schizophrenie leidet – für mehr als acht Monate inhaftiert, weil er unbefugt den Rasen eines Anwesens betreten hatte. 2019 wurde er angeschossen. Er überlebte. Im ersten Jahr der Pandemie war einer meiner Cousins in Florida inhaftiert und wartete in Einzelhaft auf seine Entlassung, um eine

Ansteckung mit Covid-19 zu vermeiden. Im Februar 2024 starb dieser Cousin im Alter von 40 Jahren an einem Gehirn-Aneurysma.

Wie James Baldwin, der vor dem erdrückenden Rassismus in den USA floh und während der Zeit der Bürgerrechtsbewegung einige Jahre in Europa verbrachte, bereute ich es zunächst, in so einem entscheidenden Moment, in dem es eine Art Abrechnung zu geben schien, im Ausland zu leben. Aber in Berlin hatte ich die Möglichkeit, ein schuldenfreies Leben zu führen, Luft zu holen und zu schreiben.

Das Privileg, schreiben zu können und zu einem Teil der Landschaft zu werden, beinhaltet eine Art Verwurzelung, die befreiend sein kann – auch wenn die meisten von uns historisch gesehen nicht über sich selbst schreiben konnten. Texte zu verfassen half mir, während der Einschränkungen des Lockdowns zu überleben. In meinem Kopf war der Verlust eine Konstante.

Die Covid-19-Pandemie hat gezeigt, dass wir alle Freiheit brauchen. Aber was das bedeutet, kann unterschiedlich beantwortet werden. Für Querdenker war Freiheit gleichbedeutend mit dem Recht, in Läden gehen und Mitreisenden in öffentlichen Verkehrsmitteln ungehindert ins Gesicht husten zu können. Bei denjenigen, die sich um ihre Gesundheit sorgten, lösten die Einschränkungen gemischte Gefühle aus. Viele wussten auch, dass einige von uns schon vor dem Lockdown nicht wirklich frei waren. Was ich definitiv lernte, war, dass die Restriktionen überwältigend sein und emotional an Grenzen führen konnten. Wir brauchten Raum und Zeit für uns selbst.

7

EINGESPERRT

> Romane über die Zukunft zu schreiben verleiht mir natürlich nicht die Fähigkeit, die Zukunft vorherzusagen. Aber es ermutigt mich, unser vergangenes und gegenwärtiges Verhalten als Leitlinie für die Welt zu nutzen, die wir zu erschaffen scheinen. Beispielsweise lassen sich in der Vergangenheit immer wieder Zyklen von Stärke und Schwäche, Weisheit und Dummheit und Imperium und Untergang finden. Sich mit der Geschichte auseinanderzusetzen bedeutet, sich mit der Menschheit auseinanderzusetzen. Die Zukunft vorhersagen zu wollen, ohne die Geschichte zu kennen, wäre wie der Versuch zu lesen, ohne das Alphabet zu kennen.
>
> Octavia Butler[1]

Haitianer:innen bestehen darauf, sich Gehör zu verschaffen, daher gehen ihre Videos auf Social Media oft viral. Ein Facebook-Video, das im Juni 2022 geteilt wurde, zeigt, wie einflussreich digitale Zeugnisse sein können. Die Aufnahme ist verwackelt und wurde höchstwahrscheinlich mit einem

Smartphone gemacht. Während die Kamera durch einen schlecht beleuchteten und überfüllten Raum schwenkt, tauchen im Hintergrund mehrere Männer auf. Eine Stimme, bei der es sich um den Kameramann zu handeln scheint, spricht außerhalb des Bildes haitianisches Kreolisch.

»Me li oui. Ou we bagay sa wi. Me glo a, gad cule glo a.«

(Hier ist es; ihr seht das, oder. Hier ist das Wasser, schaut euch die Farbe an.)

Er fährt fort mit seiner Beschreibung: wenig Essen, dreckige Böden und kaputte Fenster. Eine andere Person meldet sich zu Wort: »Sie geben uns nichts.« Die Männer in dem Video erzählen, dass sie keine Matratzen, sondern nur Pappkartons zum Schlafen haben. Während das Video weiter durch den Raum streift, sehen wir Männer auf dem Boden liegen, umgeben von ausgefransten Plastiktüten. Es sind 19 Männer hier, sagt der Sprecher. Er zeigt nach oben an die Zimmerdecke, an der die dreckige weiße Farbe abblättert, und sagt: »Wenn es ein Erdbeben gibt, werden wir hier sterben.« Es gibt keine Toilette; die Männer müssen sich über einem Loch im Boden erleichtern. Gegen Ende des Clips betritt jemand den Raum und fordert den Mann mit der Handykamera auf, sich zu beruhigen. Aber der erwidert: »Ich kann mich nicht beruhigen. Ich leide!« An diesem Punkt stoppt die Aufnahme.

Ich denke in meinem Alltag nicht oft an russische Literatur. Im Herbst 2022 wurde öffentlich nur noch wenig über Covid-19-Maßnahmen gesprochen, aber in Gefängnissen gab es immer noch hohe Infektionszahlen. Ich erhielt unzählige Videos aus diesem haitianischen Gefängnis und musste an Tolstois *Auferstehung* denken: »Man hätte meinen können, alle diese Methoden [der Bestrafung] seien mit Vorbedacht zu dem Zweck ausgeklügelt worden, unter den Verbannten einen Grad an Verkommenheit und Unmoral zu züchten, wie er unter anderen Bedingungen nicht zu erreichen war, und diese Verkommenheit und Unmoral dann in weitestem Maße im ganzen Volk zu verbreiten.«[2] Russland im 19. und Haiti im 21. Jahrhundert haben wenig miteinander zu tun, aber eine Ähnlichkeit besteht: Gefängnisse dienen eher dazu, Menschen ihre Würde zu nehmen, als soziale Probleme zu lösen.

Das Video aus dem Nationalgefängnis in Port-au-Prince wurde im Juni 2022 von dem haitianischen Journalisten Theriel Thelus veröffentlicht. Das Video selbst, aber auch die Gründe für die Inhaftierung der Männer empörten mich.[3] Obwohl das haitianische Justizministerium verpflichtet ist, die Insassen über die einzelnen Anklagepunkte und ihren Prozess zu informieren, war das im Fall dieser Männer – und 81 Prozent der Inhaftierten in Haiti insgesamt – noch nicht passiert.[4] Dem Menschenrechtsrat der Vereinten Nationen zufolge werden in Haiti regelmäßig Menschen »illegal und willkürlich in Untersuchungshaft genommen«.[5] Einige bleiben in Haft, weil sie nicht genug Geld für die Freilassung haben. Das erinnert an das Schicksal unzähliger Menschen in den USA, die oft monate- oder jahrelang unter entsetzlichen Bedingungen im Gefängnis bleiben müssen, weil sie die Kaution für ihre Freilassung nicht zahlen können.[6]

Die lange Inhaftierung der Häftlinge war umso schockierender, weil die Gefängnisse überfüllt sind. Offiziell haben die haitianischen Gefängnisse Kapazitäten für etwas mehr als 2000 Insass:innen. Tatsächlich befanden sich aber 2022

11 000 Menschen in Haft. Sie hatten wenig Privatsphäre oder Ruhe, stattdessen führten die Überbelegung, das dreckige Wasser und die schlechten Bedingungen dazu, dass sich Krankheiten ungehindert verbreiten konnten. Im Sommer 2022 war es zwar schon schlimm, aber im Oktober wurde es noch schlimmer: Im Gefängnis in Port-au-Prince brach die Cholera wieder aus, und in der ersten Oktoberwoche starben 16 Personen. Ein haitianischer Journalist hob hervor, dass der Ausbruch im nationalen Gefängnis, das für 800 Inhaftierte ausgelegt war, tatsächlich aber 4000 Menschen beherbergte, am schlimmsten war.[7]

»Was bedeutet es, die Toten zu verteidigen?«, fragt die US-amerikanische Wissenschaftlerin Christina Sharpe. »Es bedeutet, sich um Schwarze Sterbende und Tote zu kümmern: sich um eine Schwarze Person, mehrere Schwarze Menschen zu kümmern, die während ihres Lebens immer in Richtung Tod gedrängt werden? Es bedeutet Arbeit.«[8]

Im Januar 2010 wurde Haiti von einem schweren Erdbeben heimgesucht, bei dem über 250 000 Menschen ums Leben kamen und über eine Million Haitianer:innen obdachlos wurden. In jenem Sommer beschloss ich spontan, nach Port-au-Prince zu gehen, um zu helfen. Ich hatte gerade meinen Master in Public Health abgeschlossen und dachte, dass ich den Überlebenden als Person haitianischer Herkunft mit meinem Fachwissen und meinen Sprachkenntnissen helfen könnte.

Als ich ankam, war die Lage ernst. Inmitten flächendeckender Armut und politischer Instabilität und ohne jegliche Infrastruktur kämpften die Menschen in Haiti für den Wiederaufbau ihres Lebens. Wenige Monate später verschlimmerte sich die Lage nochmals erheblich, als eine neue Todesursache auftauchte: die Cholera.

Die Choleraepidemie brach in der Nähe einer Militärbasis aus, in der Sicherheitskräfte der Vereinten Nationen untergebracht waren. Zwischen Oktober 2010 und März 2011 steckten sich über 800 000 Haitianer:innen an und über 10 000 starben.[9] Die wichtigste Frischwasserquelle, der Fluss Artibonite, war verseucht, was die Bemühungen um die öffentliche Gesundheit weiter erschwerte. Dies war der erste großflächige Choleraausbruch im 21. Jahrhundert. Im Globalen Norden aber schockierte er nur wenige. Schließlich entsprach das, was in Haiti geschah, voll und ganz ihrem Bild von Epidemien – tödliche Ausbrüche uralter Krankheiten, die fremde Menschen in exotischen, fernen und armen Ländern treffen. Wohlmeinende Menschen in Europa und Nordamerika berührten die Nachrichten aus Haiti, und ein Teil von ihnen spendete Geld und Hilfsgüter. Aber die Ereignisse wurden nicht als Weckruf verstanden, zu überprüfen, wie gut die eigenen Länder auf Epidemien oder Pandemien vorbereitet sind.

Währenddessen wohnte ich in einem Arbeiter:innenviertel in Port-au-Prince und war besorgt und verzweifelt, weil ich Angst hatte, mich anzustecken. Es war schmerzhaft für mich, mitansehen zu müssen, dass Schwarze Menschen, die mir ähnelten, frühzeitig starben. Ich versuchte meine Wut darüber, dass arme oder darkskinned Haitianer:innen besonders stark betroffen waren, zu unterdrücken. Aber es gelang mir nicht. Also verließ ich Haiti und bin seitdem nicht mehr zurückgekehrt.

Als ich 2022 Berichte über den Choleraausbruch in Haiti

sah, erinnerte ich mich daran, warum ich zehn Jahre zuvor gegangen war. »Nach dem ersten Ausbruch wissen Haitianer:innen bereits, was für ein Albtraum der Choleratod ist, ihn mitzuerleben oder selbst zu sterben«, schrieben vier Ärzt:innen in *The Nation*.[10] Die Allgegenwärtigkeit des Todes kann langfristig Spuren hinterlassen, aber mich plagten eher meine Gewissensbisse, weil ich abgereist war. Ich fragte mich, was es bedeutet hätte, die eigenen Sorgen zu unterdrücken und für das kollektive Wohlergehen vor Ort zu bleiben. Ich begann, mit Haitianer:innen vor Ort Kontakt aufzunehmen und meine abrupte Abreise von vor zwölf Jahren wiedergutzumachen.

Im Sommer 2022 kontaktierte ich Saguens Bernabe, einen Mann Mitte 30, der in Haiti geboren und vor ein paar Monaten aus den USA, wo er den größten Teil seiner Kindheit und seines Erwachsenenlebens verbracht hatte, deportiert worden war. In seinen Videos, Berichten und Aufrufen ging es ihm um mehr als nur den Schrecken und die stille Abgestumpftheit, die ich mit den unhygienischen Bedingungen im Gefängnis verband. Wie andere Deportierte, die sich in dieser Zeit an die Medien wandten, zum Beispiel Patrick Julney, der von den haitianischen Behörden zu Unrecht inhaftiert worden war, war Bernabe nicht nur wegen seiner eigenen Erfahrungen aufgebracht. Er verlangte Gerechtigkeit für die Männer, die er aus dem Gefängnis kannte und die besonders unter dem Choleraausbruch im Oktober 2022 litten.[11] Obwohl Bernabe bereits im August 2022 aus dem Gefängnis entlassen worden war, setzte er sich weiterhin für die Inhaftierten ein.

Mein Austausch mit Bernabe erinnerte mich an viele frühere Gespräche mit Haitianer:innen. Sie haben eine Art, ihre Geschichten zu erzählen, eine Sanftheit, die auf subtile Weise ihre Vergangenheit offenbart und Hinweise darauf gibt, wo sie sich in unserer großen Diaspora verorten. Während eines Gesprächs fragte ich ihn, ob er noch haitianisches Kreolisch spreche. Er lachte laut und bejahte, nur bei einigen Wörtern sei er unsicher. Während er in den USA lebte, hatte sich sein Kreolisch nicht weiterentwickelt.

Bernabe wanderte 1997 im Alter von neun Jahren nach Florida aus. Nachdem er ein Visum für die Ausreise erhalten hatte, zogen er, seine Mutter und sein Bruder zu seinem Vater nach Delray Beach, einer kleinen Stadt 80 Kilometer nördlich von Miami. Wie viele Haitianer:innen, die in den späten 1990er-Jahren auswanderten, wollte seine Familie der zunehmenden politischen Unsicherheit und Gewalt entkommen. Seine Geschichte ähnelt der von Tausenden Neuankömmlingen, die ihre Kindheit ganz oder teilweise in den USA verbrachten. Seine frühe Lebenserfahrungen ähnelten in vielerlei Hinsicht meinen eigenen, aber sie unterschieden sich in mindestens einem entscheidenden Punkt: Ich wurde in Miami geboren und bin US-amerikanische Staatsbürgerin. Bernabe hingegen reiste mit einem »familiengesponserten« Visum ein und erhielt eine dauerhafte Aufenthaltsgenehmigung.

Die Zahl der Abschiebungen von Haitianer:innen ist unter Donald Trump deutlich angestiegen, da die Regierung den Betroffenen ihren vorübergehenden Schutzstatus entzog. Auch die Dominikanische Republik schiebt immer wieder Menschen ab, manchmal allein aufgrund des rassistisch motivierten Verdachts, dass diejenigen mit dunklerer Hautfarbe eigentlich aus Haiti seien.[12] Selbst Menschen mit ständigem Wohnsitz in den USA wie Bernabe waren nicht sicher; bei einer Verurteilung wegen eines schweren Verbrechens drohte die Ausweisung. Er scheiterte an einem geringfügigen Vergehen: Er hatte eine Schusswaffe und Marihuana in seinem Auto.

2018 wohnte Bernabe in Akron, Ohio, und kaufte mit einem Freund eine Schusswaffe auf einer Waffenmesse. In Ohio dürfen Waffen nur mit einer Genehmigung im Auto mitgeführt werden, die Bernabe, das gibt er zu, nicht hatte. Außerdem hatte sein Freund etwas Marihuana bei sich, während Bernabe am Steuer saß. Beide Anklagen fielen auf Bernabe zurück, weil es sein Auto war. Er wurde wegen unsachgemäßen Umgangs mit einer Schusswaffe in einem Kraftfahrzeug und Drogenbesitz angeklagt. Zwar hat der Bundesstaat Ohio Marihuana in einem gewissen Rahmen entkriminalisiert, doch gilt dies nur für medizinische Zwecke. Bernabe wurde wegen einer Ordnungswidrigkeit angeklagt und zu drei Jahren Haft verurteilt, von denen er zwei Jahre absaß. Nach seiner Entlassung ließ er sich von seinem Anwalt beraten und beantragte die Staatsbürgerschaft, was jedoch die Einwanderungsbehörden auf den Plan rief, die sein Vergehen als Abschiebungsgrund betrachteten. Trotz seines Einspruchs wurde Bernabe inhaftiert und Anfang 2022 ausgewiesen.

Bernabe leugnete nicht, ein Gesetz gebrochen zu haben, und wirkte nicht wütend über seine Gefängnisstrafe, aber ich konnte nicht umhin zu denken, dass die Kräfte, die die US-amerikanische Polizeiarbeit prägen, eine Menge mit seiner Abschiebung zu tun haben. 2020 veröffentlichte das

Stanford Open Policing Project eine Studie über einen Fakt, der den meisten Afroamerikaner:innen bekannt ist: Schwarze Autofahrer:innen werden häufiger als *weiße* von der Polizei angehalten. Wenn dies geschieht, ist die Wahrscheinlichkeit größer, dass ihr Fahrzeug durchsucht wird. Bei 20 Millionen Autofahrer:innen, die jährlich in Polizeikontrollen geraten, gibt es Tausende Gelegenheiten, Schwarze Personen bei geringfügigen, gewaltfreien Vergehen zu erwischen, die bei anderen Personen unentdeckt bleiben.[13] Wenn diese Person, wie Bernabe, nicht die US-amerikanische Staatsbürgerschaft besitzt, können die Konsequenzen lebensverändernd und verheerend sein.

Bernabe gehörte zu einer Gruppe von mindestens 30 Männern, die teilweise in den USA aufgewachsen sind und Anfang 2022 abgeschoben wurden.[14] Einige wurden nach einer Gefängnisstrafe abgeschoben, andere, weil sie keine Papiere vorweisen konnten.[15] Keiner von ihnen hat mit der Abschiebung in ein Land gerechnet, das die meisten von ihnen seit ihrer Kindheit nicht mehr betreten haben. »Du darfst nichts mitnehmen«, erzählte mir Bernabe, »was du anhast, muss quasi für die Woche reichen.«

Bernabe landete am 19. April 2022 auf dem internationalen Flughafen Toussaint Louverture in Port-au-Prince, wo er den haitianischen Behörden übergeben wurde. Obwohl er und die anderen Abgeschobenen damit rechneten, von Familienmitgliedern abgeholt zu werden, mussten sie über zwei Wochen in Polizeigewahrsam warten, ohne zu wissen, ob und wann ihre Angehörigen eintreffen würden. Am 6. Mai 2022 wurde Bernabe mitgeteilt, dass er freigelassen werden würde, und er ging davon aus, einen Cousin mütterlicherseits zu treffen, den er seit über zehn Jahren nicht gesehen hatte. Stattdessen wurde er in das haitianische Nationalgefängnis gebracht.

Die Fahrt dauerte nur zehn Minuten, aber Bernabe beschrieb sie wie eine Szene aus einem Actionfilm, als wären er und die anderen Deportierten Schwerverbrecher, die jeden Moment flüchten könnten. Die Polizisten rasten in einer Tour durch und die Stadt wichen im Zweifelsfall auf die Gegenspur aus. Bernabe und die anderen trugen Handschellen und hielten sich, so gut es ging, fest, in der Hoffnung, nicht zu sterben. In Ohio war es schwierig, langweilig und manchmal gefährlich gewesen, aber im haitianischen Gefängnis war alles viel schlimmer. Die Wärter überließen die Männer meist sich selbst. »Meistens«, sagte Bernabe, »musst du warten, bis deine Familienangehörigen dir etwas zu essen oder Wasser bringen.«

»Gab es dort Menschen, die überhaupt nichts gegessen haben«, fragte ich. »oder gab es andere Möglichkeiten, an Essen zu kommen?«

»In solchen Fällen teilten wir.«

In Geschichten über Gefängnisse, wie zum Beispiel in der Serie *Oz*, werden inhaftierte Männer oft als besonders hart dargestellt, gleichgültig gegenüber anderen, jede Form von Fürsorge verachtend. Uns wird vorgegaukelt, dass sie sich nur um sich selbst kümmern, allein gegen das Gefängnissystem kämpfen oder sich in Gangs organisieren. Die Berichte, die ich 2022 sah, zeigten, wie emotional die Männer waren. Sie widersprachen dem Bild der Hypermaskulinität und der Gewalt. Sie wollten gesehen, gehört und als Menschen anerkannt werden. Innerhalb und außerhalb der Gefängnismauern versuchten sie, auf die Misshandlung aufmerksam zu machen.

Homer Venters schreibt in seinem Buch *Life and Death in Rikers Island*, dass eine Inhaftierung Körper und Geist belaste.[16] Solche Lebensumstände machten Menschen anfällig für Krankheiten, und zwar nicht nur im Gefängnis auf Rikers Island. Bernabe erkrankte mehrmals während seiner Inhaftierung – er bekam Fieber, Durchfall und geschwollene Fußgelenke. Das kleine medizinische Team in seinem Gefängnis verschrieb selten Medikamente. Er war zwar gegen Covid-19 geimpft, aber er nahm sich in Acht, weil es keine Vorsichtsmaßnahmen wie Masken oder Abstandhalten gab. Letzteres wäre gar nicht möglich gewesen. In ernsten Krankheitsfällen überprüfte ein Mitglied der Gefängnisverwaltung den Blutdruck und andere Vitalwerte des Insassen. Als die ersten Cholerafälle im Gefängnis auftraten, änderten sich die Dinge. Zu dem Zeitpunkt war Bernabe schon entlassen worden, aber er blieb über Facebook und WhatsApp mit anderen Insassen in Kontakt. Er war wütend und traurig, als sein Freund Roody Fogg im Oktober an etwas starb, das laut der Beschreibung von anderen Inhaftierten wie Cholera klang.[17] Bernabe klagte, dass Fogg aus New Jersey weggeschickt worden war, nur um dann in Haiti zu sterben.

Bernabes Entlassung aus dem Gefängnis am 30. August 2022, vier Monate nach seiner Ankunft in Haiti, geschah nicht etwa aus staatlichem Wohlwollen oder gar infolge eines Gerichtsprozesses. Er schien einfach Glück gehabt zu haben. Ein hartnäckiges Familienmitglied hatte immer wieder bei Gericht vorgesprochen und sich penetrant erkundigt: Welches Gesetz hat Bernabe gebrochen? Für welches Verbrechen wird er festgehalten? Laut Bernabe hat sein Cousin die Behörden so lange genervt, bis sie schließlich nachgaben und ihn freiließen. Eigentlich sollten viel mehr Menschen frei sein. Die *Haitian Times* berichtet, wie viele Angehörige in den USA und Haiti sich für die Freilassung von Männern im Nationalgefängnis einsetzen, unter anderem mit Protesten vor dem haitianischen Konsulat in New York.[18] Ohne die Ausdauer seines Cousins, davon ist Bernabe überzeugt, wäre er wohl immer noch im Gefängnis, und das wäre angesichts der chaotischen Zustände dort ein schlimmes Schicksal. Tavni Misra schreibt in *The Nation*, dass ein Gefängnisaufenthalt in Haiti derzeit bedeutet, »innerhalb und außerhalb der Gefängnismauern im Kreuzfeuer der Bandengewalt gefangen zu sein und entfernte Verwandte und Bekannte zu gefährden, wenn man sie trotz Erschießungsgefahr und Protesten um Lebensmittel und Medikamente bittet«.[19] Da ich weiß, wie brutal die Gewalt in Haiti ist und wie nachlässig die Vorschriften zur Versorgung der Inhaftierten sind, fragte ich Bernabe, wie er das ertragen hatte. Er antwortete: »Ich fühle mich schlecht. Ich bin rausgekommen, während viele andere immer noch da drin sind. Aber sobald ich mir Gehör verschaffte, wurden einige von ihnen entlassen.«[20]

Im November 1970, kurz nachdem das FBI Angela Davis wegen ihrer angeblichen Beteiligung an einer Schießerei in einem Gerichtssaal in Marin County verhaftet hatte, schickte ihr der Schriftsteller James Baldwin einen Brief ins Gefängnis, in dem er auf die unerträglichen Bedingungen einging, die Schwarze Menschen in den USA in Haft ertragen müssen. »In diesem Wissen«, schrieb er, »müssen wir für dein Leben kämpfen, als wäre es unser eigenes – was es ja auch ist –, und mit unseren Körpern den Weg zur Gaskammer unpassierbar machen. Wenn sie dich am Morgen mitnehmen, kommen sie am Abend, um uns zu suchen.«[21] In Baldwins Worten steckt das, was Bernabe zu erreichen versuchte: Die eigene Freiheit bedeutet, zu versuchen, alle zu befreien, die noch in Ketten liegen.

Seine Bemühungen waren nicht vergebens, und mit jeder Entlassung kamen weitere Personen hinzu, die sich von außen an dem Kampf beteiligten. Ende 2022 wurden die meisten der 30 Deportierten aus dem haitianischen Nationalgefängnis entlassen. Allein können marginalisierte Personen wie Gefängnisinsass:innen nicht immer Gerechtigkeit erlangen. Wenn sie sich jedoch zusammenschließen, erreichen sie manchmal eine gewisse Vergeltung. Zwar wurden die meisten von ihnen entlassen, aber sie mussten ihr früheres Leben und einige Familienmitglieder zurücklassen. Es ist unklar, ob sie je wieder in die USA, wo sie sich zu Hause fühlen, zurückkehren dürfen. Auch außerhalb der Gefängnismauern und unabhängig von Social-Media-Videos erinnert ihr Schicksal daran, dass wir Leid nicht einfach still ertragen müssen.

Wenn öffentliche Gesundheitsmaßnahmen gegen derzeitige und zukünftige Pandemien helfen sollen, müssen die strukturellen Ursachen für bestehende Ungerechtigkeiten beseitigt werden. Maßnahmen, die in einer ungleichen und ungerechten Welt für alle gelten sollen, werden nicht funktionieren. Die Welt muss radikal umgestaltet werden. Die Gesundheitspolitik muss auf aktueller Peer-Reviewed-Forschung basieren und berücksichtigen, wie Pandemien sich auf unterschiedliche Bevölkerungsgruppen auswirken, um dann empathisch mit den Benachteiligten umzugehen. Dafür ist es wichtig zu verstehen, dass wir alle in soziale Systeme eingebunden sind, die unseren Lebensweg bestimmen.

Als 2022 in Haiti die Cholera ausbrach, lag das nicht nur an Einzelpersonen, sondern unter anderem am Nationalgefängnis, einer Institution, die für die Gesellschaft steht, die sie errichtet hat und aufrechterhält. Aber ebenso deutlich wird, wie resilient Haitianer:innen sind, die nach Umbrüchen immer wieder Kraft für den Wiederaufbau finden. Edwidge Danticat schreibt in ihrem Vorwort für den Roman *Massacre River* von René Philoctète, dass Haitianer:innen »so geschmeidig wie Wasser« seien, da sie sich immer anpassten, ob sie wollten oder nicht.

NACHWORT

Susan Sontag reflektierte in *Krankheit als Metapher*: »Die Epidemien besonders furchteinflößender Krankheiten lösen immer einen Aufschrei gegen Großzügigkeit oder Toleranz aus, die nun als Laxheit, Schwäche, Gesetzlosigkeit, Auflösung, als – ungesund gelten. Es wird gefordert, die Menschen ›Tests‹ zu unterwerfen, die Kranken sowie die der Krankheit oder ihrer Übertragung Verdächtigen zu isolieren und Barrieren gegen die wirkliche oder imaginäre Verseuchung durch Ausländer zu errichten.«[1] Sontag beschreibt, dass verschiedene Staaten Menschen in Gewahrsam nahmen oder ihnen Quarantäne verordneten, wenn sie als AIDS/HIV-Überträger:innen unter Verdacht standen. Ihre Arbeit lässt uns verstehen, dass zeitgenössische Gesundheitsmaßnahmen Risikogruppen – Sexarbeiter:innen, arme Menschen in Städten oder Ausländer:innen – implizit und explizit mit Begrifflichkeiten und Vorgehensweisen belegten, die kriegsähnlich klangen.

Marginalisierte Menschen können gerade deshalb ausgegrenzt werden, weil ihr Tod weniger Empathie hervorruft als der von Mitgliedern der Elite – und weil die Einschränkungen, mit denen sie im Leben konfrontiert werden, leichter unsichtbar gemacht werden können. Wenn ein junger Mann in einem Gefängnis in Haiti stirbt, gilt das als »natürlich«, während der Tod eines *weißen* Mädchens in den USA eine

Tragödie ist. Diese Differenzierung steht in keinem direkten Zusammenhang mit der Ausbreitung von Krankheiten auf mikrobieller oder symptomatischer Ebene. Stattdessen verdeutlicht sie, an welchen Orten, zu welchen Zeiten und auf welche Weise Mitarbeitende des Gesundheitswesens ihre Kräfte einsetzen. Wen retten wir unter welchen Bedingungen?

Epidemien fördern unsere bereits vorhandenen Ängste zutage; in Krisenzeiten kommen all unsere Ängste zum Vorschein. »Die [Covid-19-] Pandemie hat nicht nur das bestehende politische System lahmgelegt«, stellt Masha Gessen in *Surviving Autocracy* fest, »sondern führte dazu, dass von [Präsident] Trump verlangt wurde, genau auf seine Art und Weise zu regieren: einseitig, vorschreibend, möglichst ohne Kontrolle seiner Macht – und zwar während die gesamte Nation zusah.«[2] Trump regierte mit äußerster Autorität und fungierte als Speerspitze einer Wirtschaftskultur, die von den globalen Einschränkungen und dem Lockdown sogar profitierte. Seine Politik machte sich außerdem die Ängste der Menschen zunutze, die auf das Coronavirus so reagierten, wie sie sich selbst sehen wollten – widerstandsfähig, kompetent, verängstigt, verwirrt. Eine Mischung aus emotionalen Reaktionen, die in einer Mentalität der Bedrohung und des Mangels wurzeln und nur allzu oft zu einer weiteren Abwertung der ohnehin schon Unterlegenen führen.

Im Januar 2023 verkündete die US-amerikanische Regierung, dass Menschen aus Venezuela, Kuba, Nicaragua und Haiti, die versuchten, ihre Grenzen zu überqueren, kein Asyl bekommen und nach Mexiko abgeschoben werden würden. Die Botschaft war eindeutig: Migrant:innen aus diesen Ländern waren nicht willkommen. Unter Title 42 des US-Bundesrechts ist in einigen Abschnitten der Regelung vieles zusammengefasst, was unter anderem die öffentliche Gesundheitsprävention betrifft, und § 265 ermöglichte es der Regierung, Migrant:innen, die als Krankheitsüberträger:innen infrage kamen, abzuweisen. Bereits unter Trump war die Covid-19-Pandemie zu einem Vorwand geworden, um Asylbewerber:innen die Einreise in die USA zu verweigern. Als diese Auslegung von Title 42 unter Präsidenten Joseph Biden im Mai 2023 ausgesetzt wurde, gab es einen Ansturm von Migrant:innen an den US-Südgrenzen.

Was Title 42 (und andere US-Einwanderungsvorschriften) so verhängnisvoll macht, ist die Tatsache, dass sie die Gesundheit eines Menschen – oder ein verzerrtes Bild davon – zum Kriterium machen, ob sie in die USA einreisen oder sich innerhalb der USA frei bewegen dürfen. Die Philosophin Sylvia Wynter macht deutlich, wie sehr diese Einwanderungspolitik das Verständnis von Menschlichkeit verformt: »Menschsein ist in diesem Zusammenhang kein Substantiv, sondern ein Verb.«[3] Obwohl die Angst vor Infektionskrankheiten berechtigt und oft von ehrlicher Sorge geprägt ist, können Lockdowns und (Ein-)Reiseverbote allein die Verbreitung von Krankheiten nicht verhindern, wenn ein Großteil der Bevölkerung keinen Zugang zu einer kostenlosen Gesundheitsversorgung, stabilen Wohnverhältnissen und gesundem Essen hat. Krisen können von den eigentlichen sozialen Problemen ablenken – jenen Problemen, die die Notlage erst verschärfen.

Bis Februar 2024 verzeichneten die USA 1,2 Millionen Covid-19-bedingte Todesfälle.[4] Sie sind nicht von der eklatanten Tatsache zu trennen, dass 33,2 Millionen Menschen in den USA nach wie vor nicht krankenversichert sind. Die Bewegung »Medicare for All« ist ein loser Zusammenschluss von Millionen von Menschen, die sich für ein universelles Gesundheitsversorgungssystem einsetzt. Doch immer wieder scheitern ihre Bemühungen an dem unendlich trägen politischen System. Hinzu kommen der politische Rechtsruck und der Spätkapitalismus mit seinen tödlichen Folgen.

Was bedeutet diese Immunität gegen den Tod von armen, enteigneten und entrechteten Menschen? Diese moralische Frage beschäftigt mich weiterhin, auch wenn ich in diesen verwobenen Geschichten von Krankheitserregern und Menschen versucht habe, sie besser zu verstehen.

Während ich zwischen der Vergangenheit und der Gegenwart hin- und herpendelte, haben sich meine eigenen Erfahrungen damit, eingesperrt zu sein, mit diesen Fallbeispielen verflochten. In den von mir gewählten historischen Momentaufnahmen mussten sich Menschen mit dem Tod auseinandersetzen. Ich wollte verstehen, was sie krank machte, was ihnen half – medizinisch oder psychologisch – und wie sie füreinander sorgten. Der wiederkehrende Impuls, Menschen einzuschränken, sie festzusetzen und zu inhaftieren, verrät einiges darüber, wie wir einander – aber auch uns selbst – sehen. In vielen Fällen gehörte der Freiheitsentzug zur Ausbeutung von Arbeitskräften dazu oder wurde für medizinische Experimente genutzt. Wir haben uns an eine Welt gewöhnt, in der die Entrechteten mit Gewalt kontrolliert werden können und Gerichte entscheiden, wer aus der Gesellschaft entfernt werden muss. Ich schlage stattdessen vor, zu fragen, wie wir gegen die Strukturen vorgehen können, die für bestimmte Menschen zu einem vorzeitigen Tod führen.

Wenn es auch keine Entschädigungen für Betroffene gibt, finde ich doch Zuversicht in selbstorganisierten, kollektiven Bestrebungen, die Gesundheitsversorgung für sie zu verbessern – zum Beispiel bietet die Black-Panther-Party diverse Sozialprogramme an, was viele gar nicht mit der Bewegung assoziieren. Diese Initiativen richten sich gegen die marktorientierte Logik, die in den USA mittlerweile das Gesundheitssystem dominiert. Ich gehöre zu denen, die für das eintreten, was einige als »Gesundheitskommunismus« bezeichnen, und die sich für ein radikales Umdenken stark machen, das sich von einer Sprache der Knappheit wegbewegt und Begriffe wie »Unterversorgte« und »Verdienende« abschafft.[5]

Medizinisches Wissen ist im Überfluss vorhanden, aber man sagt uns, dass diese Ressourcen rationiert werden sollten, anstatt kollektive Lösungen zu finden, die die rassistischen und klassenbedingten Ungleichheiten im Gesundheitswesen auflösen. Wenn Menschen an Grenzen oder in Gefängnissen festgehalten, in Slums eingesperrt, von der Gesellschaft ausgeschlossen und ihrer Entfaltungsmöglichkeiten beraubt werden, ist ihr schlechter Gesundheitszustand eine direkte Folge dieser Formen der Unfreiheit. Zwischen 2020 und 2023 mussten wir alle in der Öffentlichkeit mit neuen Ängsten vor möglichen Ansteckungen umgehen und uns im privateren, stilleren Umfeld mit unserer Trauer auseinandersetzen. Aber unser Nachdenken über diese Fragen ist damit nicht abgeschlossen. Bislang bin ich zu einer einfachen, aber starken Schlussfolgerung gelangt: Der vermeidbare Tod ist nicht nur eine Folge des Eingesperrtseins, vielmehr tritt er auf, wenn ein Teil der Gesellschaft vernachlässigt wird und keine Unterstützung erhält. Einige von uns haben überlebt, aber mir ist klar geworden, dass das nicht reicht.

DANKSAGUNG

Mit diesem Buch danke ich allen Menschen, die mich während der Entstehung unterstützt haben und in deren tiefer Schuld ich stehe. Ganz oben auf meiner Liste befindet sich das herausragende Team von One Signal, ohne deren redaktionelle Unterstützung dieses Buch das Licht der Welt nicht gesehen hätte, sowie mein Agent Ian Bonaparte, dessen Ratschläge ausschlaggebend für die Realisierung waren. Es ist unmöglich, über historische Zusammenhänge zu schreiben, ohne Hilfe von Bibliothekar:innen, Archivar:innen oder Institutionen in Anspruch zu nehmen, die die notwendigen Voraussetzungen für die eigene Forschung schaffen. Dafür danke ich dem Max-Planck-Institut für Wissenschaftsgeschichte, der Ludwig-Maximilians-Universität in München, der Camargo Foundation, Baldwin For The Arts, der Robert B. Silvers Foundation und der Andy Warhol Foundation for the Visual Arts, die mir während des Schreibens und Überarbeitens ein institutionelles Zuhause geboten haben.

Ich habe dieses Buch in den ersten Jahren der Covid-19-Pandemie geschrieben, aber das Projekt ist schon viel früher entstanden, als ich zu verstehen versuchte, inwiefern sich Krankheiten auf die vulnerabelsten Gruppen auswirken. Ich danke den Archivar:innen, die mir die Richtungen wiesen, und meinen Interviewpartner:innen, insbesondere denjenigen, die mir sehr persönliche Details über ihr Eingesperrtsein anvertrauten. Zahlreiche Personen haben beim Schreiben oder Überarbeiten das gesamte Buch oder große Teile davon gelesen und mir Rückmeldung gegeben, darunter Adrian Chen, Ben Mauk, Carleen Coulter, Christienna Fryar, Harry Stopes, Jared Malsin und Jessica Loudis. Außerdem danke ich Atossa Araxia Abrahamian, Chloe Stead, Clare Longrigg, David Marcus, Eric Sullivan, Jess Bergman, Mariya Petkova, Terence Trouillot und Vanessa Peterson, die andere Publikationen von mir lektoriert und mir damit ermöglicht haben, meine literarische Stimme zu finden.

Darüber hinaus hätte dieses Buch nicht ohne meine Genoss:innen und Kolleg:innen und ihren großzügigen Umgang mit ihrer Zeit entstehen können: Adam Benkato, Akua Gyamerah, Alice Spawls, Ayasha Guerin, Ben Miller, Caoimhe McAlister, Charmaine Li, Christine Kikare, Daniel Trilling, Diana Kwon, Duane Jethro, Emilia Roig, Erica Cardwell, Hanno Hauenstein, Heba Gowayed, Jennifer Wilson, Kemi Fatoba, Lamia Moghnieh, Lisa Onaga, Luiza Prado, Melody Howse, Morgan Jerkins, Natasha Kelly, Nathan Ma, Nnenna Onuoha, Ruth Michelson, Sarah Jaffe, Sarah Shin, Thomas Tumball, Yasmina Price und Zoé Samudzi.

Alles, was ich erreicht habe, verdanke ich in erster Linie der bedingungslosen Liebe und Ermutigung meiner Familie: meinen Eltern, Cousins und Cousinen, meinem Bruder und meiner Schwester. Ohne meinen Partner Harry Stopes, seine Fürsorge und unermüdliche Unterstützung hätte ich dieses Buch nicht fertigstellen können. Er und unser Sohn inspirieren mich immer wieder mit ihrer Kraft und ihrem Mut.

ANMERKUNGEN

Prolog

1 Susan Sontag. *Krankheit als Metapher. Aids und seine Metaphern.* Übersetzt von Karin Kersten, Caroline Neubauer und Holger Fliessbach. 6. Auflage. Frankfurt: S. Fischer, 2024, S. 9.
Mit freundlicher Genehmigung des Carl Hanser Verlag GmbH & Co. KG, München
© 2003 Carl Hanser Verlag GmbH & Co. KG, München

2 Anne Boyer. *Die Unsterblichen. Krankheit, Körper, Kapitalismus.* Übersetzt von Daniela Seel. Berlin: Matthes und Seitz, 2021, S. 26.
© 2021 MSB Matthes & Seitz Berlin Verlagsgesellschaft mbH

3 Centers for Disease Control and Prevention, »Morbidity and Mortality Weekly Report«, 48.15, 15. 10. 1999, https://www.cdc.gov/mmwr/PDF/wk/mm4840.pdf.

4 Jonathan H. Mermin, John M. Townes, Michael Gerber, Natalie Dolan, Eric D. Mintz und Robert V. Tauxe, »Typhoid Fever in the United States, 1985–1994«, *Arch Intern Med* 158 (23. 03. 1998), S. 633–638.

5 Sigmund Freud. *Jenseits des Lustprinzips.* Leipzig: Internationaler Psychoanalytischer Verlag, 1923, S. 7.

6 Michel-Rolph Trouillot. *Haiti, State Against Nation: The Origins and Legacy of Duvalierism.* New York: Monthly Review Press, 1990, S. 16.

7 Gregory Jaynes, »33 Haitians Drown as Boat Capsizes off Florida«, *The New York Times,* 27. 10. 1981.

8 Jean William Pape, Paul Farmer, Serena Koenig und Warren Johnson, »The epidemiology of AIDS in Haiti refutes the claims of Gilbert *et al.*«, *Proceedings of the National Academy of Sciences*, 105.10 E13, 11.03.2008.

9 Katherine McKittrick. *Dear Science and Other Stories.* Durham: Duke University Press, 2021, S. 9.

10 Brittany Shammas, »Miami is Only U.S. City Where Most Language Learners Are Studying English«, *Miami New Times*, 13.10.2017, https://www.miaminewtimes.com/news/miami-is-only-us-city-where-most-studied-language-is-english-9743341.

11 Dorothy E Roberts. *Killing the Black Body: Race, Reproduction, and the Meaning of Liberty.* New York: Pantheon Books, 1997.

12 Harriet Washington. *Medical Apartheid: The Dark History of Medical Experimentation on Black Americans from Colonial Times to the Present.* New York: Anchor Books, 2006.

13 Linda Villarosa. *Under the Skin: The Hidden Toll of Racism on American Lives and on the Health of Our Nation.* New York: Knopf, 2022.

14 Rupa Marya und Raj Patel. *Inflamed*, S. 49.

15 Damion Carrington, »Microplastics found in human breast milk for the first time«, *The Guardian*, 7.10.2022, https://www.theguardian.com/environment/2022/oct/07/microplastics-human-breast-milk-first-time.

16 Rupa Marya und Raj Patel. *Inflamed: Deep Medicine and the Anatomy of Injustice.* New York: Farrar, Straus and Giroux, 2021, S. 19.

17 Robert H. Shmerling, »Why life expectancy in the US is falling«, *Harvard Medical School*, 20.10.2022, https://www.health.harvard.edu/blog/why-life-expectancy-in-the-us-is-falling-202210202835.

18 Orlando Patterson. *Freedom: Volume 1 Freedom in the Making of Western Culture.* New York: Basic Books, 1991.

19 Arundhati Roy, »The Pandemic is a Portal«, *The Financial Times,* 3.4.2020, https://www.ft.com/content/10d8f5e8-74eb-11ea-95fe-fcd274e920ca.

20 Susan Sontag. *Krankheit als Metapher*, S.9.

Kapitel 1: Ansteckung auf der Plantage

1 Saidiya Hartman, »The Hold of Slavery«, *The New York Review of Books,* 24.10.2022, https://www.nybooks.com/online/2022/10/24/the-hold-of-slavery-hartman/.

2 Samuel A. Cartwright. *Ethnology of the Negro or Prognathous Race.* 1857.

3 Ebd. 1857. Bei »Oxhoft« handelt es sich um ein Hohlmaß, das üblicherweise für Flüssigkeiten benutzt wird, aber auch den Inhalt eines Fasses bezeichnen kann. Abhängig von der Region/Nation geht es um 206 bis 288 Liter.

4 Samuel A. Cartwright. *Some Account of the Asiatic Cholera, Cholera Asphyxia, or Pulseless Plague; with a Sketch of Its Pathology and Treatment from the Best Authors, and Some Original Remarks; Also, Advice Relative to Its Prevention on Plantations, and Its Mitigation, Premonitory Symptoms and Treatment, Should It Occur.* Natchez, Mississippi: The Natchez, 1833.

5 Ebd.

6 Ebd.

7 Ebd.

8 James Ewell. *The Planter's and Mariner's Medical Companion: Treating, According to the Most Successful Practice, I. The Diseases Common to Warm Climates and on Ship Board. II. Common Cases in Surgery, as Fractures, Dislocations, &c. &c.*

III. The Complaints Peculiar to Women and Children. To Which Are Subjoined, a Dispensatory, Shewing How to Prepare and Administer Family Medicines, and a Glossary, Giving an Explanation of Technical Terms. Philadelphia: John Bioren, 1807.

9 Harriet A. Washington. *Medical Apartheid*, S. 29.

10 Samuel A. Cartwright, »Report on the Disease and Physical Realities of the Negro Race«, *New Orleans Medical and Surgical Journal*, Mai 1851, S. 691–715.

11 Stephen N. Harris, »Case of Ovarian Pregnancy«, *Southern Journal of Medicine and Pharmacy* 1.1, Januar 1846, S. 371–77.

12 Samuel A. Cartwright. *Some Account of the Asiastic Cholera.*

13 Achille Mbembe. *Necropolitics.* Durham: Duke University Press, 2019, S. 16–17.

14 Clifton Ellis und Rebecca Ginsburg. *Cabin, Quarter, Plantation: Architecture and Landscapes of North American Slavery.* New Haven: Yale University Press, 2010.

15 Rana A. Hogarth. *Medicalizing Blackness: Making Racial Difference in the Atlantic World, 1780–1840.* Durham, NC: University of North Carolina Press, 2017, S. 1–2.

16 James Clifton. *Life and Labor on Argyle Island.* Savannah, GA: The Beehive Press, 1978.

17 Louis Manigault. *Plantation Manual*, 24. 04. 1860.

18 Ebd., 26. 12. 1854.

19 Ebd., 01. 05. 1856, S. 10.

20 Susan Sontag. *Krankheit als Metapher*, S. 35.

21 Louis Manigault. *Plantation Manual*, Mai 1854.

22 Louis Manigault, »Respecting the Cholera amongst the People in Nov[ember] & Dec[ember] 1852«, 01. 01. 1853, *Louis Manigault Papers.* Special Collections Library, Duke University.

23 Ebd.

24 Louis Manigault. *Plantation Manual*, 18.06.1862, S.23.

25 Louis Manigault, »Prescription Book«, *Louis Manigault Papers.* Special Collections Library, Duke University, 1852.

26 US Census, Tabellen vom 01.06.1850, https://www2.census.gov/library/publications/decennial/1850/1850b/1850b-03.pdf

27 US Census Bureau, »History: 1850«, https://www.census.gov/history/www/through_the_decades/index_of_questions/ 1850_1.html.

28 Filippo Pacini, »Microscopic Observations and Pathological Deductions on Asiatic Cholera«, *British Foreign Med Chir Rev* 16.31, 1855, S.144–45.

29 Saidiya Hartman, »The Hold of Slavery«, *The New York Review of Books,* 24.10.2022, https://www.nybooks.com/online/2022/10/24/the-hold-of-slavery-hartman/.

30 Virginia Jayne Lacy und David Edwin Harrell, »Plantation Home Remedies: Medicinal Recipes from the Diaries of John Pope«, *Tennessee Historical Quarterly* 22.3 (September 1963), S.259–65.

31 Ebd.

32 Ebd.

33 James Ewell. *The Planter's and Mariner's Medical Companion*, S.141.

34 Ebd.

35 Ebd.

36 Virginia Jayne Lacy und David Edwin Harrell, »Plantation Home Remedies, S.259–65.

37 Frederick Douglass. *Ein Stern weist nach Norden.* Übersetzt von Hans Herrfurth. Berlin: Rütten und Loening, S.22.

38 Ebd, S.46.

39 Harriet Jacobs. *Sklavenmädchen: Die Geschichte meiner Befreiung.* Übersetzt von Günter Löffler. Berlin: Verlag Neues Leben, 1989.

40 Ebd., S.60

41 Ebd.

42 Ebd., S. 76.

43 Ebd., S. 88.

44 Ebd.

45 Ebd., S. 106.

46 Ebd., S. 108.

47 Ebd., S. 112.

48 Saidiya Hartman. *Scenes of Subjection: Terror, Slavery, and Self-Making in Nineteenth-Century America*. Oxford: Oxford University Press, 1997, S. 80.

49 Angela Davis. *Rassismus, Sexismus und Klassenkampf*. Übersetzt von Erika Stöppler. Münster: Unrast Verlag, 2022, S. 112.

50 Deirdre Cooper Owens. *Medical Bondage: Race, Gender, and the Origins of American Gynecology*. Athens, GA: University of Georgia Press, 2017.

51 W. E. B. Du Bois. *Black Reconstruction in America: Toward a History of The Part Which Black Folk Played in the Attempt to Reconstruct Democracy in America, 1860–1880*. New Brunswick, N.J: Transaction Publishers, 2013.

52 Harriet Jacobs. *Sklavenmädchen*, S. 109.

53 Ebd., S. 106–107.

54 Shannon K. Withycombe, »Women and Reproduction in the United States during the 19th Century«, *Encyclopedia of American History*, Oxford: Oxford University Press, 2019, https://doi.org/10.1093/acrefore/9780199329175.013.426.

55 Dorothy E. Roberts. *Killing the Black Body: Race, Reproduction, and the Meaning of Liberty*. New York: Pantheon Books, 1997, S. 47.

56 Harriet Jacobs. *Sklavenmädchen*, S. 172.

57 Ebd., S. 111.

58 Ebd., S. 172.

59 Katherine McKittrick. *Demonic Grounds: Black Women and the Cartographies of Struggle*. Minneapolis: University of Minnesota Press, 2006, S. 40–41.

60 Hippokrates. *Der Volkskrankheiten erstes und drittes Buch*. Übersetzt von Georg Sticker.

61 Harriet Jacobs. *Sklavenmädchen*, S. 254.

62 W. E. B. Du Bois. *Black Reconstruction in America*.

63 »Report of the Commissioner of the Bureau of Refugees, Freedmen and Abandoned Lands« [BRFAL], in U. S. Congress, House Executive Documents, 39th Cong., 1st sess., 11.18 (serial 1255); George R. Bentley. *A History of the Freedmen's Bureau*. Philadelphia. Univ. of Pennsylvania, 1955, S. 76.

64 John Eaton. *Grant, Lincoln, and the Freedom*. New York: Longman's Green, 1907.

65 Rebecca Crumpler. *A Book of Medical Discourse*. Boston, MA: Keating, 1883, https://collections.nlm.nih.gov/catalog/nlm:nlmuid-67521160R-bk.

66 Abraham Flexner, »Medical Education in the United States and Canada: A Report to the Carnegie Foundation for the Advancement of Teaching«, *Bulletin* Nr. 4, 1910, S. 16.

67 Malcolm X, »If you Stick a Knife in my Back«, *Youtube*, https://www.youtube.com/watch?v=XiSiHRNQlQo.

68 Rinaldo Walcott. *The Long Emancipation: Moving toward Black Freedom*. Durham NC: Duke University Press, 2021, S. 1.

69 Harriet Jacobs. *Sklavenmädchen*, S. 173.

Kapitel 2: Afrika als Labor

1 Zitiert bei Eve Curie Labouisse. *Madame Curie: A Biography*. New York, 1938, S. 341.

2 F.K. Kleine. *Ein deutscher Tropenarzt.* Hannover: Schmorl & von Seefeld, 1949, S. 44.

3 Robert Koch, »On Bacteriology: And its Results, A Lecture«, gehalten bei der ersten allgemeinen Versammlung des zehnten International Medical Congress, Berlin, 4. 08. 1890.

4 Robert Koch, »Koch zum Minister der Geistlichen, Unterrichts- und Medizinalangelegenheiten, Berlin, 30 Juli 1904«, Schwalbe J. (Hg.) [Kochs] *Gesammelte Werke*, vol. II, part 2. Leipzig: Thieme, 1912, S. 926.

5 Robert Koch. *Bericht über die Schlafkrankheit während der Expedition nach Muansa*, 31. 07. 1906. *Robert Koch Papers*, Bilder 1593–1605, Staatsbibliothek zu Berlin, Berlin.

6 Robert Koch, »Report on the Activities of the Sleeping Sickness Expedition Sese Entebbe and Planskizze«, 25. 11. 1906, *Robert Koch Papers*, Bilder 1618–1630, Staatsbibliothek zu Berlin, Berlin.

7 Dietmar Steverding, »The Development of Drugs for Treatment of Sleeping Sickness: A Historical Review«, *Parasites & Vectors* 3.1, 10. 03. 2010, S. 15, https://doi.org/10.1186/1756-3305-3-15.

8 Andrea Pitzer. *One Long Night: A Global History of Concentration Camps.* Boston: Little, Brown and Company, 2017, S. 5.

9 World Health Organization, »Trypanosomiasis, human African (sleeping sickness)«, 02. 05. 2023, https://www.who.int/newsroom/fact-sheets/detail/trypanosomiasis-human-african-(sleeping-sickness).

10 George Steinmetz. *The Devil's Handwriting: Precoloniality and the German Colonial State in Qingdao, Samoa, and Southwest Africa.* Chicago: University of Chicago Press, 2007.

11 Helen Tilley. *Africa is a Living Country Laboratory: Empire Development and the Problem of Scientific Knowledge, 1870–1950.* Chicago, IL: University of Chicago Press, 2016, S. 12.

12 Robert Koch. *Journal of the Outdoor Life* (1908) 5, S. 164–169.

13 Robert Koch, »On Bacteriology: And its Results«.

14 Robert Koch, »Ätiologie der Milzbrand-Krankheit, begründet auf die Entwicklungsgeschichte des Bacillus Anthracis«, *Beiträge zur Biologie Pflanzen* 2, 1876, S. 5–27, Tafel 1.

15 Louis Pasteur, »From Banquet Toast (1876) at the International Congress of Sericulture, Milan, Italy«, in: René Dubos. »Louis Pasteur, Free Lance of Science (1960), 85. Banquet date identified in Maurice B. Strauss, Familiar Medical Quotations (1968) S. 519.

16 Robert Koch, Brief von Robert Koch an den Minister für Unterrichts- und Medizinangelegenheiten, Berlin, 30. 07. 1904, *Robert Koch Papers*, Bl. 146–150, Staatsbibliothek zu Berlin, Berlin.

17 Ebd.

18 Transkript III. B. 4521. Der Präsident des kaiserlichen Gesundheitsamtes. Referenznummer 7347/04. Berlin, 17. 09. 1904.

19 Ebd.

20 Wolfgang U. Eckart, »The Colony as Laboratory: German Sleeping Sickness Campaigns in German East Africa and in Togo, 1900–1914«, *History and Philosophy of the Life Sciences* (2002) 2.1: 69–89, 2002, S. 75. Siehe auch Wolfgang U. Eckart. *Medizin und Kolonialimperialismus: Deutschland 1884–1945*. Paderborn: Schöningh, 1997.

21 Achille Mbembe. *Necropolitics*. Durham: Duke University Press, 2019, S. 24.

22 Robert Koch, »Schlußbericht über die Tätigkeit der deutschen Expedition zur Erforschung der Schlafkrankheit«, *Deutsche Medizinische Wochenschrift* 46, 25. 04. 1907, S. 534–546, S. 542–43.

23 Robert Koch. *Bericht über die Schlafkrankheit*.

24 Robert Koch, »Mitteilung über den Verlauf und die Ergebnisse der vom Reiche zur Erforschung der Schlafkrankheit nach Ostafrika

entsandten Expedition, persönlicher Bericht, Reichsgesundheitsrat, 18.11.1907 (Präsident Dr. Bumm)«, J. Schwalbe. *[Kochs] Gesammelte Werke*, Bd. II, Teil 2, Leipzig: Thieme, 1912, S.930–940, S.936.

25 Robert Koch. *Bericht über die Schlafkrankheit*, S.121–122.

26 Manuela Bauche, »Robert Koch, die Schlafkrankheit und Menschenexperimente im kolonialen Ostafrika«, *Freiburg Postkolonial*, https://www.freiburg-postkolonial.de/Seiten/robertkoch.htm.

27 Robert Koch, »Schlußbericht über die Tätigkeit«, S.534.

28 Ebd., S.538.

29 Ebd., 537–538.

30 Marcel Proust. *Auf der Suche nach der verlorenen Zeit. Band 5: Die Gefangene.* Übersetzt von Bernd-Jürgen Fischer, Ditzingen: Reclam, 2020, S.532.

31 Robert Koch, »Schlußbericht über die Tätigkeit«, S.542.

32 Ebd., S.545.

33 Walter Rodney. *Wie Europa Afrika unterentwickelte.* Übersetzt von Andreas Brandt. Berlin: Manifest Verlag, 2023, S.291. Das englische Original ist von 1972.

34 F. K. Kleine. *Ein deutscher Tropenarzt*, S.44; Wolfgang Genschorek. *Ernst Ludwig Heim. Das Leben eines Volksarztes.* Leipzig: S. Hirzel Verlag, 1981, S.192.

35 Robert Koch, »Mitteilung über den Verlauf und die Ergebnisse«, S.935–936.

36 Robert Koch, »Schlußbericht über die Tätigkeit«, S.544. Glossina ist der wissenschaftliche Name der Tsetsefliege.

37 Robert Koch. »Über den bisherigen Verlauf der deutschen Expedition zur Erforschung der Schlafkrankheit in Ostafrika«, in: Schwalbe J. (Hg.), [Kochs] *Gesammelte Werke.*

38 Scherschmidt, 1911, »Zur Behandlung der Schlafkrankerheit mit

Arsenophenylglyzin«, *Deutsche Medizinische Wochenschrift* 37, 1911, S. 292–294.

39 Deborah J. Neill. *Networks in Tropic Medicine: Internationalism, Colonialism, and the Rise of a Medical Specialty, 1890–1930.* Stanford, CA: Stanford University Press, 2012.

40 Claus Schilling, »Welche Bedeutung haben die neuen Fortschritte der Tropenhygiene für unsere Kolonien«, *Verhandlungen des deutschen Kolonialkongresses 1910.* Berlin: Verlag Kolonialkriegerdank, 1910, S. 162–185.

41 Claus Schilling, »Die Schulen für Tropenmedizin in England«, *Klinisches Jahrbuch* 1907, S. 495–501.

42 Hans Ziemann, »Über die Schlafkrankheit in Großkamerun«, *Beihefte zum Archiv für Schiffs- und Tropenhygiene* 16, S. 112–140, S. 139.

43 Hans Ziemann, »Is Sleeping Sickness of the Negroes an Intoxication or an Infection?«, *Journal of Tropical Medicine* 5, 15. 10. 1902, S. 309–314.

44 Hans Ziemann, »Wie erobert man Afrika für die weisse und farbige Rasse?, Vortrag gehalten auf den Internationalen Kongress für Hygiene und Demographie zu Berlin, 1907«, *Archiv für Schiffs- und Tropenhygiene* 11, 1907.

45 Ludwig Külz, »Guinée française und Kamerun«, *Amtsblatt für das Schutzgebiet Kamerun* 13–16, 1909, S. 115–118, S. 133–144, S. 144–148, S. 163–168.

46 Angela Saini. *Superior: The Return of Race Science.* New York: Penguin Random House, 2020.

Kapitel 3: Wer hat Angst vor der Grippe?

1 Anm. d. Üb.: Wörtlich übersetzt bedeutet der Reim Folgendes: Ich hatte einen kleinen Vogel / sein Name war Enza. / Ich habe ein

Fenster geöffnet / und herein flog Enza. Im Englischen klingt das in flew Enza (hinein flog Enza) wie Influenza.

2 Virginia Woolf, »Über das Kranksein«, *Der Augenblick*. Übersetzt von Hannelore Faden. Frankfurt a. M.: S. Fischer, 1998, S. 24.

3 S. Burt Wolbach und Channing Frothingham, »The Influenza Epidemic at Camp Devens in 1918: A Study of the Pathology of the Fatal Cases«, *Arch Intern Med (Chic)* 32.4, 1923, S. 571–600.

4 Dr. Roy von Camp Devens, »A Letter from Camp Devens«, 29. 09. 2018, *PBS*, https://www.pbs.org/wgbh/American experience/features/influenza-letter/.

5 François R Velde, »What Happened to the U. S. Economy during the 1918 Influenza Pandemic? A View Through High-Frequency Data«, *The Journal of Economic History* 82.1, 2022, S. 284–326.

6 Autor:in unbekannt, *Bulletin of the Woman's Medical College of Pennsylvania*, Vol. 69, Dezember 1918.

7 Ellen S. More, »A Certain Restless Ambition: Women Physicians and World War I«, *American Quarterly* 1.4, Dezember 1989, S. 636–60.

8 »Spanish Flu«, *The New York Times*, 7. 10. 1918, https://timesmachine.nytimes.com/timesmachine/1918/10/07/97031378.html?pageNumber=12.

9 Georgios Pappas, Ismene J. Kiriaze und Matthew E. Falagas, »Insights into Infectious Disease in the Era of Hippocrates«, *International Journal of Infectious Diseases* 12.4, 2008, S. 347–50.

10 »Notice of the Influenza 1803«, *Annals of Medicine* (Edinburgh) 2, 1802, S. 479–486, https://pubmed.ncbi.nlm.nih.gov/30299718/.

11 T. Quinn. *Flu: A Social History of Influenza*. London: New Holland, 2008, S. 71–79; C. Creighton. *A History of Epidemics in Britain*, Cambridge: Cambridge University Press, 1965, S. 362.

12 P. Berche, »The Enigma of the 1889 Russian Flu Pandemic: A Coronavirus?«, *Presse Med.* 51.3, September 2022, 104111.

13 *Yorkshire Evening Post*, 08.05.1891.

14 Ebd.

15 *The New York Herald*, 31.01.1890.

16 *Manchester Evening News, 13.11.1918, https://www.britishnewspaperarchive.co.uk.*

17 Mark Honigsbaum. *Living With Enza: The Forgotten Story of Britain and the Great Flu Pandemic of 1918*. London: Macmillan, 2009, S.122–123.

18 »Triple Murder and Suicide: An Attack of Influenza«, *Times* (London), 6.11.1918.

19 Sir William Osler und Thomas McCrae. *The Principles and Practices of Medicine*. 8. Auflage. New York und London: D. Appleton, 1915, S.118.

20 George H. Savage, »The Psychosis of Influenza«, *Practitioner* 52, Januar–Juni 1919, S.36–46.

21 Karl A. Menninger, »Psychoses Associated with Influenza«, *Journal of the American Medical Association* 72.4, 25.01.1919, S.236–40.

22 Sigmund Freud. *The Basic Writings of Sigmund Freud*. Übersetzt und herausgegeben von Dr. A.A. Brill. New York: Random House, 1995; Rachel Aviv. *Strangers to Ourselves: Unsettled Minds and the Stories That Make Us*. New York: Farrar, Straus and Giroux, 2022.

23 »The Great Death«, *Times* (London), 02.02.1921, S.11.

24 Britisches Nationalarchiv, Ministry of Health, 20/22, 06.11.1918.

25 Virginia Woolf. *Tagebücher 1, 1915–1919*. Übersetzt von Maria Bosse-Sporleder. Frankfurt a.M.: S.Fischer, 1990, 02.07.1918.

26 Ebd.

27 Ebd., 09.07.1918.

28 Ebd., 28.12.1919

29 Ebd., 20.01.1915.

30 Virginia Woolf, »Virginia Woolf's Letter to Violet Dickinson«. *Virginia Woolf: The Complete Collection*, Oregan Publishing, 2017, S. 181, 22.09.1904.

31 Virginia Woolf. *Tagebücher 1*, 06.01.1915.

32 Virginia Woolf, »Letters from Woolf to Vanessa Bell«, 24.12.1919. *The Letters of Virginia Woolf, Volume* 2, S. 407; Ebd. 2.01.1920, S. 411.

33 Ebd.

34 Janine Utell, »View from the Sickroom: Virginia Woolf, Dorothy Wordsworth, and Writing Women's Lives of Illness«, *Life Writing* 13.1, 2016, S. 27–45, S. 43.

35 Virginia Woolf. *Tagebücher* 2, 1920–1924. Übersetzt von Claudia Wenner. Frankfurt a. M.: S. Fischer, 1994, 18.08.1921.

36 Ebd., 25. Oktober 1920.

37 Ebd., 22.01.1922.

38 Ebd., 11.06.1922.

39 Virginia Woolf, »Über das Kranksein«, S. 14.

40 Ebd., S. 13.

41 Ebd., S. 15–16.

42 Virginia Woolf. *Mrs. Dalloway*. Übersetzt von Hans-Christian Oeser. Ditzingen: Reclam, 2019, S. 5.

43 Ebd.

44 Ebd., S. 15.

45 Ebd., S. 45.

46 Ebd., S. 45.

47 Karen DeMeester, »Trauma and Recovery in Virginia Woolf's Mrs. Dalloway«, *Modern Fiction Studies* 44.3, Herbst 1998, S. 649–73.

48 Katherine Anne Porter. *Pale Horse, Pale Rider.* New York: Harcourt, 1979, S. 269.

49 Thomas Wolfe, »An den Leser«, *Schau heimwärts, Engel.* Übersetzt von Hans Schiebelhuth. E-Book, 2015. Unpaginiert.

50 Merve Emre. *Virginia Woolf. The Annotated Mrs. Dalloway.* New York: W. W. Norton, 2021.

51 James Baldwin, »The Precarious Vogue of Ingmar Bergman«, *Esquire* 53.4, 1960, S. 128–132.

52 Susan Sontag. *Krankheit als Metapher*, S. 54.

53 Alexander Alter, »The Problem with the Pandemic Plot«, *New York Times*, 20. 02. 2022, https://www.nytimes.com/2022/02/20/books/pandemic-fiction.html.

54 Audre Lorde. *Auf Leben und Tod: Audre Lordes Krebstagebuch.* Übersetzt von Renate Stendhal und Margarete Längsfeld. Berlin: Orlanda Frauenverlag, 1994, S. 13.

55 Anne Boyer. *Die Unsterblichen.* Übersetzt von Daniela Seel. Berlin: Matthes und Seitz, 2021, S. 73.

56 Carolyn Lazard, »How to be a Person in the Age of Autoimmunity«, *Cluster Magazine*, Januar 2013.

57 Ebd.

58 Leah Piepzna-Samarasinha. *Care Work: Dreaming Disability Justice.* Vancouver: Arsenal Pulp Press, 2018.

59 Christopher F. Basler, Ann H. Reid, Jody K. Dybing, Thomas A. Janczewski, Thomas G. Fanning, Hongyong Zheng, Mirella Salvatore et al., »Sequence of the 1918 Pandemic Influenza Virus Nonstructural Gene (NS) Segment and Characterization of Recombinant Viruses Bearing the 1918 NS Genes«, *Proceedings of the National Academy of Sciences* 98.5, 2001, S. 2746–51.

60 WHO, »Influenza (seasonal)«, 03. 10. 2023, https://www.who.int/news-room/fact-sheets/detail/influenza-%28seasonal%29.

61 Virginia Woolf, »Suicide Note«, Smith College Archives, https://www.smith.edu/woolf/suicidewithtranscript.php.

Kapitel 4: Breaking the Walls of Silence

1 David Gilbert. *Love and Struggle: My Life in SDS, the Weather Underground and Beyond*. Oakland, CA: PM Press, 2012, S. 198.

2 James Feron, »Kathy Boudin Given 20 Years to Life in Prison«, *The New York Times*, 4. 05. 1984, https://www.nytimes.com/1984/05/04/nyregion/kathy-boudin-given-20-years-to-life-in-prison.html.

3 Sydney H. Schanberg, »New York: The Boudin Trial«, *New York Times*, 28. 02. 1984, https://www.nytimes.com/1984/02/28/opinion/new-york-the-boudin-trial.html.

4 James Feron, »Katy Boudin Given 20 Years to Life in Prison«.

5 Kathy Boudin, »Teaching and Practice«, *Harvard Educational Review* 63.2, 1993, S. 207–233, S. 208.

6 Federal Centers for Disease Control. *HIV/AIDS Surveillance Report*, Oktober 1994; New York City Department of Health. *AIDS Surveillance Update*, October 1994.

7 New York State Commission on Correction, 1988.

8 Sarah Schulman. *Let the Record Show: A Political History of ACT UP New York, 1987–1993*. New York: Farrar, Straus, and Giroux, 2021, S. 242.

9 Mireya Navarro, »Conversations: Katrina Haslip; An AIDS Activist Who Helped Women Get Help Earlier«, 15. 11. 1992, *The New York Times*.

10 The Women of the ACE Program of the Bedford Hills Correctional Facility. *Breaking the Walls of Silence: AIDS and Women in a New York State Maximum-Security Prison*. Woodstock: The Overlook Press, 1998, S. 156.

11 Maryann Bird, »The Women in Prison: No Escape Stereotyping«, *The New York Times*, 23. 06. 1979, https://www.nytimes.com/1979/06/23/archives/the-women-in-prison-no-escape-from-stereotyping-the-bottom-of-the.html.

12 The Women of the ACE Program of the Bedford Hills Correctional Facility. *Breaking the Walls of Silence*, S. 158.

13 Ebd., S. 159.

14 Kathy Boudin, »Participatory literacy education behind bars. AIDS Opens the door«, Vivian Zamel. *Enriching Esol Pedagogy: Readings and Activities for Engagement, Reflection, and Inquiry.* New York/London, 2022, S. 341–370, S. 360.

15 Kathy Boudin, »Teaching and Practice«.

16 Ebd., S. 223.

17 Lorraine O'Grady, »Olympia's Maid: Reclaiming black female subjectivity«, *The Feminism and Visual Culture Reader*, Hg. Amelia Jones. London: Routledge, 2003, S. 174–187.

18 Michel Foucault. *Überwachen und Strafen: Die Geburt des Gefängnisses.* Übersetzt von Walter Seitter. Berlin: Suhrkamp, 1977, S. 17.

19 Antonio Gramsci. *Gefängnishefte: kritische Gesamtausgabe.* Hamburg: Argument-Verlag, 1998.

20 »Number of Persons und the Supervision of Adult Correctional Systems in the United States, 2010–2020«, Bureau of Justice Statistics, 10. 03. 2022, https://bjs.ojp.gov/ featured/ report-number-persons-under-supervision-adult-correctional-systems-united-states-2010–2020.

21 *Estelle vs. Gamble*, 429 U.S. 97, Supreme Court, 30. 11. 1979, https://supreme.justia.com/cases/federal/us/429/97/.

22 *Powell vs. Ward,* United States Court of Appeals, Second Circuit, 17. 09. 1976, https://casetext.com/case/powell-v-ward-5/case-summaries.

23 Ebd.

24 Arnold H. Lubasch, »Prison for Women at Bedford Hills Ordered to Improve Medical Care«, 01. 05. 1977, *The New York Times.*

25 New York Auburn State Prison. *Annual Report for Auburn State Prison.* New York Senate Document, No. 20, 1833.

26 »Prisons: Prisons for Women-History«, Law Library: American Law and Legal Information, www.law.jrank.org/pages/1799/Prisons-Prisons-Women-History.html.

27 Gustave de Beaumont und Alexis de Tocqueville. *On the Penitentiary System in the United States and Its Application in France.* Philadelphia: Carey, Lea & Blanchard, 1833.

28 Ebd., S. 123.

29 State of New York. *Senate Documents.* 67. Sitzung I.20, 1844, S. 32–33.

30 Nicole Hahn Rafter, »Prisons for Women, 1790–1980«, *Crime and Justice* 5, 1983, S. 129–81.

31 Karlene Faith. *Unruly Women: The Politics and Confinement of Resistance.* Vancouver: Press Gang Publishers, 1993.

32 W. David Lewis. *From Newgate to Dannemora: The Rise of the Penitentiary in New York, 1796–1848.* Ithaca, N. Y.: Cornell University Press, 1965.

33 State of New York. *Senate Journal*, 51. Sitzung, 2. Meeting, 1828, S. 103.

34 New York Mount Pleasant State Prison. *Report of the Inspectors of the Mount Pleasant State Prison.* NY Senatsdokument 20, 1836.

35 New York Committee on State Prisons. *Report on the Committee on State Prisons.* NY Senatsdokument 74, 1832, S. 9.

36 Marek Fuchs, »The Women of Sing Sing«, 21. 04. 2002, *The New York Times*, https://www.nytimes.com/2002/04/21/nyregion/the-women-of-sing-sing.html.

37 The Women of the ACE Program of the Bedford Hills Correctional Facility. *Breaking the Walls of Silence*, S. 15.

38 Susan Sontag. *Krankheit als Metapher*, S. 95.

39 Close Rikers Campaign, https://www.campaigntocloserikers.org/.

40 Homer Venters. *Life and Death in Rikers Island*. Baltimore, MD: John Hopkins University Press, 2019.

41 »Private Ownership or Operation of Correctional Facilities«, Consolidated laws of New York, 43.6, Private ownership or operation of correction facilities, 13. 08. 2021, https://www.nysenate.gov/legislation/laws/COR/121.

42 Eric Reinhart, »Medicine for the People«, 22. 05. 2021, *Boston Review*, https://www.bostonreview.net/articles/eric-reinhart-accompaniment-and-medicine/.

43 Eric Topol, »Why Doctors Should Organize«, 05. 08. 2019, *The New Yorker*, https://www.newyorker.com/culture/annals-of-inquiry/why-doctors-should-organize.

44 Angela Davis. *If They Come in the Morning: Voices of Resistance*. London: Verso Books, 2016.

45 James Baldwin, »An Open Letter to My Sister, Miss Angela Davis«, 07. 01. 1971, *New York Review of Books*, https://www.nybooks.com/articles/1971/01/07/an-open-letter-to-my-sister-miss-angela-davis/.

46 David Graeber. *Anfänge. Eine neue Geschichte der Menschheit*. Übersetzt von Henning Dedekind, Helmut Dierlamm, Andreas Thomsen. Klett-Cotta, 2022, S. 712.

47 Amada Armenta. *Protect, Serve, and Deport: The Rise of Policing as Immigration Enforcement*. Berkeley, CA: University of California Press, 2017.

48 Ruth Wilson Gilmore. *Golden Gulag: Prisons, Surplus, Crisis, and Opposition in Globalizing*. Berkeley, CA: University of California Press, 2007.

49 Jackie Wang. *Carceral Capitalism.* Cambridge, MA: MIT Press, 2018.

50 A. Browne, B. Miller und E. Maguin, »Prevalence and Severity of Lifetime Physical and Sexual Victimization among Incarcerated Women«, *International Journal of Law and Psychiatry* 22.3–4, 1999, S. 301–22.

51 Ebd.

52 Maya Schenwar und Victoria Law. *Prison by Any Other Name: The Harmful Consequences of Popular Reforms.* New York: The New Press, 2020.

Kapitel 5: Die abgeriegelte Stadt

1 »The Doctors: The Ebola fighters in their own words«, 10. 12. 2014, *TIME Magazine,* https://time.com/time-person-of-the-year-ebola-doctors/.

2 Philip Ireland, »Ebola: What my experience taught me«, 11. 07. 2015, *Citizen Digital*, https://www.citizen.digital/news/ebola-what-my-experience-taught-me-93459.

3 Josh Mugele und Chad Priest, »A Good Death – Ebola and Sacrifice«, *New England Journal of Medicine* 371, September 2014, S. 1185–1187.

4 Mark Landler und Somini Sengupta, »Global Response to Ebola is Too Slow, Obama Warns«, 25. 09. 2014, *The New York Times,* https://www.nytimes.com/2014/09/26/world/africa/obama-warns-of-slow-response-to-ebola-crisis.html.

5 World Health Organization. »WHO Key Messages on Ebola outbreak in West Africa«, 24. 10. 2014, https://ebolaresponse.un.org/who-key-messages-ebola-outbreak-west-africa.

6 »Liberia Declares State of Emergency over Ebola Virus«, 07. 08. 2014, *BBC News*, https://www.bbc.com/news/world-28684561.

7 Karl Marx. *Das Kapital: Kritik der politischen Ökonomie.* Hamburg: Verlag von Otto Meissner, 1890, S. 113.

8 »The Doctors: The Ebola fighters in their own words«.

9 Pressemitteilung des Weißen Hauses nach dem Treffen des US-Präsidenten und den Führern afrikanischer Staaten. 6. 8. 2014, https://obamawhitehouse.archives.gov/the-press-office/2014/08/06/remarks-president-press-conference-after-us-africa-leaders-summit.

10 Agence France-Presse, »Ebola quarantine in Liberia's capital sparks violence in slum«, 21. 08. 2014, *The Guardian*, https://www.theguardian.com/society/2014/aug/21/ebola-quarantine-violence-west-point-monrovia-liberia.

11 World Bank, »Nearly Half of Liberia's Workforce No Longer Working since Start of Ebola Crisis«, 19. 11. 2014, https://www.worldbank.org/en/news/press-release/2014/11/19/half-liberia-workforce-no-longer-working-ebola-crisis.

12 Norimitsu Onishi, »Clashes Erupt as Liberia Sets an Ebola Quarantine«, 20. 08. 2014, *The New York Times*, https://www.nytimes.com/2014/08/21/world/africa/ebola-outbreak-liberia-quarantine.html.

13 Agence France-Presse, »Ebola quarantine in Liberia's capital«.

14 Norimitsu Onishi, »Clashes Erupt as Liberia Sets an Ebola Quarantine«.

15 Adia Benton, »Race and the Immuno-Logics of Ebola Response in West Africa«, September 2014, *Somatosphere*, http://somatosphere.net/2014/race-and-the-immuno-logics-of-ebola-response-in-west-africa.html/.

16 Clair MacDougall, »Liberian Government's Blunders Pile Up in the Grip of Ebola«, 02. 09. 2014, *TIME Magazine*, https://time.com/3247089/liberia-west-point-quarantine-monrovia/.

17 Amesh Adalja, »Quarantining an entire Liberian Slum to Fight Ebola Is a Recipe for Disaster«, 28.08.2014, *Washington Post*, https://www.washingtonpost.com/news/to-your-health/wp/2014/08/28/quarantining-an-entire-liberian-slum-to-fight-ebola-is-a-recipe-for-disaster/.

18 Lauren Berlant, »Slow Death (Sovereignty, Obesity, Lateral Agency)«, *Critical Inquiry* 33.4, 2007, S. 754–80.

19 Pierre Piot. *No Time to Lose: A Life in Pursuit of Deadly Viruses.* New York: W. W. Norton & Company, 2012, S. 6.

20 Ebd.

21 Mark Honigsbaum, »Jean-Jacques Muyembe-Tamfun: Africa's veteran Ebola hunter«, 20.06.2015, *The Lancet*, S. 2455.

22 Ebd.

23 Donna Haraway, »Ein Manifest für Cyborgs. Feminismus im Streit mit den Technowissenschaften«. Übersetzt von Fred Wolf. In: *Die Neuerfindung der Natur*, Frankfurt am Main: Campus, 1995, S. 36.

24 Nicholas Di Paola et al., »Viral Genomics in Ebola Virus Research«, *Nature Reviews Microbiology* 18.7, 04.05.2020, S. 365–78, https://doi.org/ 10.1038/ s41579-020-03 54-7.

25 Stephen Ellis. *The Mask of Anarchy: The Destruction of Liberia and the Religious Roots of an African Civil War.* London: Hurst & Co Ltd, 2001, S. 47.

26 The World Bank, »Liberia Health Expenditure«, https://data.worldbank.org/indicator/SH.XPD.CHEX.GD.ZS?locations=LR.

27 Albert Camus. *Die Pest.* Neuübersetzung von Uli Aumüller. Hamburg: Rororo, 2021.

28 Krista C. Swanson et al., »Contact Tracing Performance during the Ebola Epidemic in Liberia, 2014–2015«, *PLoS Neglected Tropical Diseases* 12.9, 2018, e0006762.

29 Benjamin Armbruster und Margaret L. Brandeau, »Contact Tracing to Control Infectious Disease: When Enough Is Enough«, *Health Care Management Science* 10.4, 2007, S. 341–55.

30 Shrivastava Saurabh und Shrivastava Prateek, »Role of Contact Tracing in Containing the 2014 Ebola Outbreak: A Review«, *African Health Sciences* 17.1, 2017, S. 225–36.

31 Mike McGovern, »Bushmeat and the Politics of Disgust«, 07. 10. 2014, *Cultural Anthropology*, https://culanth.org/fieldsights/bushmeat-and-the-politics-of-disgust.

32 Adia Benton und Kim Yi Dionne, »5 things you should read before saying the IMF is blameless in the 2014 Ebola outbreak«, 05. 01. 2015, *The Washington Post*.

33 Allan M. Brandt und Martha Gardner, »Antagonism and Accommodation: Interpreting the Relationship Between Public Health and Medicine in the United States During the 20th Century«, *American Journal of Public Health* 90.5, Mai 2000, S. 707–715, https://www.ncbi.nlm.nih.gov/pmc/articles/PMC1446218/pdf/10800418.pdf.

34 Ibrahim Abdullah und Ismail Rashid. *Understanding West Africa's Ebola Epidemic: Towards a Political Economy*. London: Zed Books, 2017, S. 6.

35 Kevin Sack, Sheri Fink, Pam Belluck und Adam Nossiter, »How Ebola Roared Back«, 29. 12. 2014, *The New York Times*, https://www.nytimes.com/2014/12/30/health/how-ebola-roared-back.html.

36 »The Ebola Outbreak in Liberia: Young People's Needs in the West Point Slum«, *Y Care International*, 2014.

37 Ebd.

38 Kevin Sack, Sheri Fink, Pam Belluck und Adam Nossiter, »How Ebola Roared back«.

39 Mark Honigsbaum, »Jean-Jacques Muyembe-Tamfum«, S. 2455.

40 Geoff Manaugh und Nicola Twilley. *Until Proven Safe: The Gripping History of Quarantine, From the Black Death to the Post-Covid Future.* London: Picador, 2021, S. 16.

41 Timothy M. Uyeki et al., »Clinical Management of Ebola Virus Disease in the United States and Europe«, *New England Journal of Medicine* 374.7, 2016, S. 636–46.

42 Adam Nossiter, »Fear of Ebola Breeds a Terror of Physicians«, 27.07.2014, *The New York Times*, https://www.nytimes.com/2014/07/28/world/africa/ebola-epidemic-west-africa-guinea.html.

43 Reena Pattani, »Unsanctioned Travel Restrictions Related to Ebola Unravel the Global Social Contract«, *CMAJ: Canadian Medical Association Journal = Journal de l'Association Medicale Canadienne* 187.3, 2015, S. 166–67.

44 Susan Sontag. *Krankheit als Metapher.*

45 Sonia Shah. *Pandemic: Tracking Contagions, From Cholera to Ebola and Beyond.* New York: Farrar, Straus and Giroux, 2017, S. 39.

46 Kaj Larsen, »Monkey Meat and the Ebola Outbreak in Liberia«, 26.06.2014, *VICE News*, YouTube, https://www.youtube.com/watch?v=XasTcDsDfMg.

47 Jesse Bonwitt et al., »Unintended Consequences of the ›Bushmeat Ban‹ in West Africa during the 2013–2016 Ebola Virus Disease Epidemic«, *Social Science & Medicine* 200, März 2018, S. 166–73.

48 William Ian Miller. *The Anatomy of Disgust.* Cambridge, MA: Harvard University Press, 1998.

49 Susan Sontag. *Über Fotografie.* Übersetzt von Mark W. Rien, Gertrud Baruch. München/Wien: Hanser Verlag, 1989, S. 10.

50 Gerard Flynn und Susan Scutti, »Smuggled Bushmeat Is Ebola's Back Door to America«, 21.08.2014, *Newsweek Magazine*, https://

www.newsweek.com/2014/08/29/smuggled-bushmeat-ebolas-back-door-america-265668.html.

51 Patrick Chappatte, »Dealing with Ebola«, 26.08.2014, *The New York Times*, https://www.nytimes.com/2014/08/26/opinion/patrick-chappatte-the-ebola-epidemic.html.
© Chappatte in *The International New York Times*

52 James Surowiecki, »Ebolanomics«, 18.08.2014, *The New Yorker*, https://www.newyorker.com/magazine/2014/08/25/ebolanomics.

53 Emmanel Akyeampong, »Disease in West African History«, E. Akyeampong (Hg.). *Themes in West Africa's History*. Boydell & Brewer, 2006, S. 186–207.

54 Jan Knopf (Hg.). *Brecht Handbuch*. Band 2: Gedichte. Stuttgart/Weimar, 2001, S. 270.

55 Philip Ireland, »Ebola: What my experience taught me«, 09.07.2015, *CNN*, https://edition.cnn.com/2015/07/09/opinions/ireland-ebola-response/index.html.

Kapitel 6: Endlos

1 Claudia Rankine, »The Condition of Black Life is One of Mourning«, 22.06.2015, *The New York Times*, https://www.nytimes.com/2015/06/22/magazine/the-condition-of-black-life-is-one-of-mourning.html?_r=0.

2 Der Name ist ein Pseudonym.

3 Audre Lorde, »Vom Nutzen der Erotik als Macht«. *Macht und Sinnlichkeit, ausgewählte Texte*. Übersetzt von Renate Stendahl, Berlin: Orlanda Verlag, 1991, S. 187–194, hier S. 194.

4 Andrew Gregory, »UK government accused of ›explaining away‹ Covid race issues«, 05.05.2022, *The Guardian*, https://www.theguardian.com/uk-news/2022/may/05/uk-government-accused-of-explaining-away-covid-race-issues.

5 Der Name ist ein Pseudonym.

6 Silvio Wolf, »Aktuelle Situation«, in *Wahlkreis 65*, http://wahlkreis-65.de.

7 Deborah Levy. *Was ich nicht wissen will. Eine Erwiderung auf George Orwells Essay »Warum ich schreibe«*. Übersetzung Barbara Schaden, Berlin: Klaus Wagenbach, 2015 (1946), S. 108.

8 Ein Pseudonym.

9 Michele Wallace. *Black Macho and the Myth of the Superwoman.* London: Verso Books, 1999.

10 Yaa Gyasi, »White people, black authors are not your medicine«, 20. 03. 2021, *The Guardian*, https://www.theguardian.com/books/2021/mar/20/white-people-black-authors-are-not-your-medicine.

11 Katrin Bennhold, »QAnon is Thriving in Germany. The Extreme Right is Delighted«, 11. 10. 2020, *The New York Times*, https://www.nytimes.com/2020/10/11/world/europe/qanon-is-thriving-in-germany-the-extreme-right-is-delighted.html.

12 Audre Lorde. *Auf Leben und Tod: Audre Lordes Krebstagebuch.* Übersetzt von Renate Stendhal und Margarete Längsfeld. Berlin: Orlanda Frauenverlag, 1994, S. 65.

13 Ebd.

14 Paulo Coelho. *Der Alchimist.* Übersetzt von Cordula Swoboda Herzog. Zürich: Diogenes, 1996, S. 157.

15 Claude McKay. *Romance in Marseille.* New York: Penguin Random House, 2020.

16 Keeanga-Yamahtta Taylor, »The Black Plague«, 16. 04. 2020, *The New Yorker,* https://www.newyorker.com/news/our-columnists/the-black-plague.

17 Donna Jeanne Haraway. *Primate Visions: Gender, Race, and Nature in the World of Modern Science.* New York: Routledge, 1989, S. 1.

18 James Baldwin Project, https://jamesbaldwinproject.org/AboutJB-Bio.html

Kapitel 7: Eingesperrt

1 Octavia E. Butler. *A Few Rules for* Predicting *the Future: An Essay.* San Francisco, CA: Chronicle Books, 2024), S. 19.

2 Lew Tolstoi. *Auferstehung.* Übersetzt von Hermann Asemissen. Reclam, 1981, S. 518.

3 »Reyalite prizonye yo anndan Prizon Potoprens. Plizye Depote (USA) denonse kondisyon otorite yo Chwazi lage yo anndan prizon akoz dapre«, 30. 06. 2022, Facebook video, https://www.facebook.com/theriel.thelus/videos/reyalite-prizonye-yo-anndan-prizon-potoprens-plizye-depote-usa-denonse-kondisyon/1512340692558604/.

4 World Prison Brief Data, https://www.prisonstudies.org/country/haiti.

5 »›N ap mouri‹: Report on Conditions of Detention in Haiti«, 25. 06. 2021, United Nations Human Rights Office of the High Commissioner, https://www.ohchr.org/sites/default/files/Documents/Countries/HT/2021-06–25-executive-summary-en.pdf.

6 Jonathan Lippman, »A Test of What Society Considers Morally Unacceptable«, 10. 11. 2021, *The New York Times,* https://www.nytimes.com/2021/11/10/opinion/rikers-island-jail.html.

7 Jacqueline Charles, »U. N. Secretary-General proposes rapid-response troops to help Haiti regain control from gangs«, 10. 10. 2022, *Miami Herald,* https://www.miamiherald.com/news/nation-world/world/americas/haiti/article267082601.html.

8 Christina Sharpe. *In the Wake: On Blackness and Being.* Durham NC: Duke University Press, 2016, S. 10.

9 Elizabeth C. Lee et al., »Achieving Coordinated National Immunity

and Cholera Elimination in Haiti through Vaccination: A Modelling Study«, *The Lancet Global Health* 8.8, 2020, e1081–89.

10 Loune Viaud, Pierre Fritznel, Louise Ivers und Eric Reinhart, »A Cholera Outbreak in a Haitian Prison Threatens to Kill Hundreds Within Days«, 11.10.2022, *The Nation,* https://www.thenation.com/article/world/haiti-prison-cholera-outbreak/.

11 Tanvi Misra, »The Pipeline Funneling US Deportees to Haitian Prison«, 14.11.2022, *The Nation*, https://www.thenation.com/article/society/deportation-haiti-prison-conditions/.

12 Haydi Torres und Eleni Bakst, »Haitian Deportees Face Wretched, Indefinite, Illegal Detention in Haiti«, 17.08.2022, *Haiti Liberté*, https://haitiliberte.com/haitian-deportees-face-wretched-indefinite-illegal-detention-in-haiti/ und https://www.reuters.com/world/americas/dominican-republic-steps-up-haitian-deportations-raising-tensions-2022-11-16/.

13 The Stanford Open Policing Project, https://openpolicing.stanford.edu/findings/.

14 »Haitians Being Returned to a Country in Chaos«, 24.03.2022, *Human Rights Watch,* https://www.hrw.org/news/2022/03/24/haitians-being-returned-country-chaos.

15 Eileen Sullivan, »U.S. Accelerated Expulsions of Haitian Migrants in May«, 09.06.2022, *New York Times*, https: //www.nytimes.com/2022/06/09/us/politics/haiti-migrants-biden.html.

16 Homer Venters. *Life and Death in Rikers Island.* Baltimore, MD: Johns Hopkins University Press, 2019.

17 Hannah Adely, »They Threw Him in a Corner: After Cholera Outbreak, One Deportee Is Dead, Two Others Ill in Haiti Prison«, 15.10.2022, *North Jersey*, https://eu.northjersey.com/story/news/2022/10/15/haitian-deportees-dying-after-cholera-outbreak-in-prison/69559393007/#:~:text=Roody%20Fogg%2C%20

40%2C%20died%20on,said%20in%20an%20emailed%20 statement.

18 Leonardo March, »Families, activists demand release of Haitians deported after serving time in US«, 25. 08. 2022, *Haitian Times*, https://haitiantimes.com/2022/08/25/photos-families-activists-demand-release-of-haitians-deported-after-serving-time-in-us/.

19 Tanvi Misra, »The Pipeline Funneling US Deportees to Haitian Prison«, 14. 11. 2022, *The Nation*, https://www.thenation.com/article/society/deportation-haiti-prison-conditions/.

20 Luke Taylor, »They have no fear and mercy: gang rule engulfs Haitian capital«, 18. 09. 2022, *The Guardian,* https://www.theguardian.com/world/2022/sep/18/haiti-violence-gang-rule-port-au-prince.

21 James Baldwin, »An Open Letter to My Sister, Miss Angela Davis«. *The New York Review of Books*, 7. 01. 1971, https://www.nybooks.com/articles/1971/01/07/an-open-letter-to-my-sister-miss-angela-davis/.

Nachwort

1 Susan Sontag. *Krankheit als Metapher*, S. 138.

2 Masha Gessen. *Surviving Autocracy.* New York: Riverhead Books, 2020, S. 230.

3 Sylvia Wynter. *On being human as praxis.* Durham/London: Combined Academic Publ. 2015, S. 3.

4 Propitiation »United States – COVID-19 Overview – Johns Hopkins«, Johns Hopkins Coronavirus Resource Center, 2024, https://coronavirus.jhu.edu/region/united-states.

5 Beatrice Adler-Bolton und Artie Vierkant. *Health Communism.* London: Verso Books, 2022.

REGISTER

A

B

G

H

I

J

Q

R

S

V

W

Y

Z